U0878990

Periprosthetic Joint Infection Updated Practical Management Guide

人工关节假体周围感染最新临床实践指南

（第 2 版）

原著主编 Javad Parvizi

主　　审 曹　力

主　　译 朱锦宇　陈晓勇　杨重飞

译　　者(按姓名汉语拼音排序)：

陈铭璁　陈晓勇　郭安运

何　勇　吴小庆　谢天顺

杨重飞　张晓南　朱锦宇

校　　对 朱锦宇　陈晓勇

北京大学医学出版社

RENGONG GUANJIE JIATI ZHOUWEI GANRAN ZUIXIN LINCHUANG SHIJIAN ZHINAN(DIERBAN)

图书在版编目(CIP)数据

人工关节假体周围感染最新临床实践指南:第2版/(美)佳瓦特·帕维兹(Javad Parvizi)等原著;朱锦宇等主译. —北京:北京大学医学出版社,2020.11

书名原文:Periprosthetic Joint Infection Updated Practical Management Guide

ISBN 978-7-5659-2248-0

Ⅰ.①人… Ⅱ.①佳… ②朱… Ⅲ.①人工关节—移植术(医学)—并发症—感染—诊疗 Ⅳ.①R687.406

中国版本图书馆CIP数据核字(2020)第151616号

北京市版权局著作权合同登记号:图字:01-2020-6606

Javad Parvizi
Periprosthetic Joint Infection Updated Practical Management Guide, 2nd Edition.
ISBN:978-93-5270-586-3

人工关节假体周围感染最新临床实践指南(第2版)

主　　译:朱锦宇　陈晓勇　杨重飞
出版发行:北京大学医学出版社
地　　址:(100083)北京市海淀区学院路38号 北京大学医学部院内
电　　话:发行部 010-82802230;图书邮购 010-82802495
网　　址:http://www.pumpress.com.cn
E - mail:booksale@bjmu.edu.cn
印　　刷:中煤(北京)印务有限公司
经　　销:新华书店
责任编辑:高　瑾　　**责任校对**:靳新强　　**责任印制**:李　啸
开　　本:889mm×1194mm　1/32　**印张**:12.25　**字数**:288千字
版　　次:2020年11月第1版　2020年11月第1次印刷
书　　号:ISBN 978-7-5659-2248-0
定　　价:85.00元

谨此献给

我的妻子

Fariba

为了支持我的愿望,她承受了许多艰辛

我的孩子

Niosha,Cyrus

我人生路上的伙伴

正是他们给我们的生活带来了安宁和欢乐

各部分负责人

Jonathan R Danoff, James F Fraser,

R Andrew Henderson, Christopher P Bechtel, Asim M Makhdom

感谢他们对患者诊治的无尽奉献

以及以改善医疗为唯一目标来完成本书的编写

原著者名单

主编

Javad Parvizi MD
Professor
Department of Orthopedic Surgery
Jefferson Medical College
Thomas Jefferson University, Philadelphia
Vice Chairman (Research)
Rothman Institute
Philadelphia, Pennsylvania, USA

各部分编写负责人

Jonathan R Danoff MD
Orthopedic Surgeon
Northwell Health Physician Partners
Great Neck, New York, USA

James F Fraser MD MPH
Orthopedic Surgeon
Novant Health
Charlotte, North Carolina, USA

R Andrew Henderson MD MSc
Orthopedic Surgeon
Ortho Carolina
Winton Salem, North Carolina, USA

Christopher P Bechtel MD
Assistant Professor
Department of Orthopedics
University Hospitals Cleveland Medical Center
Case Western Reserve University
Cleveland, Ohio, USA

Asim M Makhdom MD MSc FRCSC
Assistant Professor
Department of Orthopedic Surgery
King Abdulaziz University
Jeddah, Saudi Arabia

编　者

Vinay Aggarwal MD
Resident Physician
Department of Orthopedic Surgery
Hospital for Joint Disease
NYU Langone Medical Center
New York City, New York, USA

Pouya Alijanipour MD
Clinical Fellow
Orthopedic Spine Surgery
University of Miami
Miami, Florida, USA

Nora Almadani MS
Research Coordinator
Rothman Institute
Philadelphia, Pennsylvania, USA

William V Arnold MD PhD
Orthopedic Surgeon
Rothman Institute
Philadelphia, Pennsylvania, USA

Khalid Azzam MD
Assistant Professor of Orthopedic Surgery
Indiana University School of Medicine
Indianapolis, Indiana, USA

Hooman Bakhshi MD
Physician Internal Medicine
MedStar Union Memorial Hospital
Baltimore, Maryland, USA

Daniel Baquet BA
Medical Student
Thomas Jefferson School of Medicine
Philadelphia, Pennsylvania, USA

Christopher P Bechtel MD
Assistant Professor
Department of Orthopedics
University Hospitals Cleveland Medical Center
Case Western Reserve University
Cleveland, Ohio, USA

Antonia F Chen MD MBA
Assistant Professor of Orthopedic Surgery
Thomas Jefferson University
Associate Research Director
Rothman Institute
Philadelphia, Pennsylvania, USA

Meaghan Cotter MB BCh BAO AFRCSI MRCPath (MMV)
St George's University Hospitals NHS Foundation Trust
London, UK

Jonathan R Danoff MD
Orthopedic Surgeon
Northwell Health Physician Partners
Great Neck, New York, USA

Gregory K Deirmengian MD
Assistant Professor of Orthopedic Surgery
Rothman Institute
Philadelphia, Pennsylvania, USA

Claudio Diaz-Ledezma MD
Adult Reconstruction Surgeon
Clinica Bicentenario
Santiago, Chile

Blake A Eyberg MD
Orthopedic Surgery Resident
The University of Arizona College of Medicine
Banner University Medical Center
Phoenix, Arizona, USA

James F Fraser MD MPH
Orthopedic Surgeon
Novant Health
Charlotte, North Carolina, USA

Rahul Goel
Research Fellow
Rothman Institute
Philadelphia, Pennsylvania, USA

Matthew J Grosso MD
Orthopedic Surgery Resident
Department of Orthopedic Surgery
NewYork-Presbyterian Hospital, Columbia University Medical Center
New York City, New York, USA

Erik N Hansen MD
Associate Professor
Department of Orthopedic Surgery
University of California
San Francisco, California, USA

R Andrew Henderson MD MSc
Orthopedic Surgeon
OrthoCarolina
Winton Salem, North Carolina USA

Carlos A Higuera MD
Chief of Adult Reconstruction
Center of Adult Reconstruction
Cleveland Clinic
Weston, Florida, USA

Ronald Huang MD
Fellow
Joint Preservation and Adult Reconstruction
Lenox Hill Hospital
New York City, New York, USA

Pierce Johnson MD
Orthopedic Surgery Resident
The University of Arizona College of Medicine
Banner University Medical Center
Phoenix, Arizona, USA

Joseph A Karam MD
Academic Chief Resident
Department of Orthopedic Surgery
University of Illinois at Chicago
Chicago, Illinois, USA

Michael M Kheir MD
Orthopedic Surgery Resident
Indiana University
Indianapolis, Indiana, USA

Mitchell R Klement MD
Fellow, Adult Reconstruction
Rothman Institute
Philadelphia, Pennsylvania, USA

John Kozy BSAE
Medical Student
Case Western Reserve University School of Medicine
Cleveland, Ohio, USA

Asim M Makhdom MD MSc FRCSC
Assistant Professor
Department of Orthopedic Surgery
King Abdulaziz University
Jeddah, Saudi Arabia

Daniel S Mangiapani MD
Fellow
Adult Reconstruction
Hofmann Arthritis Institute
Salt Lake City, Utah, USA

Alexander L Neuwirth MD
Orthopedic Surgery Resident
Department of Orthopedic Surgery
University of Pennsylvania
Philadelphia, Pennsylvania, USA

Alvin Ong MD
Orthopedic Surgeon
Rothman Institute
Philadelphia, Pennsylvania, USA
Director (Orthopedics)
Egg Harbor Township
New Jersey, USA

Fabio Orozco MD
Orthopedic Surgeon
Rothman Insitute
Egg Harbor Township
New Jersey, USA

Jai Hyung Park MD PhD
Orthopedic Surgeon
Department of Orthopedic Surgery
Kangbuk Samsung Hospital
Sungkyunkwan University School of Medicine
Seoul, South Korea

Javad Parvizi MD
Professor
Department of Orthopedic Surgery
Jefferson Medical College
Thomas Jefferson University, Philadelphia
Vice Chairman (Research)
Rothman Institute
Philadelphia, Pennsylvania, USA

Ronald A Pitt MD
Radiology Resident
Main Line Health
Bryn Mawr, Pennsylvania, USA

James J Purtill MD
Professor
Vice Chairman
Department of Orthopedic Surgery
Thomas Jefferson University Hospital
Rothman Institute
Philadelphia, Pennsylvania, USA

Camilo Restrepo MD
Associate Director
Joint Research
Rothman Institute
Philadelphia, Pennsylvania, USA

Nana O Sarpong MD
Orthopedic Surgery Resident
Department of Orthopedic Surgery
NewYork-Presbyterian Hospital, Columbia University Medical Center
New York City, New York, USA

Peter F Sharkey MD
Professor of Orthopedic Surgery
Rothman Institute
Philadelphia, Pennsylvania, USA

Noam Shohat MD
Research Fellow
Rothman Institute
Philadelphia, Pennsylvania, USA

Matthew Silijander MD
Resident Physician
Beaumont Health System
Royal Oak, Michigan, USA

Nachum B Stollman MD
Attending Radiologist
Main Line Health
Bryn Mawr, Pennsylvania, USA

Majd Tarabichi MD
Research Fellow
Rothman Institute
Philadelphia, Pennsylvania, USA

Anthony Tokarski MD
Resident Physician
Thomas Jefferson University Hospital
Philadelphia, Pennsylvania, USA

译者前言

随着人口老龄化，我国人工关节置换的数量在快速增加，而人工关节假体周围感染（PJI）是灾难性的并发症。《人工关节假体周围感染临床实践指南》中文第1版受骨科界欢迎程度出乎意料，2016年中华医学会骨科分会（COA）学术会议上，我把中文翻译版赠给本书主编 Parvizi 教授，他非常高兴，并在其中一本扉页亲笔签名后送还给我。

Parvizi 教授是第一和第二届假体周围感染国际共识会议主席。他还是一位受人尊敬的师长，我平时遇到 PJI 相关问题会经常通过电子邮件请教他，比如急性与慢性 PJI 分期的时间节点是4周还是3个月更合适；2018第二届骨科感染国际共识会议上提议 PJI 诊断标准这项决议得到了68%的选票支持，为什么还是弱共识？等等，他每次都会及时详尽地回复。

2019年7月我在北京解放军总医院举办的中国研究型医院学会关节外科 PJI 学组年会上又遇到了 Parvizi 教授，他告诉我英文第2版不久前刚刚出版，有没有兴趣将其翻译成中文。我欣然答应。相比第1版，第2版的篇幅有所增加，虽然初看起来，许多章节的题目与第1版相似度较高，但更换了作者，增加了许多知名学者，如大家熟悉的 Antonia F Chen。因此我们全部重新翻译了最新版本，而不是在第1版的翻译基础上修补增减。

本书分为五部分，系统介绍了 PJI 的基础知识、诊断和治疗的最新进展，着重介绍了术前、术中和术后患者的最优化预防 PJI 的方案，如术前糖尿病患者血糖调节、营养不良与肥胖以及吸烟患者的术前管理、术前关节腔内注射的感染风险等，并提供了术中冲洗液选择、是否用引流、术后抗生素使用等临床医生关心的问题,相信对广大骨科医生,尤其是从事人工关节置换的医生会有所帮助。

由于时间仓促、水平有限,译文不当之处,敬请批评指正!

朱锦宇　陈晓勇　杨重飞

原著序

除了死亡，人工关节假体周围感染（periprosthetic joint infection ,PJI）是人工关节置换术后最为灾难性的并发症。近些年来，随着诸如聚乙烯磨损等问题的逐步解决，骨科界开始对 PJI 给予了越来越多的关注，亦进行了大量研究旨在改进 PJI 的预防、诊断和治疗策略。多个国家的专家曾在 2013 年齐聚费城就此问题进行讨论，并于 2018 年 7 月在更多团队的参与下发布骨科感染的共识声明。

虽然关于 PJI 的研究取得了一些进展，但还需要做更多的工作。年轻的外科医生们认识到了 PJI 的重要性以及给患者和社会带来的负担，正致力于研究这一课题。

本书由我的挚友 Javad Parvizi 和他的同事撰写，汇集了 PJI 处理的大量实用信息。我注意到，本书的编者在撰写各章节时都尽可能关注了循证医学方面的信息，相信会对所有治疗 PJI 的医生大有裨益。本书是 PJI 领域最好的出版物之一。

Javad Parvizi 医生毕其一生致力于 PJI 的研究，由他来主编本书再合适不过了。

阅毕掩卷，令我颇受启发。我相信其他读者也会获得相似的体验。

Thorsten Gehrke 博士

汉堡恩多医院

医学总监　主任医师

原著第 2 版前言

近几年，全关节置换术继续为膝关节、髋关节、肩关节、肘关节、踝关节和其他关节终末期关节炎患者提供了巨大的益处。虽然关节置换在绝大多数患者中获得了成功，但在一小部分患者中，人工关节假体周围感染（periprosthetic joint infection，PJI）仍可能会发生。

PJI 的后果是如此可怕，以至于患者不得不为此承受心理和经济上的负担。骨科界已经开始联合起来去解决 PJI 的问题，这也许正是我们外科学界需要征服的最后的领域。

这本书就是要为从事治疗 PJI 患者的骨科同行提供一个实用的管理指南。作者们不仅被要求在撰写相关章节时牢记这个宗旨，还被要求通过回顾文献及证据来支持他们的建议和陈述。

我相信这本书可以为管理 PJI 患者发挥重要的作用。这本书的前一版广受骨科业界的欢迎，影响甚远。第 1 版的成功以及我们从同行那里收到的诸多反馈，也是促使的第 2 版面世的重要动力。

希望读者能够继续喜爱阅读这一新的版本，愿本书能够为罹患 PJI——这个关节置换的灾难性并发症患者贡献绵薄之力。

Javad Parvizi

原著第 1 版前言

骨科手术后感染的发生率一直表现出持续上升的趋势，这已成为我们面临的最大挑战之一。虽然该领域内的研究层出不穷，但部分临床实践仍缺少足够的证据支持，其中一些证据甚至自相矛盾。因此，医生在为患者进行临床决策的时候就很难从文献中获得真正有用的信息。

我们的很多同事及同行在治疗人工关节假体周围感染的过程中常因为无法获得足够有效的信息而备受困扰，这也是促使我们下笔编写本书的主要动力。

虽然成书仓促，但我们希望本书能够为治疗人工关节假体周围感染的医生提供实用的临床信息。本书中各个章节均尽可能基于当前的临床证据进行编写。在临床证据甚少，甚至完全缺如的情况下，我们提供了我们研究所目前治疗此类患者的方案以供参考。为了节省广大临床医师的时间，各个章节的内容尽量保持精练。如您能从本书中获得所需要的相关临床实用信息即是我们最大的心愿。

编者

目　录

第一部分　感染的基本知识

第二部分　术前管理

第三部分　术中和术后的优化

第四部分　感染的诊断

第五部分 人工关节假体周围感染的治疗

第一部分

感染的基本知识

编写负责人:Jonathan R Danoff

第1章

人工关节假体周围感染的定义

（著者:Jonathan R Danoff）

当前的证据

2011年,肌肉骨骼感染学会(Musculoskeletal Infection Society,MSIS)最早针对人工关节假体周围感染(periprosthetic joint infection,PJI)发表了统一的定义[1],并在2013年由PJI国际共识小组进行了修订[2]。最新版的定义(表1.1)已被包括疾病控制中心(Center for Disease Control,CDC)在内的超过130家国际组织所采用。如果满足1项主要标准或3项次要标准,即存在PJI。

新修订的定义中提到的白细胞酯酶试验可以在门诊或手术室快速获得结果。在抽取关节液为血性的情况下,则建议通过离心来提高结果的准确性。另外,应注意的是,由于日益增多的金属不良反应会导致关节内出现无菌性脓样液体,因此,已不再将关节内脓液纳入诊断的次要标准。

国际共识小组按照患者感染的时间,进一步对阳性结果的临界值进行了分类(表1.2)[1]。

特别值得注意的是,即使无法满足3项次要标准,仍有可能存在PJI,此时医生对患者病情的判断就显得尤为重要。痤疮丙酸杆菌等生长缓慢的病原体造成的感染可能就不会满足上述的标准,因此其诊断存在一定的难度。

表 1.1 国际共识小组对 PJI 的定义

主要标准
● 两次假体周围组织培养出表型相同的病原菌，或者
● 窦道与关节相通
次要标准
● 红细胞沉降率(血沉，erythrocyte sedimentation rate，ESR)和 C 反应蛋白(C reactive protein，CRP)均升高
● 关节液白细胞(white blood cell)计数升高，或者白细胞酯酶试纸试验为＋或＋＋
● 关节液中多形核粒细胞百分比(polymorphonuclear neutrophil percentage，PMN%)升高
● 假体周围组织的组织学检查结果为阳性
● 单次培养阳性

表 1.2 次要诊断标准的临界值

标准	急性 PJI(<90 天)	慢性 PJI(>90 天)
ESR(mm/h)	无意义 无临界值	30
CRP(mg/L)	100	10
关节液 WBC 计数	10 000	3000
关节液 PMN(%)	90	80
白细胞酯酶	＋或＋＋	＋或＋＋
组织学分析	5 个高倍视野(400×)中每个视野中均大于 5 个中性粒细胞	同急性

缩写：PJI：人工关节假体周围感染；ESR：红细胞沉降率(血沉)；CRP：C 反应蛋白；WBC：白细胞；PMN：多形核粒细胞百分比

由疾病控制中心(Centers for Disease Control，CDC)提出的关节及黏液囊感染的定义更为复杂[3]。其内容包括：① 关节液培养或滑膜活检阳性；② 术中或组织学检查可见关节感染的征象；或者③ 在排除其他病因的情况下，存在关节疼痛、肿胀、压痛、皮温升高、关节积液、活动受限中的至少 2 种表现。当同时满足上述标准中的 1 项和以下标准中的 1 项，即① 革兰氏染色阳性；② 关节液细胞类型分析和化学检查符合感染且无法以其他疾病解释；③ 血液、尿液或关节液的抗原检测阳性；④ 符合感染的放射学表现。此时即可认为存在感染。该定义的内容非常宽泛，且允许存在观察者的个人偏倚。此外，该定义中还包括了革兰氏染色的内容，但目前的研究结果已经不支持将革兰氏染色用于 PJI 的诊断[4-7]。

最近，α 防御素和其他一些生物标志物的发展进一步提高了 PJI 诊断的准确性[8-10]，例如 α 防御素和关节液 CRP 同时获得阳性结果，则 PJI 诊断的敏感度和特异度分别为 97％和 100％，但这些指标尚未纳入 PJI 共识的定义当中。

也有其他学者对不同类别的 PJI 患者提出了各种 PJI 的定义，由以下几项不同组合构成：组织培养、血沉、C 反应蛋白、关节液分析(白细胞计数和中性粒细胞百分比)、术中脓液、引流窦道和组织学检查等内容[11-16]。但这些定义和 PJI 的诊断结果之间仍存在明显的差异[17]。下一步研究仍需要对 PJI

Rothman 研究所的经验

1. 依据国际共识小组的定义对 PJI 的病例进行诊断[1]。
2. 目前已不再进行冰冻切片检查，故只需满足 4 项次要标准(注：Rothman 研究所不进行国际共识小组次要标准中的组织学检查)中的 3 项即可。

注意事项

1. 生长缓慢的病原菌感染时，ESR 和 CRP 结果可能为假阴性。
2. 无法获得关节液会影响 PJI 的诊断。
3. 冰冻切片检查高度依赖相关人员的操作。
4. 髋关节穿刺需要放射或超声引导，同样依赖人员的操作。
5. 革兰氏染色的敏感度较低，很少用于诊断 PJI。
6. 血清 WBC 计数和分类对诊断没有帮助。

的定义进一步完善,并提高我们现有手段的诊断能力。

存在的争议

- "隐匿性"感染可能无法满足 MSIS 定义中 5 项次要标准中的 3 项。
- PJI 冰冻切片上特征性炎性标志物的临界值差异较大,因此组织学检查的价值仍存在争议[1,18]。
- 关于组织培养的时限也存在不同的意见。有证据认为,延长组织培养的时间可以提高检出率,且不会导致污染的增加[19]。国际共识小组建议的培养时限为 5~14 天[1]。

(译者:陈晓勇　朱锦宇　审校:朱锦宇)

参考文献

1. Parvizi J, Zmistowski B, Berbari EF, et al. New definition for periprosthetic joint infection: from the Workgroup of the Musculoskeletal Infection Society. Clin Orthop Relat Res. 2011;469:2992-4.
2. Parvizi J, Gehrke T. Proceedings of the International Consensus Meeting on Periprosthetic Joint Infection. 1st edn. Maryland, USA: Data Trace Publishing Company. J Orthop Res. 2013;95:1450-2.
3. Anon. CDC/NHSN Surveillance Definition of Healthcare-Associated Infection and Criteria for Specific Types of Infections in the Acute Care Setting. 2012; Available from: http://www.cdc.gov/nhsn/PDFs/pscManual/17pscNosInfDef_current.pdf.
4. Della Valle CJ, David MS, Yong HK, et al. The role of intra-operative Gram stain in revision total joint arthroplasty. J Arthroplasty. 1999;14:500-4.
5. Ghanem E, Ketonis C, Restrepo C et al. Periprosthetic infection: where do we stand with regard to Gram stain? Acta Orthop. 2009;80:37-40.
6. Johnson AJ, Zywiel MG, Stroh DA, et al. Should Gram stains have a role in diagnosing hip arthroplasty infections? Clin Orthop Relat Res. 2010;4682:387-91.

7. Morgan PM, Sharkey P, Ghanem E, et al. The value of intraoperative Gram stain in revision total knee arthroplasty. J Bone Joint Surg Am. 2009;91:2124-9.
8. Deirmengian C, Kardos K, Kilmartin P, et al. Diagnosing periprosthetic joint infection: has the era of the biomarker arrived? Clin Orthop Relat Res. 2014;472:3254-62.
9. Deirmengian C, Kardos K, Kilmartin P, et al. The alpha-defensin test for periprosthetic joint infection outperforms the leukocyte esterase test strip. Clin Orthop Relat Res. 2015;473:198-203.
10. Deirmengian C, Kardos K, Kilmartin P, et al. Combined measurement of synovial fluid alpha-Defensin and C-reactive protein levels: highly accurate for diagnosing periprosthetic joint infection. J Bone Joint Surg Am. 2014;96:1439-45.
11. Berbari EF, Hanssen AD, Duffy MC, et al. Risk factors for prosthetic joint infection: case-control study. Clin Infect Dis. 1998;27:1247-54.
12. Parvizi J, Ghanem E, Menashe S, Barrack RL, Bauer TW. Periprosthetic infection: what are the diagnostic challenges? J Bone Joint Surg Am. 2006;88:38-47.
13. Parvizi J, Ghanem E, Azzam K, et al. Periprosthetic infection: are current treatment strategies adequate? Acta Orthop Belg. 2008;74:793-800.
14. Schinsky MF, Della Valle CJ, Sporer SM, Paprosky WG. Perioperative testing for joint infection in patients undergoing revision total hip arthroplasty. J Bone Joint Surg Am. 2008;90:1869-75.
15. Spangehl MJ, Masri BA, O'Connell JX, Duncan CP. Prospective analysis of preoperative and intraoperative investigations for the diagnosis of infection at the sites of two hundred and two revision total hip arthroplasties. J Bone Joint Surg Am. 1999;81:672-83.
16. Trampuz A, Piper KE, Jacobson MJ, et al. Sonication of removed hip and knee prostheses for diagnosis of infection. N Engl J Med. 2007;357:654-63.
17. Parvizi J, Jacovides C, Antoci V, et al. Diagnosis of periprosthetic joint infection: the utility of a simple yet unappreciated enzyme. J Bone Joint Surg Am. 2011;93:2242-8.
18. Della Valle C, Parvizi J, Bauer TW, et al. American Academy of Orthopaedic Surgeons clinical practice guideline on: the

diagnosis of periprosthetic joint infections of the hip and knee. J Bone Joint Surg Am. 2011;93:1355-7.

19. Neut D, van Horn JR, van Kooten TG, van der Mei, Busscher HJl. Detection of biomaterial-associated infections in orthopaedic joint implants. Clin Orthop Relat Res. 2003;413:261-8.

第 2 章

人工关节假体周围感染的发生率和疾病负担

（著者：Jonathan R Danoff）

当前的证据

在美国和欧洲，人工关节假体周围感染（periprosthetic joint infection，PJI）是人工全膝关节置换（total knee arthroplasty，TKA）术的最常见原因，同时也是人工全髋关节置换（total hip arthroplasty，THA）术的第三大原因[1-3]。PJI 的发生率和疾病负担会因国家和人群的不同而有明显差异。即使在美国国内，不同地区报道的感染致病菌也会有所区别。不同的感染致病菌造成的财政和治疗负担也会有所不同，可表现为住院时间等具体指标上的差异。随着初次关节置换手术数量的逐年增加，PJI 的例数也会增长。至 2020 年，由此产生的住院费用将增长一倍。另外，PJI 是患者死亡率的独立预测因子（见第 57 章），其术后死亡率比无菌性翻修多 4 倍。因此，PJI 已日益成为医疗卫生系统中无法回避的重要问题[4]。

美国的发病率和疾病负担

人口普查数据中关于 PJI 的统计结果令人担忧。来自全国住院患者数据库（National Inpatient Sample，NIS）的资料显示，从 2001 年至 2009 年，THA 和 TKA 术后 PJI 的发生率明显增加，分别从 1.99％和 2.0％增长至 2.18％和 2.18％[5]。随着该时期关节置换手术数量的增加，同时期增加的 PJI 病例数意味着 THA 和

TKA术后PJI总发生率增加了2倍以上。据估计,PJI病例将持续呈指数级增长,到2020年将达到60 000例(图2.1)[5-7]。现在PJI病例分别占TKA翻修手术的25%和THA翻修手术的15%[3]。导致感染的危险因素包括:Charlson并发症指数(Charlson comorbidity index,CCI)≥1、手术时间超过120 min、男性和接受医保公共资助的人群(见第8章)[8-9]。PJI在大型医院较为常见,其发生率也会受到地理位置和医院类型的影响,例如,城市的非教学医院出现PJI的比例就要高于城市教学医院和大多数乡村卫生院。其他的危险因素还包括:男性、黑色人种[10]。从地理分布上看,东北部发生感染的比例较高,其他依次为南部、西部和中西部。

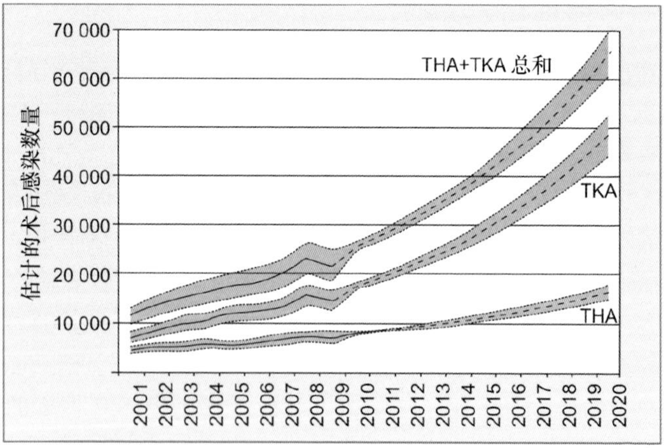

图2.1 美国THA、TKA术后感染及其总和的历史及预期数据

欧洲和澳大利亚的发病率和疾病负担

芬兰人工关节注册系统的数据显示,1997—2006年,TKA病例术后PJI的发生率为0.9%[6]。挪威健康注册系统报道,2005—2009年THA术后1年时PJI的发病率为0.7%。因为感染而进行的翻修手术距离首次THA的平均时间为29天[11],且随着时间的延长，PJI的发生率也会随之增加。相关的危险因素包括：男性、手术时间超过99 min和非骨水泥固定[12]。

澳大利亚国家关节注册系统于2011年报道，初次THA和TKA术后，因为PJI而行翻修手术的比例分别为0.52%和0.64%。感染是所有导致髋关节翻修手术的第三常见原因，亦是膝关节翻修手术第二常见的原因。与此不同的是，在美国，感染是导致膝关节翻修手术的首要原因，其次是机械性松动和假体植入失败/断裂。而对于髋关节翻修的病例，感染是第三常见的原因，仅次于关节不稳/脱位和机械性松动[13]。

致病菌的特点

导致PJI的病原菌有很多，其分布规律会呈现出明显的地区差异。尽一切努力明确致病菌是成功治疗PJI的关键[2]。金黄色葡萄球菌在美国及澳大利亚最为常见，而以英国为主的欧洲数据中，则以凝固酶阴性葡萄球菌为主[14-16]。而来自Rothman研究所(美国费城)PJI数据库的资料显示，绝大部分为金黄色葡萄球菌感染，其次为凝固酶阴性葡萄球菌感染(表2.1)。应注意的是，有高达38%的PJI病例培养结果为阴性[17]，这可能和既往使用抗生素、病原菌培养条件苛刻、标本处理不当或生物膜对病原菌的隔绝和包裹等因素有关[18]。

表2.1　世界不同地区的致病菌谱(%)

致病菌	美国[14]	英国[16]	澳大利亚[15]	Rothman研究所(2016)
金黄色葡萄球菌	35	29	40	39
凝固酶阴性葡萄球菌	31	36	13	20
链球菌	11	7	3	5.3
肠球菌	7	9	1.5	4.8
革兰氏阴性菌	5	12	5	4.6
其他菌属	11	7	37	26.3

在全世界范围内,葡萄球菌属是最为常见的病原体,占所有PJI的50%~65%[19]。随着时间的推移,很多常见细菌出现了多重耐药,进而导致多重耐药PJI病例的增加[20-21]。这其中,耐甲氧西林金黄色葡萄球菌和耐甲氧西林凝固酶阴性葡萄球菌属的治疗最为棘手,但不幸的是,在过去数年中,耐甲氧西林金黄色葡萄球菌的发病率大幅上升[22],且呈逐渐加快的趋势。在部分医院,耐甲氧西林金黄色葡萄球菌感染甚至占到PJI病例的一半以上[23]。耐甲氧西林金黄色葡萄球菌感染主要包括社区获得性和医院获得性两种。其中,社区获得性感染对β-内酰胺类抗生素、红霉素类、喹诺酮类药物更为敏感[24]。耐甲氧西林金黄色葡萄球菌感染仅采用单纯清创和更换聚乙烯衬垫会有很高的失败率[25]。有研究认为,其失败率可达63%,即使采用二期翻修,其失败率也可高达25%[25]。

少部分PJI病例则和革兰氏阴性菌有关,其发生率为4%~23%。这类病原菌中有相当一部分具有多重耐药性,因此一旦确认或怀疑存在这类细菌感染,就应使用广谱抗生素[19]。两种或两种以上病原菌造成的多种感染约占全部PJI的4%~27%,比较常见的是耐甲氧西林金黄色葡萄球菌和厌氧菌[17,26]。真菌和分枝杆菌等非典型感染占全部PJI的1%[17]。α-防御素和其他一些生物标志物的应用提高了PJI诊断的准确性,也增加了发现结核分枝杆菌等罕见病原菌感染的机会[27-29]。

(译者:陈晓勇　审校:朱锦宇)

参考文献

1. Bozic KJ, Kurtz SM, Lau CE, et al. The epidemiology of revision total knee arthroplasty in the United States. Clin Orthop Relat Res. 2010;468:45-51.
2. The 2011 Australian National Joint Replacement Annual Report. Available from: http://www.dmac.adelaide.edu.au/aoanjrr/publications.jsp?section=reports2011.
3. Bozic KJ, Kamath AF, Ong KL, et al. Comparative epidemiology of revision arthroplasty: failed THA poses greater clin-

ical and economic burdens than failed TKA. Clin Orthop Relat Res. 2015;473:2131-8.
4. Zmistowski B, Karam JA, Durinka JB, et al. Periprosthetic joint infection increases the risk of one-year mortality. J Bone Joint Surg Am. 2013;95:2177-84.
5. Kurtz SM, Lau E, Watson H, et al. Economic burden of periprosthetic joint infection in the United States. J Arthroplasty. 2012;27:61-5 e1.
6. Jaekel DJ, Ong KL, Lau CE, et al. Epidemiology of total hip and knee arthroplasty infection. In: Springer BD, Parvizi J (Eds) Periprosthetic Joint Infection of the Hip and Knee. New York:Springer; 2013. pp. 1-14.
7. Kurtz SM, Ong KL, Lau E, et al. Impact of the economic downturn on total joint replacement demand in the United States: updated projections to 2021. J Bone Joint Surg Am. 2014;96:624-30.
8. Kurtz SM, Ong KL, Lau E, et al. Prosthetic joint infection risk after TKA in the Medicare population. Clin Orthop Relat Res. 2010;468:52-6.
9. Ong KL, Kurtz SM, Lau E, et al. Prosthetic joint infection risk after total hip arthroplasty in the Medicare population. J Arthroplasty. 2009;24:105-9.
10. Kurtz SM, Lau E, Schmier J, et al. Infection burden for hip and knee arthroplasty in the United States. J Arthroplasty. 2008;23:984-91.
11. Dale H, Skråmm I, Lower HL, et al. Infection after primary hip arthroplasty: a comparison of 3 Norwegian health registers. Acta Orthop. 2011;82:646-54.
12. Dale H, Hallan G, Espehaug B, et al. Increasing risk of revision due to deep infection after hip arthroplasty. Acta Orthop. 2009;80:639-45.
13. Bozic KJ, Kurtz SM, Lau E, et al.The epidemiology of revision total hip arthroplasty in the United States. J Bone Joint Surg Am. 2009;91:128-33.
14. Fulkerson E, Valle CJ, Wise B, et al. Antibiotic susceptibility of bacteria infecting total joint arthroplasty sites. J Bone Joint Surg Am. 2006;88:1231-7.
15. Peel TN, Dowsey MM, Daffy JR, et al. Risk factors for prosthetic hip and knee infections according to arthroplasty site. J Hosp Infect. 2011;79:129-33.

16. Phillips JE, Crane TP, Noy M, et al. The incidence of deep prosthetic infections in a specialist orthopaedic hospital: a 15-year prospective survey. J Bone Joint Surg Br. 2006; 88:943-8.
17. Shuman EK, Urquhart A, Malani PN. Management and prevention of prosthetic joint infection. Infect Dis Clin North Am. 2012;26:29-39.
18. Berbari EF, Marculescu C, Sia I, et al. Culture-negative prosthetic joint infection. Clin Infect Dis. 2007;45:1113-9.
19. Del Pozo JL, Patel R. Clinical practice. Infection associated with prosthetic joints. N Engl J Med. 2009;361:787-94.
20. Anderson DJ, Sexton DJ, Kanafani ZA, et al. Severe surgical site infection in community hospitals: epidemiology, key procedures, and the changing prevalence of methicillin-resistant *Staphylococcus aureus*. Infect Control Hosp Epidemiol. 2007;28:1047-53.
21. Parvizi J, Ghanem E, Azzam K, et al. Periprosthetic infection: are current treatment strategies adequate? Acta Orthop Belg. 2008;74:793-800.
22. Wisplinghoff H, Bischoff T, Tallent SM, et al. Nosocomial bloodstream infections in US hospitals: analysis of 24,179 cases from a prospective nationwide surveillance study. Clin Infect Dis. 2004;39:309-17.
23. Parvizi J, Pawasarat IM, Azzam KA, et al. Periprosthetic joint infection: the economic impact of methicillin-resistant infections. J Arthroplasty. 2010;25:103-7.
24. Patel A, Calfee RP, Plante M, et al. Methicillin-resistant *Staphylococcus aureus* in orthopaedic surgery. J Bone Joint Surg Br. 2008;90:1401-6.
25. Parvizi J, Azzam K, Ghanem E, et al. Periprosthetic infection due to resistant staphylococci: serious problems on the horizon. Clin Orthop Relat Res. 2009;467:1732-9.
26. Marculescu CE, Cantey JR. Polymicrobial prosthetic joint infections: risk factors and outcome. Clin Orthop Relat Res. 2008;466:1397-404.
27. Deirmengian C, Kardos K, Kilmartin P, et al. Diagnosing periprosthetic joint infection: has the era of the biomarker arrived? Clin Orthop Relat Res. 2014;472:3254-62.
28. Deirmengian C, Kardos K, Kilmartin P, et al. The alpha-defensin test for periprosthetic joint infection outperforms

the leukocyte esterase test strip. Clin Orthop Relat Res. 2015;473:198-203.

29. Deirmengian C, Kardos K, Kilmartin P, et al. Combined measurement of synovial fluid alpha-defensin and C-reactive protein levels: highly accurate for diagnosing periprosthetic joint infection. J Bone Joint Surg Am. 2014;96:1439-45.

第3章

人工关节假体周围感染的经济学

（著者：Jonathan R Danoff）

当前的证据

无论是从临床还是经济的角度，全髋或膝关节置换术后出现假体周围感染（periprosthetic joint infection，PJI）都是一种灾难。目前每例全髋关节置换感染产生的直接医疗费用比无菌性松动多2.8倍，更是比初次全髋置换多4.8倍[1]。正如下文中将提到的，由于耐甲氧西林PJI意味着更高的治疗失败率、更多的住院次数、更长的平均住院日、更差的临床效果，因此这类病例治疗起来也更为棘手[2]。随着复杂和多重耐药PJI病例向三级医疗中心流动，PJI手术产生的医疗费用正以惊人的速度增长[3]，这可能在未来额外造成财政和市场准入方面的挑战。

治疗PJI翻修手术的全部费用是无菌性松动或机械性失败翻修手术的2倍以上，因此PJI产生的社会经济影响尤为显著[1,4-5]。虽然感染病例的治疗费用在2001—2009年间保持在一个相对稳定的水平，但感染TKA和THA的住院费用仍分别比非感染病例高1.52倍和1.76倍[6-7]。PJI病例的复杂性本身就需要昂贵和漫长的治疗，同时这类患者往往健康状况欠佳，这会导致再入院率的进一步增加。再入院率带来医疗报销拒付和处罚已经成为现实，因此以价值意识的方式治疗感染病例就显得越来越重要[8-9]。

正如方框 3.1 中所示，PJI 翻修病例和非感染性翻修病例之间存在的诸多不同使得两者的费用产生了明显差异。从取出关节假体到再次植入假体的过程中(PJI 最常见的治疗方式之一)需要长期静脉使用抗生素——这部分相对固定且难以忽视的费用却在文献中很少被提及。另一个费用支出源于更长的住院日，感染 TKA 和 THA 翻修病例的住院日分别比非感染性翻修病例增加 1.87 倍和 2.21 倍。来自美国全国住院患者样本的数据(表 3.1)显示，2001—2009 年，THA 和 TKA 的 PJI 患者住院日明显下降，分别由 11.5 天和 9.3 天下降至 9.5 天和 7.2 天[7]。但来自欧洲的数据并未表现出相同的趋势[5]。据估算，即使每个病例的平均治疗费用保持相对稳定，关节置换感染的年总住院费用也将由 2009 年的 6.08 亿美元增长至 2020 年的 16 亿美元[7]。

框 3.1　和无菌性松动的翻修相比，感染翻修手术的特点
更长的手术时间
更多的术中出血
更高的并发症发生率
更多的住院次数
更多的住院天数
更多的手术次数
更多的门诊复查
更高的门诊费用
更高的住院费用

表 3.1　假体周围感染治疗的费用(美国数据)

	2001 年	2009 年	2020 年(预测)
THA 感染的例数	4545	7162	16 584
每例住院费用(2011 年美元标准)	31 300	30 300	29 750
每例住院日(天)	11.5	9.5	—
每例总费用(2011 年美元标准)	72 700	93 600	—
TKA 感染的例数	7113	14 802	48 971
每例住院费用(2011 年美元标准)	25 300	24 200	24 659
每例住院日(天)	9.3	7.2	—
每例总费用(2011 年美元标准)	58 700	74 900	—

如前文所述，在关节置换术后深部感染增加的背景下，耐甲氧西林感染的比例也在攀升[3,10]。据报道，治疗耐甲氧西林病原菌的深部感染病例的治疗费用为107 264美元，而敏感细菌感染的治疗费用只有68 053美元。同时，THA和TKA感染MRSA患者的住院日是其他患者的2倍和1.5倍[3,10]。Rothman研究所关节感染数据库(未发表数据)证实，每例PJI的相关医疗费用平均达到了100 000美元。无论是采用单纯清创冲洗、一期更换假体还是二期更换假体，耐甲氧西林病原菌感染的治疗费用均明显高于甲氧西林敏感的感染病例[10]。这些耐药菌感染病例的治疗过程更复杂、时间更长，住院次数也更多，且治疗失败率更高、临床结果也更差[2]。由于耐药菌株感染和敏感菌株感染病例的Charlson合并症指数并无明显差异，所以这种结果的出现不能归咎于合并症[3]。此后，随之而来的是经济支出增加，生活质量下降、工作能力效率减低，并出现术后远期并发症。这些指标难以进行量化，也就很少出现在相关的卫生经济学文献中。

通过数字看未来趋势

- 初次关节置换比例的增加会受到术后感染发生率的影响[6]。
- 在数年内，感染性和非感染性翻修的住院支出预计将增长450%，达到41亿美元[11]。
- 据预测，全膝关节置换感染造成的经济负担将在数年内占所有膝关节翻修住院支出的50%以上[12]。

近年来文献中表现出其他一些有意思的趋势。在美国，PJI的治疗费用表现出明显的地区差异。尤其是南部或中西部的治疗费用比西部和东北部少5000美元[7]。不同的种族也有相似的趋势。亚裔和非裔美国人治疗PJI的费用分别比白人高5000美元和20 000美元[7]。不同年龄和性别的治疗费用没有明显差别。

虽然是在外院接受的初次关节置换手术，但却有越来越多的

PJI 患者转院至大型三级医疗中心接受治疗[1]。很多研究发现，PJI 的发生率和医院的收容量及医生的手术量成反比[13-15]。感染的翻修手术是一种技术要求很高的复杂手术，这也是转院至大型医疗中心的翻修患者数量越来越多的原因。但对于医院来说，每治疗一例 PJI 就会产生大约 15 000 美元的经济损失，而如果是医保患者，产生的经济损失更可高达 30 000 美元[16]。治疗关节置换术后感染的病例需要占用大量的时间和资源，从而影响了医院接收这类患者的积极性。一旦医院制订出对于接收此类病倒的限制，就可能使关节置换感染的患者无法获得必要的治疗[17]。

展望

未来仍需要坚持 PJI 相关的重要经济决策和临床目标。

- 有必要为 PJI 的诊断找到一种更为廉价、可靠的方法，以减少在确诊过程中大量时间和金钱的消耗。

  最理想的选择就是在不牺牲安全的前提下，给予患者更为快速、廉价的治疗。目前已有学者制订了有效诊断 PJI 的临床路径。

- 尝试缩短住院时间有助于降低医疗支出，而住院时间和入院次数正是 PJI 医疗费用增加的主要驱动因素。

  医务人员应尽量缩短患者的在院时间，并在优先保证患者安全的前提下，把握好再次入院的收治标准。

- 医生和医院承受人工关节感染治疗负担的能力有限。

  目前，人工关节感染绝大部分的医疗支出由城市的大型医院来承担，而很多病例在转入之前已在小型医疗机构接受了利润更高的初次关节置换手术。因此是否可以建立一种相对公平且可持续的经济补偿机制，通过改革医疗支付制度给予合理的补偿机制，使得这些大型医院能够更好地肩负起这份责任。

（译者：陈晓勇　审校：朱锦宇）

参考文献

1. Bozic KJ, Ries MD. The impact of infection after total hip arthroplasty on hospital and surgeon resource utilization. J Bone Joint Surg Am. 2005;87:1746-51.
2. Walls RJ, Roche SJ, O'Rourke A, et al. Surgical site infection with methicillin-resistant *Staphylococcus aureus* after primary total hip replacement. J Bone Joint Surg Br. 2008; 90:292-8.
3. Parvizi J, Pawasarat IM, Azzam KA, et al. Periprosthetic joint infection: the economic impact of methicillin-resistant infections. J Arthroplasty. 2010;25:103-7.
4. Gutowski CJ, Chen AF, Parvizi J. The Incidence and socioeconomic impact of periprosthetic joint infection: United States perspective. In: Kendoff D, Morgan-Jones R, Haddad FS (Eds). Periprosthetic Joint Infections: Changing Paradigms. Cham: Springer International Publishing; 2016. pp. 19-26.
5. Oduwole KO, Molony DC, Walls RJ, et al. Increasing financial burden of revision total knee arthroplasty. Knee Surg Sports Traumatol Arthrosc. 2010;18:945-8.
6. Kurtz SM, Lau E, Schmier J, et al. Infection burden for hip and knee arthroplasty in the United States. J Arthroplasty. 2008;23:984-91.
7. Kurtz SM, Lau E, Watson H, et al. Economic burden of periprosthetic joint infection in the United States. J Arthroplasty. 2012;27:61-5 e1.
8. National Quality Measures Clearinghouse. Total hip arthroplasty (THA) and/or total knee arthroplasty (TKA): hospital-level 30-day, all-cause, risk-standardized readmission rate (RSRR) following elective primary THA and/or TKA. 12/1/2016. Available from: https://www.qualitymeasures.ahrq.gov/summaries/summary/49200/total-hip-arthroplasty-tha-andor-total-knee-arthroplasty-tka-hospitallevel-30day-allcause-riskstandardized-readmission-rate-rsrr-following-elective-primary-tha-andor-tka.
9. Centers for Medicare & Medicaid Services. Hospital Readmissions Reduction Program (HRRP). 12/1/2016. Available from: https://www.cms.gov/medicare/medicare-fee-for-service-payment/acuteinpatientpps/readmissions-

reduction-program.html.

10. Parvizi J, Ghanem E, Azzam K, et al. Periprosthetic infection: are current treatment strategies adequate? Acta Orthop Belg. 2008;74:793-800.
11. Lavernia C, Lee DJ, Hernandez VH. The increasing financial burden of knee revision surgery in the United States. Clin Orthop Relat Res. 2006;446:221-6.
12. Kurtz SM, Ong KL, Schmier J, et al. Future clinical and economic impact of revision total hip and knee arthroplasty. J Bone Joint Surg Am. 2007;89:144-51.
13. Katz JN, Losina E, Barrett J, et al. Association between hospital and surgeon procedure volume and outcomes of total hip replacement in the United States medicare population. J Bone Joint Surg Am. 2001; 83:1622-9.
14. Katz JN, Philips CB, Baron JA, et al. Association of hospital and surgeon volume of total hip replacement with functional status and satisfaction three years following surgery. Arthritis Rheum. 2003;48:560-8.
15. Sharkey PF, Shastri S, Teloken MA, et al. Relationship between surgical volume and early outcomes of total hip arthroplasty: do results continue to get better? J Arthroplasty. 2004;19:694-9.
16. Hebert CK, Williams RE, Levy RS, et al. Cost of treating an infected total knee replacement. Clin Orthop Rel Res. 1996;331:140-5.
17. Sculco TP. The economic impact of infected total joint arthroplasty. Instr Course Lect. 1993;42:349-51.

第4章

常用抗生素和作用机制

(著者:Nana O Sarpong)

当前的证据

抗生素在治疗人工关节假体周围感染(periprosthetic joint infection,PJI)的过程中扮演了非常重要的角色。无论是诊断还是治疗,首先需要明确病原菌,再通过体外抗生素敏感试验的结果来指导治疗。PJI的治疗效果还会受到致病菌毒力及耐药性等因素的影响。PJI病例中,可能有高达40%的关节液和组织培养会分离出多种细菌[1]。要为每种分离出的病原菌选出合适的抗生素,了解常用抗生素及其作用机制就显得非常重要。

用于治疗PJI的主要抗生素的抗菌谱、作用机制和副作用详见表4.1[2-3],表中根据作用于细菌细胞的不同部分而对抗生素进行分类。例如,青霉素、头孢菌素、单环β内酰胺类、氨肽类、碳青酶烯类主要抑制细菌细胞壁的合成。还有一些抗生素,如氨基糖苷、大环内酯类、林可霉素类、恶唑烷酮类和链阳菌素则是通过作用于核糖体亚基来抑制蛋白质的合成。其他的抗生素,如喹诺酮、利福平则分别作用于细菌的DNA和RNA来抑制蛋白质的合成。脂肽类则是通过破坏细胞膜来抑制蛋白质、DNA、RNA的合成[4]。

由于医院和其他医疗机构中多重耐药菌的快速出现,合适抗生素的选择或联用就显得尤为重要。多重细菌感染常常包括肠球菌、革兰氏阴性菌、耐甲氧西林的葡萄球菌(methicillin-resistant

S. aureus, MRSA）和厌氧菌[5]。因此，在怀疑存在多重细菌感染时，经治医生应确保上述细菌都得到了充分的覆盖。适当联用抗生素可以产生协同效应，并减少耐药菌产生的机会。例如头孢唑林等一代头孢合用氨基糖苷类可以在多重感染病例中很好地发挥协同作用。前者如头孢唑林可以很好地覆盖革兰氏阳性和部分阴性杆菌，后者如庆大霉素可以覆盖革兰氏阴性菌[6]。

Rothman 研究所的经验
1. 应在使用抗生素前进行细菌培养和获取样本。
2. 使用抗生素之前要充分考虑抗生素的敏感性。

骨水泥和关节内注射抗生素

感染关节局部使用抗生素的选择之一就是应用抗生素骨水泥。目前已发现的具有良好热稳定性能并应用于骨水泥的抗生素包括：青霉素（包括头孢唑林）、红霉素、头孢菌素（头孢噻肟）、氨基糖苷类（庆大霉素、妥布霉素）、万古霉素、喹诺酮类（环丙沙星）、克林霉素、达托霉素、替考拉宁、两性霉素 B。关于抗生素占位器使用的更多细节以及药物释放特性详见第 31 章。还有医生通过外科植入希克曼导管于关节内灌注万古霉素来治疗 TKA 和 THA 慢性感染，但收效甚微[7-9]。考虑到关节注射可能伴有的潜在风险，且报道病例数量极为有限，因此并未将这种治疗方法纳入国际共识[10]。

挑战

PJI 治疗中遇到的最大困难就是生物膜，它可以保护细菌以免被宿主免疫系统和全身抗生素清除。此时感染治疗起来非常困难，表现出长期性、耐药性、预后差、费用高的特点。除非通过外科清创物理破坏生物膜，否则抗菌治疗难以获得成功[11]。多糖包被带有正电荷（碳水化合物残留在它的外部），因此不易被诸如氨基糖苷类抗生素和多肽等同样带有正电荷的亲水抗生素穿透。而β内酰胺类、喹诺酮类和大环内酯类等其他种类的抗生素则相对适于穿透生物膜[12]。

有很多学者就新型抗生素对细菌生物膜和多重耐药菌株的影响进行了研究,目前大多数还处于体外动物实验阶段[11,13-14]。例如新型抗生素达巴万星,与细胞壁肽聚糖前体末端的氨基酰-D-丙氨酰-D-丙氨酸结合,从而起到杀菌作用。在体外动物实验中,达巴万星对PJI感染的171葡萄球菌生物膜表现出了良好的活性(表4.1)[13]。另一种名为BAG-S53P4(BonAlive®生物材料,图尔库,芬兰)的新药是一种同时具有骨传导和杀菌作用的骨修复材料。在多重耐药的表皮葡萄球菌、鲍曼不动杆菌、肺炎克雷伯杆菌的钛金属表面,这种药物可以明显减少生物膜的产生[11]。

面对日渐增多的多重耐药菌,在寻找抗菌药物的过程中,噬菌体治疗又重新回到了人们的视野。噬菌体是专性寄生于细菌细胞内的病毒,它可以将遗传物质注入宿主体内,从而改变宿主细菌的新陈代谢机制。从而,噬菌体可以复制并产生特异性蛋白使得细菌细胞壁溶解和生物膜多聚糖降解[15]。噬菌体在体内的复制使得噬菌体治疗成为可能。尤其是感染病灶周围的血运往往欠佳,这种情况在骨科植入物感染中尤为常见[16]。在大鼠胫骨的内植物感染模型上进行的体内实验中,Yilmaz等分别应用传统抗生素和噬菌体进行治疗,两者均能减少活菌计数。如果同时使用传统抗生素和噬菌体,能够更加明显地减少生物膜的形成。这可能与两者之间的协同效应有关[16]。另一小鼠体内实验对小鼠股骨内接种了MRSA后,使用了含有金葡菌噬菌体和利奈唑胺(组合在一种生物聚合物中)的给药装置[17]。结果发现,接受噬菌体和利奈唑胺“双重治疗”的小鼠减少细菌黏附的效果最佳,也可以更快地恢复运动和肢体功能,同时还不会出现耐药菌株[17]。综上所述,噬菌体联合传统抗生素可能有助于治疗部分已形成生物膜的假体感染。但在进入临床使用之前,还需要对最佳剂量和治疗时间进一步研究。

表 4.1　治疗 PJI 的主要抗生素的抗菌谱、作用机制和副作用

类别(典型药物)		作用	作用机制	潜在副作用
青霉素类(邻氯青霉素)		广谱抗感染；青霉素用于链球菌和肠球菌感染；羟苄青霉素、羟基噻吩青霉素、美洛西林、哌拉西林也可用于假单胞菌	破坏细菌细胞壁肽聚糖的合成	胃肠道反应、腹泻、严重过敏反应、脑肾损害(罕见)、Coomb 试验阳性溶血性贫血、癫痫
氨基糖苷类(庆大霉素)		大肠杆菌、克雷伯菌，特别是铜绿假单胞菌(绿脓杆菌)等革兰氏阴性菌；也可用于需氧菌	和细菌的核糖体亚基结合，抑制肽酰 tRNA 从 A 位点向 P 位点的转移，也可引起 mRNA 的误读	肾毒性、神经肌肉阻滞、眩晕、耳毒性
碳青酶烯类(亚胺培南/西司他丁)		革兰氏阳性菌和革兰氏阴性菌均适用，可用于经验性的广谱治疗(注：MRSA 对该类药物耐受)	抑制细胞壁合成	皮疹、过敏、胃肠道不适、腹泻、恶心、惊厥和头痛
头孢菌素类	第一代(头孢唑啉)	革兰氏阳性菌	破坏细菌细胞壁的肽聚糖层的合成	胃肠不适、腹泻、恶心(同时摄入酒精时)，包括皮疹、瘙痒在内的过敏反应
	第二代(头孢呋辛)	部分革兰氏阳性菌和革兰氏阴性菌		
	第三代(头孢克肟)	以革兰氏阴性菌为主，但不包括假单胞菌；少量革兰氏阳性菌		
	第四代(头孢吡肟)	假单胞菌		
	第五代(头孢洛林)	MRSA		

(续表)

类别(典型药物)	作用	作用机制	潜在副作用
糖肽类(万古霉素)	包括耐甲氧西林病原菌在内的革兰氏阳性菌(如葡萄球菌和肠球菌)	抑制细菌细胞壁肽聚糖的晚期合成	万古霉素可能存在过敏反应、静脉炎、发热、寒战、耳毒性、肾毒性和红人(red man)综合征的副作用
林可酰胺类(林可霉素)	革兰氏阳性球菌、厌氧菌	和细菌核糖体RNA的50S亚基结合,抑制蛋白质的合成	过敏反应、假膜性肠炎、肌肉病变
脂肽类(达托霉素)	包括MRSA和耐万古霉素肠球菌在内的革兰氏阳性菌[18]	和细胞膜结合引起快速去极化,抑制DNA、RNA和蛋白质的合成	感觉异常或可逆性麻痹(例如:面神经麻痹)
大环内酯类(红霉素)	需氧的革兰氏阳性球菌和杆菌	和核糖体50S亚基可逆性结合,抑制蛋白质合成	肝毒性、胃肠毒性、心脏毒性、听力损伤、视觉障碍
单环β内酰胺类(氨曲南)	革兰氏阴性菌,尤其是假单胞菌	破坏细胞壁的合成	恶心、呕吐、腹泻
噁唑烷酮类(利奈唑胺)	多重耐药的革兰氏阳性球菌,如MRSA	在蛋白合成的起始阶段抑制细菌翻译	周围神经病变、皮疹、恶心、呕吐、骨髓抑制、舌头变色
喹诺酮类(环丙沙星)	革兰氏阴性菌,包括肠杆菌、部分金黄色葡萄球菌、表皮葡萄球菌	抑制细菌DNA回旋酶和拓扑异构酶Ⅳ,从而抑制DNA的复制和转录	恶心(少见)、过敏反应、脉管炎、不可逆的中枢神经系统损伤(罕见)、肌腱病变、低血糖或高血糖、光敏性皮炎、血清指标异常、Q-T间期延长

（续表）

类别（典型药物）	作用	作用机制	潜在副作用
利福霉素（利福平）	对很多革兰氏阳性和革兰氏阴性菌具有杀菌效果	通过抑制转录抑制蛋白质的合成	体液呈橘红色、肝炎、轻度免疫抑制
链阳霉素（奎奴普丁/达福普汀）	大多数革兰氏阳性菌，包括：耐万古霉素的肠球菌、MRSA、耐甲氧西林表皮葡萄球菌	和细菌核糖体 RNA 的 50S 亚基结合，从而抑制蛋白质的合成[19]	瘙痒、疼痛、烧灼感、呕吐、腹泻、静脉炎、肌痛[20]
新型脂糖肽类抗生素（达巴万星、奥利万星）[13-14]	动物体外实验证实对葡萄球菌生物膜具有良好的效果	抑制肽聚糖末端的氨基酰-D-丙氨酰-D-丙氨酸	皮疹、瘙痒、谷丙转氨酶升高、红人综合征（静脉快速给药时）

（译者：陈晓勇　审校：朱锦宇）

参考文献

1. Tan TL, Kheir MM, Tan DD, et al. Polymicrobial periprosthetic joint infections: outcome of treatment and identification of risk factors. J Bone Joint Surg Am. 2016;98:2082-8.
2. Brunton L, Chabner BA, Knollman B. 12th ed. Goodman and Gilman's the pharmacological basis of therapeutics. New York: McGraw-Hill Companies, Inc; 2011.
3. Mader JT, Wang J, Calhoun JH. Antibiotic therapy for musculoskeletal infections. Instr Course Lect. 2002;51:539-51.
4. Vilhena C, Bettencourt A. Daptomycin: a review of properties, clinical use, drug delivery and resistance. Mini Rev Med Chem. 2012;12:202-9.
5. Marculescu CE, Cantey JR. Polymicrobial prosthetic joint infections: risk factors and outcome. Clin Orthop Relat Res. 2008;466:1397-404.

6. Bourque M, Quintiliani R, Tilton RC. Synergism of cefazolin-gentamicin against enterococci. Antimicrob Agents Chemother. 1976;10:157-63.
7. Whiteside LA, Peppers M, Nayfeh TA, et al. Methicillin-resistant *Staphylococcus aureus* in TKA treated with revision and direct intra-articular antibiotic infusion. Clin Orthop Relat Res. 2011;469:26-33.
8. Whiteside LA, Roy ME. One-stage revision with catheter infusion of intraarticular antibiotics successfully treats infected THA. Clin Orthop Relat Res. 2016;475:419-29.
9. Whiteside LA, Roy ME, Nayfeh TA. Intra-articular infusion: a direct approach to treatment of infected total knee arthroplasty. Bone Joint J. 2016;98-B:31-6.
10. Parvizi J, Gehrke T. Proceedings of the International Consensus Meeting on Periprosthetic Joint Infection, 1st edition. J Orthop Res. Maryland, USA: Data Trace Publishing Company; 2013.
11. Bortolin M, De Vecchi E, Romano CL, et al. Antibiofilm agents against MDR bacterial strains: is bioactive glass BAG-S53P4 also effective? J Antimicrob Chemother. 2016; 71:123-7.
12. Cloete, T. Resistance mechanisms of bacteria to antimicrobial compounds. International Biodeterioration & Biodegradation. 2003;51:277-282.
13. Fernandez J, Greenwood-Quaintance KE, et al. In vitro activity of dalbavancin against biofilms of staphylococci isolated from prosthetic joint infections. Diag Micro and Infect Dis. 2016:449-51.
14. Antony SJ, Cooper LG. Use of Oritavancin (novel new lipoglycopeptide) in the treatment of prosthetic joint infection (PJI). A possible alternative novel approach to a difficult problem. Infect Disorder Drug Targets. 2016. Epub ahead of print.
15. Gbejuade HO, Lovering AM, Webb CW. The role of microbial biofilms in prosthetic joint infections: a review. Acta Orthop. 2015;86:147-58.
16. Yilmaz G, Colak M, Yilmaz BC, et al. Bacteriophage therapy in implant-related infections: an experimental study. J Bone Joint Surg Am. 2013;95:117-25.
17. Kaur S, Harjai K, Chhibber S. In vivo assessment of phage

and linezolid based implant coatings for treatment of methicillin resistant *S. aureus* (MRSA) mediated orthopaedic device related infections. PloS One. 2016;11:e0157626.
18. Vilhena C, Bettencourt A. Daptomycin: a review of properties, clinical use, drug delivery and resistance. Mini Rev Med Chem. 2012;12:202-9.
19. Linden P. Quinupristin-Dalfopristin. Curr Infect Dis Rep. 1999;1:480-7.
20. Culos KA, Cannon JP, Grim SA. Alternative agents to vancomycin for the treatment of methicillin-resistant *Staphylococcus aureus* infections. Am J Ther. 2013;20:200-12.

第 5 章

生物膜

（著者：Alexander L Neuwirth）

当前的证据

造成骨科内植物感染的病原菌中最常见的就是金黄色葡萄球菌和表皮葡萄球菌，约占慢性生物材料相关性感染的 50%以上。这两种细菌之所以如此常见，主要与其普遍存在于正常皮肤和形成生物膜的能力有关。其他可以形成生物膜的病原菌包括：丙酸菌、不动杆菌和克雷伯菌、铜绿假单胞菌（绿脓杆菌）、肠杆菌、分枝杆菌、厌氧菌和念珠菌。Costerton 认为，“生物膜是一种微生物细胞的聚合体，可与某一表面或彼此之间黏附，并包裹在可以自我产生的聚合物基质中”[1]。生物膜中的细菌和单细胞细菌及浮游细菌的特性有显著的区别。生物膜的形成使得细菌即使在抗生素治疗这样的不适宜其生长的环境下也可存活或生长[2]。有很多生物膜本身通过肉眼可以观察到表面的黏性层，例如牙菌斑等。

生物膜的进展分为很多阶段，包括：初始黏附、微菌落形成、成熟、脱落。

细菌和表面的黏附

细菌要在内植物上形成生物膜，就必须在宿主将其清除之前迅速黏附于内植物表面[3]。最近的研究发现，早在细菌种植后 1 天就开始在内植物表面形成生物膜，并在第 14 天时达到高峰。另一项研究发现，兔的髋关节模型中植入假体，更易诱发感染。

因此，生物材料本身可进一步促进感染的进展[4-5]。体外实验也证实，金黄色葡萄球菌对金属的黏附性强于骨水泥和骨组织[6]。表皮葡萄球菌对金属尤其是钛的黏附力稍弱[7]，但对高分子聚合物黏附性更好[3]。即使在没有异物的情况下，也会发生生物膜感染。例如心脏瓣膜、骨和牙齿等自身组织上的慢性金黄色葡萄球菌感染就是和生物膜有关。

Rothman 研究所的经验
1. 慢性感染的假体应尽可能取出。 2. 无论是一期翻修还是二期翻修，均要先对所有的异物和坏死组织进行彻底的清创。 3. 生物膜感染的抗生素抑制疗法仅适用于细菌对抗生素敏感、对抗生素耐受良好且身体条件不适合手术的患者。

微菌落形成

当细菌黏附于某一表面后即可刺激微菌落的形成，仅在数小时内即可快速形成生物膜。当细菌密度较高时，细菌就会通过“群体感应”的能力，感应到其他细菌并与之沟通，细胞间信号传导的增强，会激活相应的基因并产生生物膜[8]。微菌落会被细菌表达的多聚糖的黏性基质包裹。在表皮葡萄球菌，这种黏性物质被称为细胞间脂多糖黏附素（polysaccharide intercellular adhesin，PIA）[9]。虽然并非所有的表皮葡萄球菌都会产生细胞间多糖黏附素，但已有研究通过动物实验发现，产生这种物质的细菌更容易形成生物膜[10]而引发生物材料的慢性感染[11]。

生物膜的成熟

黏附之后，微菌落会发展成为类似多细胞生物体的一个复杂菌群[12]。值得注意的是，不是所有体内生物膜的细胞外基质都由细菌产生。一项研究发现，兔腹膜腔的硅胶内植物表面可见大量的铜绿假单胞菌（绿脓杆菌）生物膜，并可在这些生物膜上看到多形核粒细胞分布于密集的纤维蛋白网眼中[13]。

细菌脱落

生物膜形成的最后阶段即为脱落。细菌从成熟生物膜上脱落,意味着有活力的浮游病原菌发生了扩散,可能引起感染灶的转移。这可能源于局部营养不足,使得扩散的细菌借此重新定植于营养充分的新环境中。因此,脱落是细菌生存和繁殖的一种方式,可能会受到细胞外聚合物变化[3]或可溶解黏多糖物质的影响。这也正是人工关节假体周围感染治疗起来比无菌性和功能性的关节置换更为困难的原因。

耐药性

一旦发生了生物膜性感染,就无法通过机体自身的免疫机制予以清除,即使给予抗菌治疗可能也收效甚微。万古霉素超过最小抑菌浓度和最小杀菌浓度以后可以穿透葡萄球菌生物膜的多糖蛋白质复合物。但即便使用了非常高的药物浓度,也无法彻底清除包被在生物膜中的细菌[14]。有研究认为,生物膜上的细菌处于受保护的状态,其生长处于静止状态,而不像浮游状态下的细菌那样呈现出高代谢的特点[2,12]。正因为如此,这些细菌对很多抗菌药物的敏感性明显降低。例如,β-内酰胺类青霉素就仅对快速分裂的细菌有效[15]。

生物膜提高了细菌生存率,并导致了内植物的慢性感染。因为其生长缓慢,故常于假体植入数月至数年后都不会有任何临床表现,有些病例甚至在数年后假体松动的情况下才表现出感染的亚临床症状。所以很多假体失败的病例常被误认为是“无菌性松动”[16]。此时,治疗的唯一选择就是取出内植物,再根据情况决定是否置入新的假体。

诊断的挑战

生物膜的形成明显增加了骨科医生明确人工关节假体周围

感染病原菌的难度。生物膜限制了培养皿或瓶所需的浮游细菌，即使通过生物膜组织学检查的方式也难以获得阳性结果[17]。一些新技术有助于从生物膜获得细菌来提高结果的阳性率。基质辅助激光解析电离质谱系统，可以通过蛋白质表型质谱分析来明确病原菌。虽然这种技术效果肯定，但成本较高且需要专业技术人员操作，因此推广受到一定的限制。此外，还能通过聚合酶链反应（polymerase chain reaction，PCR）对病原菌进行分子学鉴定。在生物膜形成的情况下，核酸PCR扩增和测序是明确多重微生物感染的最佳方式。即使不考虑成本和技术难度的因素，PCR技术也存在很多缺点，其中最大风险就是污染，因此就需要对多个同一来源的样本进行检测来排除这种可能。

未来治疗的方向

有很多新式的下一代治疗方法仍在研究当中。群体感应淬灭（quorum quenching）就是破坏生物膜内细菌之间信号传导的一种治疗策略。从而通过促进自体诱导分子的退变、抑制信号受体和自体诱导分子的合成来干扰病原菌之间的协同[18]。目前，群体感应淬灭还在试验阶段，仍需进一步改进和测试才能推广应用。

另一种新方法就是噬菌体治疗，即利用病毒来攻击溶解特定细菌。虽然噬菌体可以针对生物膜内的特定细菌，但这种治疗也存在一些局限性，包括免疫介导失活和诱发全身免疫反应。此外，在生物膜内出现多重微生物定植的情况下，针对特定细菌的噬菌体可能就无能为力了。有研究发现，抗生素治疗的同时给予高能超声治疗有效，但也有形成血肿、微骨折和松动的潜在风险。脉冲或低能超声也可能是一种选择。以上这些治疗方式均有待进一步研究[19]。

注意事项
1. 仅用抗生素无法清除细菌生物膜。 2. 生物材料慢性感染治疗失败往往和感染高复发率有关。

存在的争议：

- 一旦形成生物膜，就会增加细菌处理的难度。虽然存在重重困难，但可以通过新的分子技术发现定植的多重微生物。
- 可用于改善抗生素穿透性的新式疗法仍在研究阶段，但其能扮演何种角色仍要交给时间来确定。

（译者：陈晓勇　审校：朱锦宇）

参考文献

1. Costerton JW, Caldwell DE, Korber DR, et al. Microbial biofilms. Annu Rev Microbiol. 1995;49:711-45.
2. Shirtliff ME, Mader JT, Camper AK. Molecular interactions in biofilms. Chem Biol. 2002;9:859-71.
3. Gristina AG. Biomaterial-centered infection: microbial adhesion versus tissue integration. Science. 1987;237:1588-95.
4. Zimmerli W, Waldvogel FA, Vaudaux P, et al. Pathogenesis of foreign body infection: description and characteristics of an animal model. J Infect Dis. 1982;146:487-97.
5. Southwood RT, Rice JL, McDonald PJ, et al. Infection in experimental hip arthroplasties. J Bone Joint Surg Br. 1985;67:229-31.
6. Gracia E, Conchello P, Paniagua L, et al. Adherence of *Staphylococcus aureus* slime-producing strain variants to biomaterials used in orthopaedic surgery. Int Orthop. 1997;21:46-51.
7. Sheehan E, McKenna J, Mulhall KJ, et al. Adhesion of Staphylococcus to orthopaedic metals, an in vivo study. J Orthop Res. 2004;22:39-43.
8. Zimmerli W, Trampuz A, Ochsner PE. Prosthetic-joint infections. N Engl J Med. 2004;351:1645-54.
9. Mack D, Fischer W, Krokotsch A, et al. The intercellular adhesin involved in biofilm accumulation of *Staphylococcus epidermidis* is a linear beta-1,6-linked glucosaminoglycan: purification and structural analysis. J Bacteriol. 1996;178:175-83.

10. Mack D, Haeder M, Siemssen N, et al. Association of biofilm production of coagulase-negative staphylococci with expression of a specific polysaccharide intercellular adhesin. J Infect Dis. 1996;174:881-4.
11. Rupp ME, Ulphani JS,Fey PD, et al. Characterization of *Staphylococcus epidermidis* polysaccharide intercellular adhesin/hemagglutinin in the pathogenesis of intravascular catheter-associated infection in a rat model. Infect Immun. 1999;67:2656-9.
12. Costerton JW, Stewart PS, Greenberg EP. Bacterial biofilms: a common cause of persistent infections. Science. 1999;284:1318-22.
13. Buret A, Ward KH, Olsen ME, et al. An in vivo model to study the pathobiology of infectious biofilms on biomaterial surfaces. J Biomed Mater Res. 1991;25:865-74.
14. Darouiche RO, Dhir A, Miller AJ, et al. Vancomycin penetration into biofilm covering infected prostheses and effect on bacteria. J Infect Dis. 1994;170:720-3.
15. Widmer AF. New developments in diagnosis and treatment of infection in orthopedic implants. Clin Infect Dis. 2001;33 Suppl. 2:S94-106.
16. Nguyen LL, Nelson CL, Saccente M, et al. Detecting bacterial colonization of implanted orthopaedic devices by ultrasonication. Clin Orthop Relat Res. 2002;403:29-37.
17. Parvizi J, Barberi EF, Hickok NJ, et al. Novel developments in the prevention, diagnosis, and treatment of periprosthetic joint infections. J Am Acad Orthop Surg. 2015;23 Suppl.: S32-43.
18. Tzeng A, Tzeng TH, Vasdev S, et al. Treating periprosthetic joint infections as biofilms: key diagnosis and management strategies. Diagn Microbio Infect Dis. 2015;81:192-200.
19. Wanner S, Gstottner M, Meirer R, et al. Low-energy shock waves enhance the susceptibility of staphylococcal biofilms to antimicrobial agents in vitro. J Bone Joint Surg Br. 2011;93:824-7.

第 6 章

人工关节假体周围感染治疗中的多学科协作

（著者：Matthew J Grosso）

当前的证据

无论是人工关节假体周围感染（periprosthetic joint infection，PJI）的预防还是治疗，都提倡进行多学科间的协作。彻底的术前评估需要小心谨慎和按部就班，并视术前检查、麻醉访视和术前讨论的需要预留足够的时间。患者的心肺功能可以耐受麻醉和液体平衡的变化。为了尽可能改善手术患者的身体情况，需要对糖尿病、营养不良、冠心病、肥胖、吸烟和淋巴水肿的情况进行评估和治疗。专科医生参与术前评估，可以明显降低初次关节置换PJI的发生率，提高慢性关节感染的治疗效果。

在进行全关节置换（total joint arthroplasty，TJA）之前，应对合并症和可纠正危险因素进行积极的评估。PJI的独立危险因素包括肥胖、糖尿病、风湿性关节炎（包括其他风湿疾病）、心肌梗死、充血性心力衰竭、肺循环疾病、尿路感染、术前贫血、抑郁、肾脏疾病、精神疾病、周围血管疾病、心脏瓣膜疾病和丙型肝炎（见第8章）[1-5]。

Rothman 研究所的经验
1. 术前请心脏科医生排除禁忌。
2. 所有患者均需于术前排除口腔疾病。
3. 感染科的专科医生主动参与人工关节假体周围感染的治疗。

虽然还不是通行的做法，但已有研究证明，可以通过美国麻醉医师学会评分（Ⅱ级以上 PJI 风险增加）和 Charlson 合并症指数（3 分以上 PJI 风险增加）这两种评分系统对 PJI 危险因素进行量化评估[6-7]。可纠正的 PJI 危险因素分为两大类：影响患者免疫系统的因素（如糖尿病、HIV、营养）和因局部条件增加菌血症风险的因素（如透析、牙脓肿、尿失禁）[8]。其中一些问题可以由骨科医生处理，但更多时候还是需要其他亚专科医生的参与。

在进行择期关节置换前，应由家庭医生、内科专科医生或心脏科医生进行评估。内容包括正式的医疗体检及合并症的治疗。但目前为止，临床上对干预后量化指标理想范围的认识还尚不明确，采用的标准也会因医院和地区的不同而有所差异（如：TJA 术前糖尿病患者糖化血红蛋白的最佳范围）。其他可以在术前进行干预的 PJI 相关因素还包括：营养不良、人类免疫缺陷病毒（HIV）（CD4 值）和抗凝药物[9-10]。另外，还要根据患者内科合并症或危险因素进行更进一步的亚专科评估。这种评估不仅有利于在术前对内科情况进行调整，还可以在术后针对其内科疾病或住院期间的并发症立即确定对应的治疗措施。

对于所有风湿病患者，风湿科医生应在术前和术后全程参与治疗，尤其是对使用改善病情抗风湿药物的患者更应如此。这些药物会限制自身的免疫反应，从而增加感染的风险[11]。风湿科医生应该就停止和恢复使用免疫抑制药物的时机提出专业建议，这与术后伤口愈合情况密切相关[12]。治疗风湿病患者及其 PJI 的相关内容见第 14 章。

Barrington 发现，TJA 术前口腔疾病的发生率为 23%[13]，但 AAOS 制定的官方指南并未要求在 TJA 前对口腔进行清洁准备，相关的护理建议也不推荐进行这样的干预[14]。TJA 术后的口腔治疗也是一个重要的临床课题[15]。最初，AAOS 支持在 TJA 术后使用抗生素预防口腔疾病，但美国口腔医学会（American Academy of Oral Medicine，AAOM）却对此提出了不同意见[16]。最近的 AAOS

临床实践指南已经不再推荐在常规口腔治疗时预防性使用抗生素，但仍推荐需要保持正常的口腔卫生[17]。Rothman研究所的做法是，拟行择期TJA的所有患者在术前均需排除口腔疾病，并且鼓励术后预防性使用抗生素。不同的医生具体做法有所不同。

很多其他的医疗专业人员也在PJI治疗的多学科协作中扮演非常重要的角色。对于慢性感染性疾病的患者，就需要感染疾病团队在围术期共同参与治疗。对于术后出现感染的患者，感染疾病专家应帮助确定抗生素治疗方案，包括抗生素的种类、剂量和治疗时间。麻醉医生则在术前进行ASA评分和风险评估。尤其对高风险患者，更要重视术前的麻醉评估。必要时，血管外科或整形外科等亚专科外科医生也要参与进来，尤其是局部血管或软组织覆盖存在疑问的时候。精神科医生则可以减少人工关节置换围术期或PJI时的抑郁和其他精神问题。已有研究证明，精神病合并症会影响人工关节手术效果，包括增加PJI的风险[5,18-19]。因此，对于未经确诊或治疗效果欠佳的抑郁症患者，推荐在术前请精神科医生进行会诊。最近，越来越强调康复专业对保持PJI患者肢体的力量、活动范围及活动度的重要性。康复医生应在术后就康复的进度、计划和目标与骨科医生保持定期的沟通。

很多感染甚至在术后2年以后才会出现，因此，骨科医生在术后持续关注同样非常重要[20]。对无症状且功能良好的关节置换病例，常有人对其是否需要定期随访提出质疑[21-22]。无论如何，我们都推荐进行定期随访，对于伴有多种危险因素的患者更是如此。对于功能良好的TJA患者，我们常规的随访时间分别为术后6周、6个月、1年、2年，此后每3年随访一次。

在发生PJI的情况下，多学科协作治疗非常重要。在学术单位或者大型转诊中心，应该挑选专门人员组建多学科治疗小组。所有的PJI病例都应有感染疾病专家的参与。而小型社区医院组建这样的治疗小组可能存在一定困难，因此还是建议将此类患者转至上级医疗机构进行治疗。

存在的争议

- TJA 术前、术后合并症的评估和治疗尚无统一的标准。
- 无论是手术前的口腔清洁准备还是术后口腔预防性抗感染，目前还缺乏确凿的证据，因此，未来还需要对相关风险进行更为深入的研究。
- 目前文献中关于 TJA 术后口腔预防措施的结论尚未统一。目前 AAOS 推荐不再支持对常规口腔操作进行抗生素预防。
- PJI 治疗过程中，其他专科医生发挥的作用和介入的时机既可以按照指南推荐，也可依据不同医生和医疗机构的情况适当变化。

（译者：陈晓勇　审校：朱锦宇）

参考文献

1. Solarino G, Abate A, Vicenti G, et al. Reducing periprosthetic joint infection: what really counts? Joints. 2015;3:208-14.
2. Shahi A, Parvizi J. Prevention of periprosthetic joint infection. Arch Bone Jt Surg. 2015;3:72-81.
3. Jämsen E, Huhtala H, Puolakka T, et al. Risk factors for infection after knee arthroplasty. A register-based analysis of 43,149 cases. J Bone Joint Surg Am. 2009;91:38-47.
4. Kurtz SM, Ong KL, Lau E, et al. Prosthetic joint infection risk after TKA in the Medicare population. Clin Orthop Relat Res. 2010;468:52-6.
5. Pour AE, Matar WY, Jafari SM, et al. Total joint arthroplasty in patients with hepatitis C. J Bone Joint Surg Am. 2011;93:1448-54.
6. Berbari EF, Hanssen AD, Duffy MC, et al. Risk factors for prosthetic joint infection: case-control study. Clin Infect Dis. 1998;27:1247-54.
7. Charlson ME, Pompei P, Ales KL, et al. A new method of classifying prognostic comorbidity in longitudinal studies: development and validation. J Chronic Dis. 1987;40:373-83.

8. Richardson JP, Hricz L. Risk factors for the development of bacteremia in nursing home patients. Arch Fam Med. 1995;4:785-9.
9. Parvizi J, Ghanem E, Joshi A, et al. Does "excessive" anticoagulation predispose to periprosthetic infection? J Arthroplasty. 2007;22:24-8.
10. Minnema B, Vearncombe M, Augustin A, et al. Risk factors for surgical-site infection following primary total knee arthroplasty. Infect Control Hosp Epidemiol. 2004;25:477-80.
11. Danoff JR, Moss G, Liabaud B, et al. Total knee arthroplasty considerations in rheumatoid arthritis. Autoimmune Dis. 2013;2013:185340.
12. Carroll K, Dowsey M, Choong P, et al. Risk factors for superficial wound complications in hip and knee arthroplasty. Clin Microbiol Infect. 2014;20:130-5.
13. Barrington JW, Barrington TA. What is the true incidence of dental pathology in the total joint arthroplasty population? J Arthroplasty. 2011;26:88-91.
14. Parvizi J, Della Valle CJ. AAOS Clinical Practice Guideline: diagnosis and treatment of periprosthetic joint infections of the hip and knee. J Am Acad Orthop Surg. 2010;18:771-2.
15. SooHoo NF, Lieberman JR, Farng E, et al. Development of quality of care indicators for patients undergoing total hip or total knee replacement. BMJ Qual Saf. 2011;20:153-7.
16. Little JW, Jacobson JJ, Lockhart PB, American Academy of Oral Medicine. The dental treatment of patients with joint replacements: a position paper from the American Academy of Oral Medicine. J Am Dent Assoc. 2010;141:667-71.
17. Watters W, Rethman MP, Hanson NB, et al. Prevention of orthopaedic implant infection in patients undergoing dental procedures. J Am Acad Orthop Surg. 2013;21:180-9.
18. Vissers MM, Bussmann JB, Verhaar JAN, et al. Psychological factors affecting the outcome of total hip and knee arthroplasty: a systematic review. Semin Arthritis Rheum. 2012;41:576-88.
19. Klement MR, Bala A, Blizzard DJ, et al. Should we think twice about psychiatric disease in total hip arthroplasty? J Arthroplasty. 2016;31:221-6.
20. Jämsen E, Furnes O, Engesaeter LB, et al. Prevention of

deep infection in joint replacement surgery. Acta Orthop. 2010;81:660-6.

21. Bolz KMD, Crawford RW, Donnelly B, et al. The cost-effectiveness of routine follow-up after primary total hip arthroplasty. J Arthroplasty. 2010;25:191-6.
22. Hacking C, Weinrauch P, Whitehouse SL, et al. Is there a need for routine follow-up after primary total hip arthroplasty? ANZ J Surg. 2010;80:737-40.

第 7 章

人工关节假体周围感染的未来趋势与挑战

（著者：Joseph A Karam, Peter F Sharkey）

当前的证据

据估计，初次关节置换术后人工关节假体周围感染（periprosthetic joint infection，PJI）的发生率在 1%～2%[1-3]。有人预测，至 2030 年，全髋关节置换（total hip arthroplasty，THA）的需求将增长 175%，全膝关节置换（total knee arthroplasty，TKA）更是会增长 600%[4]。相关证据显示，感染率的持续上升会造成巨大的经济（见第 3 章）和医疗负担[5]。无论是初次还是翻修手术患者，其中伴有糖尿病、肥胖等 PJI 危险因素的比例增长惊人。预计至 2030 年，将有近半数的关节置换患者合并糖尿病，肥胖者更是超过 50%[6]。

如前所述，当人工关节假体周围存在感染时，翻修术后的效果往往比非感染性翻修更差。感染的膝关节二期翻修术后的关节活动度和功能评分也要低于非感染性翻修的病例[7]。髋关节感染性翻修术后并发症的发生率比非感染性翻修高 2 倍，并且意味着更长的手术时间和更多的出血量[8-9]。更为惊人的是，我们最近发现因 PJI 行关节翻修的患者术后 1 年死亡率增加了 5 倍（见第 57 章）[10]。

医生在未来可能会面对越来越多的 PJI 病例，这也意味着在医疗资源、患者选择和医院转诊等方面面临很多难题。下文将对 PJI 的趋势和挑战中涉及的一些争议进行讨论。

存在的争议

- 对未来 THA 和 TKA 数量的影响

患者对人工关节置换需求正以指数级速度增长。在加拿大和英国这样的全民医疗保健系统下,实际接受关节置换的例数明显滞后于现实需求。目前美国的责任医疗组织(Accountable Care Organizations,ACO)和单病种(Episodes of Care,EOC)打包支付的政策实际造成医疗资源上"配给制",这使得外科医生必须和其他参与 THA 或 TKA 病例治疗的单位和个人共同分担风险。

治疗过程中的所有费用(包括手术费)首先划拨给某一个 ACO 机构,再由其根据事先既定的方案进行分配。这种偿付医疗费用的方式即为"打包支付"。这些举措实施之初就被证明可以明显降低治疗支出[11-15]。

由于治疗 PJI 高昂费用和对可纠正和不可纠正危险因素认识的深入,大多数 ACO 机构会制订出很多指标,要求患者在术前对可纠正危险因素进行调整。例如要求肥胖患者减重至体重指数(BMI)小于 40 kg/m^2,常规进行营养学的实验室检查,择期手术的糖尿病患者必须在术前控制血糖(例如:糖化血红蛋白小于 8.0%)。美国髋膝外科医生学会(American Association of Hip and Knee Surgeons,AAHKS)最近建议,BMI 大于 40 kg/m^2 时,患者承担的风险远高于获益,故应推迟进行关节置换手术[16]。但一些患者可能因为各种各样的原因无法达到最低标准,关节置换的实际数量可能会低于预期[17]。医疗支付方式也会让医疗机构更倾向于相对便宜的 PJI 治疗方案。例如,虽然二期翻修仍是目前北美地区的标准治疗方案,但与其相比,一期翻修手术的数量正越来越多。一期翻修手术的费用比二期翻修少 1.7 倍[18]。

- 对患者选择医院方式的影响

不同的医疗机构和医生之间,PJI的发生率有较大差异。医疗口碑再加上基于互联网的排名评级网站带来的透明度,让患者可以获得大量关于术后并发症发生率、满意度评分、临床结果数据等相关详细数据。PJI的重要性不亚于关节置换的其他并发症,比如ProPublica(www.projects.propublica.org)这样的网站可以让患者查阅相关医生和医院PJI的原始数据来选择发生率低的医疗机构。

由于危险因素评估和统计分析的复杂性,会让患者基于对PJI数据的误解而做出错误的选择。例如,擅长关节翻修手术或者在低收入社区(一种已知的PJI危险因素)工作的医生PJI发生率就会明显高于仅仅做简单初次关节置换的医生。另一种可能出现的情况是,那些感染率低的医疗机构和医生可能会发现要求他们进行关节置换的患者数量大幅增加。而如果感染率高的话,手术量则会明显下降。当然,这种情况的好处就是会让医疗机构更加重视那些减少PJI的措施,但随之而来的负面作用是会让优秀的医疗机构积压大量的手术患者,由此带来的额外压力也会让他们不愿接受高风险的关节置换患者。

- 对三级和教学医院的影响

如前所述,PJI的治疗复杂且治疗费用高昂。已有研究证实,PJI病例转诊至三级或教学医院的情况非常普遍,这给那些接受转诊的医疗机构造成了巨大的经济负担[19]。这些医疗机构并不能因为额外的医疗付出获得相应的经济回报,所以这种打包支付的方式会使得转诊情况受到一定影响。而另一方面,治疗PJI还是需要获得过专科训练的成人重建外科医生进行,实习医生、住院医生和进修医生这些高水平廉价劳动力的参与也会确保复杂术后治疗的效果。

这些矛盾的存在可能会促使出现一些高度专业化的医疗中心。这些医疗中心可以接受外院转来的PJI患者,并可获得相应的补贴。补贴的来源仍是目前争论的焦点，但最终进行初次手术的负责医疗机构可能会承受更多的经济压力。

凡事均有积极的一面。负责治疗 PJI 的优秀医疗机构有可能在提高效率的同时积累手术知识和经验，并进一步降低医疗费用和提高治疗效果。这些医疗机构因为拥有大量病例可以为 PJI 的治疗提供新的临床证据。循证医学是目前新型医疗模式的基石，临床医生需要根据高水平的临床研究进行决策。PJI 带来的挑战也会促使临床医生、研究人员和厂商去开发新技术来预防和治疗 PJI 的并发症。

（译者：陈晓勇　审校：朱锦宇）

参考文献

1. Kurtz SM, Ong KL, Lau E, et al. Prosthetic joint infection risk after TKA in the Medicare population. Clin Orthop. 2010;468:52-6.
2. Ong KL, Kurtz SM, Lau E, et al. Prosthetic joint infection risk after total hip arthroplasty in the Medicare population. J Arthroplasty. 2009;24:105-9.
3. Schmalzried TP, Amstutz HC, Au MK, Dorey FJ. Incidence of deep sepsis in total hip arthroplasty. Survivorship analysis over 17 years from one hospital. J Arthroplasty. 1991; 6 Suppl.:S47-51.
4. Kurtz S, Ong K, Lau E, et al. Projections of primary and revision hip and knee arthroplasty in the United States from 2005 to 2030. J Bone Joint Surg Am. 2007;89:780-5.
5. Kurtz SM, Lau E, Watson H, et al. Economic burden of periprosthetic joint infection in the United States. J Arthroplasty. 2012;27:61-5.e1.
6. O'Toole P, Maltenfort MG, Chen AF, Parvizi J. Projected increase in periprosthetic joint infections secondary to rise in diabetes and obesity. J Arthroplasty. 2016;31:7-10.
7. Barrack RL, Engh G, Rorabeck C, et al. Patient satisfaction and outcome after septic versus aseptic revision total knee arthroplasty. J Arthroplasty. 2000;15:990-3.
8. Bozic KJ, Ries MD. The impact of infection after total hip

arthroplasty on hospital and surgeon resource utilization. J Bone Joint Surg Am. 2005;87:1746-51.
9. Romanò CL, Romanò D, Logoluso N, et al. Septic versus aseptic hip revision: how different? J Orthop Traumatol Off J Ital Soc Orthop Traumatol. 2010;11:167-74.
10. Zmistowski B, Karam JA, Durinka JB, et al. Periprosthetic joint infection increases the risk of one-year mortality. J Bone Joint Surg Am. 2013;95:2177-84.
11. Dundon JM, Bosco J, Slover J, et al. Improvement in total joint replacement quality metrics: year one versus year three of the bundled payments for care improvement initiative. J Bone Joint Surg Am. 2016;98:1949-53.
12. Slover JD, Mullaly KA, Payne A, et al. What is the best strategy to minimize after-care costs for total joint arthroplasty in a bundled payment environment? J Arthroplasty. 2016;31:2710-3.
13. Froimson MI, Rana A, White RE, et al. Bundled payments for care improvement initiative: the next evolution of payment formulations: AAHKS Bundled Payment Task Force. J Arthroplasty. 2013;28:157-65.
14. Iorio R. Strategies and tactics for successful implementation of bundled payments: bundled payment for care improvement at a large, urban, academic medical center. J Arthroplasty. 2015;30:349-50.
15. Iorio R, Clair AJ, Inneh IA, et al. Early results of Medicare's bundled payment initiative for a 90-day total joint arthroplasty episode of care. J Arthroplasty. 2016;31:343-50.
16. Committee AW of the AA of H and KS (AAHKS) EB. Obesity and total joint arthroplasty: a literature based review. J Arthroplasty. 2013;28:714-21.
17. Giori NJ, Ellerbe LS, Bowe T, et al. Many diabetic total joint arthroplasty candidates are unable to achieve a preoperative hemoglobin A1c goal of 7% or less. J Bone Joint Surg Am. 2014;96:500-4.
18. Klouche S, Sariali E, Mamoudy P. Total hip arthroplasty revision due to infection: a cost analysis approach. Orthop Traumatol Surg Res. 2010;96:124-32.
19. Kurtz SM, Lau E, Schmier J, et al. Infection burden for hip and knee arthroplasty in the United States. J Arthroplasty. 2008;23:984-91.

第二部分

术前管理

编写负责人：Jonathan R Danoff，Christopher Bechtel

第8章

人工关节假体周围感染的易感因素

（著者：Jonathan R Danoff）

当前的证据

预防人工关节假体周围感染（periprosthetic joint infection，PJI）最重要的部分就是病例的选择。以往，外科医生总是易于忽视患者自身存在的危险因素，但这些危险因素往往可能会导致严重并发症。已有文献证实，有部分合并症与PJI危险因素强烈相关，对这些合并症进行评估和管理就显得尤为重要。

近年的研究还发现了很多内科合并症可以导致PJI，这些合并症包括但不限于：糖尿病、类风湿关节炎、高脂血症、充血性心力衰竭、慢性肺部疾病、嗜酒、术前贫血、抑郁、肾脏病、转移性肿瘤、周围血管疾病、精神疾病、静脉血栓形成、血管疾病等等[1-3]。美国麻醉医师学会（ASA）评分和Charlson合并症指数均和PJI高度相关。患者的合并症确实会导致感染风险的增加[3]。

有很多研究发现，病理性肥胖的患者发生PJI的比例极高。最近的流行病学数据显示，20岁以上成年人肥胖的发生率为30%（6千万人）[4]。由于会造成手术时间的延长、输血率的增加以及更多合并症和伤口问题，因此肥胖已经成为PJI的重要危险因素。BMI大于40 kg/m^2 时会明显增加围术期的风险[5]。一项包含8494例患者的回顾性研究发现，BMI超过50 kg/m^2 患者的比值比为21.3[6]。肥胖患者的这种高风险也被美国联邦医疗保险数据库的研究所证实[1]。毫无疑问,肥胖已被公认是导致PJI的易感因素,应该鼓励患者在术前减轻体重。

> **Rothman研究所的经验**
>
> 1. 所有患者术前均需由初级保健医师进行评估以确定是否适合手术。
> 2. 围术期需要严格控制糖尿病患者的血糖水平。
> 3. BMI>40 kg/m² 的患者需要在术前减轻体重(亦有医生将35 kg/m² 作为参考值)。
> 4. 对患者进行血栓风险分层以避免过度抗凝。

BMI的升高可能会进一步影响术前的营养状态和血糖控制。有文献明确发现,饮食摄入不佳和伤口愈合能力存在关联。蛋白质和热量营养不足会影响中性粒细胞趋化性、细菌吞噬作用、中性粒细胞功能、炎性细胞向感染部位的迁移等体液和细胞介导的免疫功能。患者的营养状态可通过一些高度敏感的指标进行评估,例如:皮肤抗原检测、氮平衡、前白蛋白或转铁蛋白(正常范围204~360 mg/dl)。术前转铁蛋白小于200 mg/dl,血清白蛋白小于3.5 g/dl或全淋巴细胞计数小于1500/mm³ 时,关节置换术后深部感染的风险明显增加[7-8]。白蛋白和淋巴细胞计数减少会造成住院时间的延长、伤口感染、肺炎、败血症、康复延迟和生存率的下降[9]。在我们研究所,正是因为营养学指标结果不良会增加患者对PJI的易感性,我们推荐在术前风险评估时纳入营养学指标。

有文献表明,接受全膝或全髋置换的患者中,约有8%的患者患有糖尿病[10]。在围术期保持良好的血糖水平对患者有着切实的好处。而血糖控制欠佳则会使TJA术后卒中或死亡的风险增加3倍、术后出血和感染的风险增加2倍。血糖未经控制的患者糖化血红蛋白升高(>8%)时会明显增加PJI的风险(比值比2.31)[11-13]。值得注意的是,术前血糖也会对非糖尿病患者的PJI产生影响。一项研究发现,感染患者的术前血糖明显高于非感染患者,分别为112 mg/dl和105 mg/dl[14]。术后首日血糖超过200 mg/dl会让感染的风险增加2倍以上。PJI文献中的结论和其他外科专业是一致的，即未受控制的糖尿病以及随之而来的高血糖会让患者易于出现感染。

还有两个和医生密切相关的因素值得注意：过度抗凝和手术时间。已有大量研究证明了手术时间的延长会明显增加 PJI 的风险。其中一项研究发现，当手术时间超过 2.5 h，则感染的风险会呈指数级增加[15]。因此，手术医生在操作过程中应时刻保持迅速和审慎。其次，过度抗凝也被证明会增加人工关节假体周围感染的风险。和对照组相比，PJI 病例国际标准化比值（INR）的升高更为常见，而这主要和医生使用的抗凝药物有关[3,16]。过度抗凝可导致术后伤口不愈合、血肿形成、渗液，上述任何一种情况均会增加感染的风险。

还有很多危险因素可能会增加 PJI 的风险。如前所述，术前贫血和 PJI 有关，因其会增加患者术后输血的可能。异体血输血则会让患者免疫调节能力下降[17]。很多研究表明，术后输血越多的患者，其感染风险也会随之增高[2,18]。另一类是需要透析的终末期肾病患者，这类患者因为肾病和透析治疗存在多器官功能失衡。依赖透析的患者由于长期使用激素和营养状态不佳导致伤口愈合困难，慢性免疫功能缺陷的状态使其面临更高的感染风险。很多文献报道也提及，透析患者在关节置换术后的早期并发症发生率高达 58%[19]。

新近发现，吸烟状态也是 PJI 的一种危险因素。一项队列研究对超过 20 124 名关节置换患者进行分析发现，吸烟者的 PJI 风险显著增加（风险比 1.7）[20]。另一项研究发现，与既往有吸烟史和无吸烟史的患者相比，当前吸烟会增加伤口并发症和深部感染率。因此，即使强制戒烟也可能有利于减少并发症[21]。在 Rothman 研究所，我们正在进行一项随机对照试验来进一步评估围术期吸烟（和戒烟）的影响。

在对拟行关节置换的患者进行风险评估的时候，医生必须小心处理合并症来降低出现术后并发症的风险。我们需要在围术期像对待手术过程本身和临床决策那样,谨慎地发现并调整这些危险因素。否则,由此产生的经济负担和患者满意度下降会产生极高的处理成本。

存在的争议

- 术前血糖的理想范围仍有待确定。
- 文献中关于肥胖的定义有很多。为了正确评估肥胖对TJA的影响,骨科同行必须对肥胖有一个统一的定义。
- 文献中并没有对术后恢复使用风湿病药物的时间进行明确的界定,但为了在减少伤口愈合不良和PJI的风险的同时避免疾病复发,还是推荐应该征求风湿病科医生的意见。

小结

第二部分要讨论的PJI危险因素包括:① 血糖控制欠佳(血糖>200 mg/dl或糖化血红蛋白>7%);② 肥胖(BMI>40 kg/m^2);③ 营养不良;④ 活动性肝病;⑤ 慢性肾脏病;⑥ 吸烟;⑦ 术前贫血或需要术后输血;⑧ 过度抗凝导致伤口渗出或血肿形成;⑨ 炎性关节病;⑩ 既往关节感染;⑪ 近期关节内注射;⑫ 存在尿路、口腔或皮肤感染;⑬ 使用酒精或药物;⑭ 抑郁或其他精神疾病。

(译者:陈晓勇　朱锦宇　审校:朱锦宇)

参考文献

1. Bozic KJ, Lau E, Kurtz S, et al. Patient-related risk factors for postoperative mortality and periprosthetic joint infection in medicare patients undergoing TKA. Clin Orthop Relat Res. 2012;470:130-7.
2. Pulido L, Ghanem E, Joshi A, et al. Periprosthetic joint infection: the incidence, timing, and predisposing factors. Clin Orthop Relat Res. 2008;466:1710-5.
3. Garvin KL, Konigsberg BS. Infection following total knee

arthroplasty: prevention and management. J Bone Joint Surg Am. 2011;93:1167-75.

4. Dowsey MM, Choong PF. Obesity is a major risk factor for prosthetic infection after primary hip arthroplasty. Clin Orthop Relat Res. 2008;466:153-8.
5. McElroy MJ, Piver R, Issa K, et al. The effects of obesity and morbid obesity on outcomes in TKA. J Knee Surg. 2013;26:83-8.
6. Malinzak RA, Ritter MA, Berend ME, et al. Morbidly obese, diabetic, younger, and unilateral joint arthroplasty patients have elevated total joint arthroplasty infection rates. J Arthroplasty. 2009;24:84-8.
7. Jaberi FM, Parvizi J, Haytmanek CT, et al. Procrastination of wound drainage and malnutrition affect the outcome of joint arthroplasty. Clin Orthop Relat Res. 2008;466:1368-71.
8. Parvizi J, Gehrke T. Proceedings of the international consensus meeting on periprosthetic joint infection, 1st edition. MD, USA: Data Trace Publishing Company; 2013.
9. Coursin DB, Connery LE, Ketzler JT. Perioperative diabetic and hyperglycemic management issues. Crit Care Med. 2004;32:S116-25.
10. Bolognesi MP, Marchant Jr MH, et al. The impact of diabetes on perioperative patient outcomes after total hip and total knee arthroplasty in the United States. J Arthroplasty. 2008;23:92-8.
11. Marchant Jr MH, Viens NA, Cook C, et al. The impact of glycemic control and diabetes mellitus on perioperative outcomes after total joint arthroplasty. J Bone Joint Surg Am. 2009;91:1621-9.
12. Lavernia CJ, Heiner AD, Villa JM, et al. Preoperative glycemic control on total joint arthroplasty patient-perceived outcomes and hospital costs. J Arthroplasty. 2017;32:6-10.
13. Capozzi JD, Lepkowsky ER, Callari MM, et al. The prevalence of diabetes mellitus and routine hemoglobin A1c screening in elective total joint arthroplasty patients. J Arthroplasty. 2017;32:304-8.
14. Mraovic B, Suh D, Jacovides C, et al. Perioperative hyperglycemia and postoperative infection after lower limb arthroplasty. J Diabetes Sci Technol. 2011;5:412-8.
15. Peersman G, Laskin R, Davis J, et al. Infection in total knee

replacement: a retrospective review of 6489 total knee replacements. Clin Orthop Relat Res. 2001;392:15-23.

16. Parvizi J, Ghanem E, Joshi A, et al. Does "excessive" anticoagulation predispose to periprosthetic infection? J Arthroplasty. 2007;22:24-8.
17. Raghavan M, Marik PE. Anemia, allogenic blood transfusion, and immunomodulation in the critically ill. Chest. 2005; 127:295-307.
18. Kim JL, Park JH, Han SB, et al. Allogeneic blood transfusion is a significant risk factor for surgical-site infection following total hip and knee arthroplasty: a meta-analysis. J Arthroplasty. 2017;32:320-5.
19. Sakalkale DP, Hozack WJ, Rothman RH. Total hip arthroplasty in patients on long-term renal dialysis. J Arthroplasty. 1999;14:571-5.
20. Maradit Kremers H, et al. Social and behavioral factors in total knee and hip arthroplasty. J Arthroplasty. 2015;30: 1852-4.
21. Duchman KR, Gao Y, Pugely AJ, et al. The effect of smoking on short-term complications following total hip and knee arthroplasty. J Bone Joint Surg Am. 2015;97:1049-58.

第 9 章

术前血糖的控制

（著者：Jonathan R Danoff）

当前的证据

对于所有接受全髋关节置换的糖尿病患者来说，伤口愈合不良、急性肾衰竭以及感染要明显多于其他患者。为了最大可能地减少并发症的发生，已有越来越多人意识到糖尿病患者围术期控制血糖的重要性。高糖血症可能通过阻碍胶原的产生来延迟伤口愈合，从而使得伤口抗张强度下降。血糖超过 250 mg/dl 会影响白细胞趋化和吞噬作用，所以高血糖本身也会增加感染的风险[1]。严密的血糖控制同样有利于非糖尿病患者。快速测血糖大于 180 mg/dl 或 10 mmol/L，使 TJA 术后出现卒中或死亡的可能性增加 3 倍，术后出血和感染的可能性增加 2 倍[2-3]。

血糖和术前糖化血红蛋白升高可能意味着更高的术后感染率[4-5]。基础血糖水平有助于对术后伤口感染进行风险分层[6]。一项研究对 TJA 术后出现 PJI 的患者进行了分析，结果发现，术后血糖大于 200 mg/dl，比值比为 3.75；术后最高血糖大于 260 mg/dl，比值比为 3.0。当术前糖化血红蛋白大于 6.7%时，出现伤口并发症的比值比为 9.0。

大多数骨科手术，尤其是下肢手术，发生血栓栓塞的比例较高，其中尤以深静脉血栓（deep venous thrombosis，DVT）和肺栓塞（pulmonary embolus，PE）最为常见。据估计，几乎每 1000 个患者中就有1人死于PE。糖尿病会导致血液的高凝状态。一项对19 293例患者的队列研究发现,糖尿病患者出现DVT和PE的风险明显增加[7]。

Rothman研究所的经验
1. 术前通过糖化血红蛋白和(或)快速测血糖来监测既往治疗的依从性。
2. 快速测血糖>200 mg/dl或糖化血红蛋白>7%时应请内分泌科医生调整。
3. 糖尿病患者在围术期的餐前和随机血糖应控制在140 mg/dl和180 mg/dl以下。

虽然已有研究证明,血糖控制欠佳可能会增加手术并发症,但在急性应激或起病的过程中,高糖血症、胰岛素抵抗/不足与发病率、死亡率增加之间的关系仍是研究的热点[8]。术前2～4周时进行的单次血糖测定并不能精确反映患者血糖的代谢情况,但通过术前监测可以发现那些合并潜在血糖代谢障碍的患者,这部分患者可能会出现围术期高糖血症而影响术后结果[9]。

为了减少上述并发症的发生,临床医生可以在术中和术后采取很多切实可行的方法来控制血糖。检测果糖胺和糖化血红蛋白的试验可用于帮助患者评估血糖控制情况而进行早期筛查,这其中糖化血红蛋白的检测在临床上最为常用。已有确实的证据证明,糖化血红蛋白长期升高会增加发生视网膜病变、肾脏病、神经病变等糖尿病并发症的风险。美国糖尿病学会(American Diabetes Association,ADA)同时认为,因为糖化血红蛋白会受到服用药物、妊娠、血红蛋白异常(溶血性贫血、缺铁性贫血或镰状细胞性贫血)和大量出血的影响,所以糖化血红蛋白结果存疑的时候,可通过检测果糖胺来辅助临床诊断。

一些研究发现,正常的血糖[80～110 mg/dl (4.4～6.1 mmol/L)]可能会减少术后死亡率,但对于糖尿病患者术前血糖控制的目标还没有明确的依据,这反映在不同临床指南所推荐的血糖理想值有所不同[10-11]。加拿大糖尿病学会推荐快速测血糖应保持在5～10 mmol/L, ADA推荐的正常范围则是7.8～10 mmol/L[11]。需要注意的是，严格的血糖控制（80～110 mg/dl）也会导致更多的低血糖事件，并增加死亡率。因此，需要对糖尿病患者最适宜的围术期管理进行更进一步的研究。

目前有很多临床方案旨在将术前血糖保持在正常范围，但对于最佳临床方案仍缺乏共识。在理想情况下，所有糖尿病患者都应在术晨尽早手术，这样可以在禁食的同时尽可能减少对正常治疗的干扰。1 型糖尿病患者或接受胰岛素治疗的 2 型糖尿病患者在手术时间不长且较简单的情况下，可在围术期继续皮下注射胰岛素（而不是胰岛素泵）[12]。仅通过饮食治疗的 2 型糖尿病患者在术前无需给予其他的治疗，口服降糖药或使用非胰岛素药物的 2 型糖尿病患者则继续既往的治疗直至术晨[10]。

最后，还需要特别关注那些接受糖皮质激素治疗的患者。糖皮质激素会加重已有的糖尿病的病情，可能导致激素诱导的高糖血症。因此，血糖监测对这类患者显得尤为重要[13]。

注意事项
1. 积极且广泛使用的胰岛素泵不仅昂贵，还需要一定的人力投入，且在部分医院可能无法实施。 2. 无论多么周全的糖尿病治疗计划都需要根据各种不同因素进行及时调整。

存在的争议

- 对于糖尿病患者术前血糖控制的目标还没有明确的依据。
- 虽然已有研究证明血糖控制欠佳可能会增加手术并发症，但在急性应激（如手术）或起病的过程中，高糖血症、胰岛素抵抗/不足与发病率、死亡率的增加之间的关系还有待深入研究。

（译者：陈晓勇　审校：朱锦宇）

参考文献

1. Haag B. Presurgical management of the patient with diabetes. In: Leahy JL, Clark NG, Cefalu WT, (Eds). Medical Management of Diabetes. New York: Marcel Dekker; 2000. pp. 631-9.
2. Marchant Jr MH, Viens NA, Cook C, et al. The impact of glycemic control and diabetes mellitus on perioperative outcomes after total joint arthroplasty. J Bone Joint Surg Am. 2009;91(7):1621-9.
3. Parvizi J, Gehrke T. Proceedings of the international consensus meeting on periprosthetic joint infection, 1st edition MD, USA: Data Trace Publishing Company; 2013.
4. Lavernia CJ, Heiner AD, Villa JM, et al. Preoperative glycemic control on total joint arthroplasty patient-perceived outcomes and hospital costs. J Arthroplasty. 2017;32(1):6-10.
5. Capozzi JD, Lepkowsky ER, Callari MM, et al. The prevalence of diabetes mellitus and routine hemoglobin A1c screening in elective total joint arthroplasty patients. J Arthroplasty. 2017;32(1):304-8.
6. Stryker LS, Abdel MP, Morrey ME, et al. Elevated postoperative blood glucose and preoperative hemoglobin A1C are associated with increased wound complications following total joint arthroplasty. J Bone Joint Surg Am. 2013;95(9):808-14, S1-2.
7. Tsai AW, Cushman M, Rosamond WD, et al. Cardiovascular risk factors and venous thromboembolism incidence: the longitudinal investigation of thromboembolism etiology. Arch Intern Med. 2002;162(10):1182-9.
8. Robinson K, Kruger P, Prins J, et al. The metabolic syndrome in critically ill patients. Best Pract Res Clin Endocrinol Metab. 2011;25(5):835-45.
9. Nygren J, Thorell A, Ljungqvist O. Are there any benefits from minimizing fasting and optimization of nutrition and fluid management for patients undergoing day surgery? Curr Opin Anaesthesiol. 2007;20(6):540-4.
10. Canadian Diabetes Association Clinical Practice Guidelines Expert C, et al. In-hospital management of diabetes. Can J Diabetes. 2013;37(Suppl. 1):S77-81.
11. Moghissi ES, Korytkowski MT, DiNardo M, et al. American

Association of Clinical Endocrinologists and American Diabetes Association consensus statement on inpatient glycemic control. Diabetes Care. 2009;32(6):1119-31.
12. Jacober SJ, Sowers JR. An update on perioperative management of diabetes. Arch Intern Med. 1999;159(20):2405-11.
13. Umpierrez GE, Hellman R, Korytkowski MT, et al. Management of hyperglycemia in hospitalized patients in non-critical care setting: an endocrine society clinical practice guideline. J Clin Endocrinol Metab. 2012;97(1):16-38.

第 10 章

营养不良和肥胖

（著者：Matthew J Grosso）

当前的证据

营养不良不仅指营养不足，还包括肥胖。这在接受择期全关节置换（total joint arthroplasty，TJA）的患者中非常常见。在Rothman研究所的一项研究中，白蛋白或转铁蛋白异常的发生率为9％，BMI大于30 kg/m^2 的发生率为43％[1]。无论是初次还是翻修TJA手术，这些营养状态异常均会明显增加人工关节假体周围感染（periprosthetic joint infection，PJI）的风险[2-3]。

营养不足在TJA术后会进一步加重，并可能增加内科（心血管、肾脏、肺部）和伤口（血肿和持续渗液）的并发症、早期PJI和手术失败率[1,4]。在经历了大手术之后，机体会进入术后代谢状态，同时伴有食欲不振和营养需求的增加[5]。营养不良往往伴有局部和全身防御能力的下降，并使得修复能力降低。营养不良会对中性粒细胞趋化作用、细菌吞噬作用、中性粒细胞功能和炎性细胞向感染部位的迁移等体液和细胞介导的免疫功能造成不利影响。

有很多方法确认患者是否存在营养不良的风险，包括：人体测量指标、血液指标以及纳入了人体测量指标、血液指标和饮食习惯等因素的各种营养学评分系统[6]。目前，血清白蛋白是最常用于评估营养情况的血液指标。当其数值小于3.5 g/dl时为数值偏低。血清转铁蛋白(<200 mg/dl)、血清锌(<95 μ/dl)、全淋巴细胞计数(<200 mg/dl)等也是常用的检测方法[6]。

由于肥胖不仅会造成手术时间的延长、输血的增加,还会带来其他并发症及伤口问题,因此被明确认为是 PJI 的危险因素。根据疾病控制中心(Centers for Disease Control,CDC)关于预防手术部位感染(surgical site infection,SSI)的指南,手术时间超过 2 h 被视为 TJA 发生 SSI 的危险因素。大量研究认为,病理性肥胖组的手术时间明显更长,这就增加患者出现 SSI 或 PJI 的风险。明显肥胖(BMI≥35 kg/m²)的患者在全髋关节置换术后的感染率明显高于非肥胖(BMI<35 kg/m²)的患者,比值比达到 4.2[7]。此外,肥胖患者出现营养不良的风险明显增加,从而可能导致 PJI 的发生[8]。为了更加准确地评估肥胖对 TJA 的影响,骨科学界必须对肥胖的定义进行标准化。世界卫生组织(World Health Organization,WHO)将肥胖分为Ⅰ级(BMI 30.0~34.9 kg/m²)、Ⅱ级(BMI 35.0~39.9 kg/m²)和Ⅲ级(BMI 在 40.0 kg/m² 以上)[9]。虽然目前还没有统一的数值,但每家医院都对这类高危患者有其自己的临界值标准。

虽然各个医疗机构之间有所不同,但有很多方案可以在术前改善营养状况,减少肥胖和营养不良带来的并发症。由于肥胖、糖尿病、内分泌疾病、全身性疾病和器官衰竭等患者可能存在代谢损害,除了要在术前进行标准的多学科评估以外,还需营养代谢方面专家的会诊。对于肥胖患者,建议在术前讨论时要考虑到肥胖伴有手术风险。由于这类患者存在诸如维生素 D 缺乏或高糖血症等异常情

Rothman 研究所的经验

1. 所有拟行 TJA 初次或翻修手术的患者,既往病史提示营养不良,需要在术前对相关实验室指标(前白蛋白、转铁蛋白、淋巴细胞计数)进行监测。
2. 建议 BMI >40 kg/m² 的患者在术前减重(如果伴有严重的内科合并症,要求 BMI <35 kg/m²)。

况的发生率较高,所以需对他们的代谢情况进行详细评估。应当鼓励肥胖患者,特别是BMI大于40 kg/m^{2}的人群在手术前参加渐进、安全的减重计划。BMI大于40 kg/m^{2}时也可以考虑接受减重手术,但应选择在择期关节置换手术前数月进行。有文献提出,接受减重手术的患者有出现营养不良的风险[10]。一些医生通过BMI的临界值来确定患者是否适合接受择期TJA手术,但这种做法是否会改善临床结果尚不明确[11-12]。在Rothman研究所,大多数接受择期TJA患者的BMI在40 kg/m^{2}以下。如果伴有其他合并症,则要求BMI不超过35 kg/m^2。

注意事项
1. 目前还没有监测营养不良的标准化方案,很多TJA患者合并的营养不良可能被漏诊。
2. 尽管肥胖患者的BMI很高,但也存在营养不良的风险,应在术前对营养不良进行评估。

存在的争议

- 营养不良会增加PJI等TJA并发症的风险,不同机构筛查确认这些患者的方式均有所不同。
- 文献中根据不同的BMI数值来评估患者的风险,但能否通过这些数值来直接判断患者能否接受择期TJA仍存在争议。

(译者:陈晓勇　审校:朱锦宇)

参考文献

1. Huang R, Greenky M, Kerr GJ, et al. The effect of malnutrition on patients undergoing elective joint arthroplasty. J Arthroplasty. 2013;28:21-4.
2. Baek S-H. Identification and preoperative optimization of risk factors to prevent periprosthetic joint infection. World J Orthop. 2014;5:362.
3. Yi PH, Frank RM, Vann E, et al. Is potential malnutrition associated with septic failure and acute infection after

revision total joint arthroplasty? Clin Orthop Relat Res. 2015;473:175-82.
4. Jaberi FM, Parvizi J, Haytmanek CT, et al. Procrastination of wound drainage and malnutrition affect the outcome of joint arthroplasty. Clin Orthop Relat Res. 2008;466:1368-71.
5. Lavernia CJ, Sierra RJ, Baerga L. Nutritional parameters and short term outcome in arthroplasty. J Am Coll Nutr. 1999;18:274-8.
6. Cross MB, Yi PH, Thomas CF, et al. Evaluation of malnutrition in orthopaedic surgery. J Am Acad Orthop Surg. 2014;22:193-9.
7. Namba RS, Paxton L, Fithian DC, et al. Obesity and perioperative morbidity in total hip and total knee arthroplasty patients. J Arthroplasty. 2005;20:46-50.
8. Greene KA, Wilde AH, Stulberg BN. Preoperative nutritional status of total joint patients. Relationship to postoperative wound complications. J Arthroplasty. 1991;6:321-5.
9. WHO. Global Database on Body Mass Index. http://apps.who.int/bmi/index.jsp?introPage=intro_3.html. Accessed May 6, 2015. 2015; http://apps.who.int/bmi/index.jsp?introPage=intro_3.html. Accessed May 6, 2015.
10. Parvizi J, Trousdale RT, Sarr MG. Total joint arthroplasty in patients surgically treated for morbid obesity. J Arthroplasty. 2000;15:1003-8.
11. Ward DT, Metz LN, Horst PK, et al. Complications of morbid obesity in total joint arthroplasty: risk stratification based on BMI. J Arthroplasty. 2015;30:42-6.
12. Yeung E, Jackson M, Sexton S, et al. The effect of obesity on the outcome of hip and knee arthroplasty. Int Orthop. 2011;35:929-34.

第 11 章

香烟和烟草

（著者：Rahul Goel）

当前的证据

香烟和烟草的使用会增加全关节置换（total joint arthroplasty，TJA）术后伤口愈合不良、手术部位感染和人工关节假体周围感染（periprosthetic joint infection，PJI）的风险[1-2]。因为这是一种可矫正的危险因素，全部患者在接受 TJA 前都要进行相关评估。以往关于吸烟的文献导致各个临床推荐中的相关内容不尽一致，其部分原因在于，多年吸烟史导致的全身并发症（慢性阻塞性肺疾病、周围血管疾病、高血压、冠状动脉疾病、高凝状态等）本身也正是 TJA 术后并发症的独立危险因素。

香烟烟雾含有的毒素及其代谢产物可以直接影响患者的生理功能。一氧化碳和尼古丁导致输送到组织中的氧减少。血液中的一氧化碳气体导致碳氧血红蛋白的产生，这种血红蛋白会使得氧血红蛋白曲线左移，导致组织中氧的解离减少[3]。血液中的一氧化碳水平和香烟烟雾的量呈剂量依赖关系[4]。尼古丁导致局部儿茶酚胺的释放引起微血管痉挛，进而减少了有效的组织氧合。

香烟烟雾也会引起伤口愈合过程中炎症和凝血过程的改变。香烟烟雾还可以通过减少中性粒细胞、单核细胞的趋化作用和减少活性氧迸发，从而损害宿主对微生物的防御能力。蛋白酶释放和抑制的失衡增加了结缔组织降解，使得吸烟者的瘢痕抗张强度减弱[5]。伤口愈合过程中的上述变化会导致瘢痕和伤口愈合欠佳，最终增加手术部位感染的风险。

吸烟者和非吸烟者之间的生理差异帮助解释了吸烟者术后并发症增加的主要原因。主动吸烟者 TJA 术后出现伤口相关并发症的风险会增加 1.5～3.2 倍[1,6]，PJI 的风险增加 1.83 倍[7]。最近的一篇 meta 分析发现，和非吸烟者相比，吸烟者出现无菌性松动的风险增加 3 倍，全因翻修风险增加 2.58 倍[8]。最后，吸烟还使住院时间延长（尤其是延长至 3 天以上），并明显增加 30 日再入院率[9]。

Rothman 研究所的经验

1. 吸烟者签署戒烟承诺书，应允在术前 4 周和术后 2 周停用烟草和尼古丁产品。
2. 在术前 2 周检查尿中可铁宁和毒藜碱来确认戒烟情况。

注意事项

1. 由于患者依从性和满意度欠佳，TJA 术前强制戒烟的方案多花费不菲且执行困难。
2. 对戒烟的益处和持续时间进行量化有利于获得良好的结果，但尚无文献支持。

大多数外科学文献认为，从术前 4 周戒烟至术后 4 周，可以将手术风险减少将近 50%[10]。但还没有前瞻性研究评估戒烟对全关节置换手术的影响。Hejblum 等建立的理论模型发现，严格的戒烟计划可以有效减少整体治疗费用[11]。将来的研究应更多关注于通过检测尿中烟草代谢产物的方式来观察严格戒烟计划对并发症的影响。

吸烟史的研究发现，吸烟量和吸烟指数会明显增加 TJA 术后并发症的风险。和 TJA 术前合并的其他内科疾病一样，应在择期手术前对该风险进行调整和优化。尽管还没有权威数据证明戒烟有助于减少 TJA 术后并发症的风险，但现有的回顾性研究均强烈支持围术期戒烟计划的有效性。

存在的争议

目前仍缺少戒烟措施及其对 TJA 术后并发症影响的确凿证据。

(译者:陈晓勇　审校:朱锦宇)

参考文献

1. Duchman KR, Gao Y, Pugely AJ, et al. The effect of smoking on short-term complications following total hip and knee arthroplasty. J Bone Joint Surg Am. 2015;97:1049-58.
2. Tischler EH, Matsen Ko L, Chen AF, et al. Smoking increases the rate of reoperation for infection within 90 days after primary total joint arthroplasty. J Bone Joint Surg Series A. 2017;99:295-304.
3. Hoff CM, Grau C, Overgaard J. Effect of smoking on oxygen delivery and outcome in patients treated with radiotherapy for head and neck squamous cell carcinoma—a prospective study. Radiother Oncol: Journal Eur Soc Therapeutic Radiology Oncol. 2012;103:38-44.
4. Brugger OE, Frei M, Sendi P, et al. Assessment of smoking behaviour in a dental setting: a 1-year follow-up study using self-reported questionnaire data and exhaled carbon monoxide levels. Clinical Oral Investigations. 2014;18: 909-15.
5. Sorensen LT. Wound healing and infection in surgery: the pathophysiological impact of smoking, smoking cessation, and nicotine replacement therapy: a systematic review. Ann Surg. 2012;255:1069-79.
6. Moller AM, Pedersen T, Villebro N, et al. Effect of smoking on early complications after elective orthopaedic surgery. J Bone Joint Surg Br. 2003;85:178-81.
7. Kunutsor SK, Whitehouse MR, Blom AW, et al. Patient-related risk factors for periprosthetic joint infection after total joint arthroplasty: a systematic review and meta-analysis. PLoS One. 2016;11:e0150866.
8. Teng S, Yi C, Krettek C, et al. Smoking and risk of prosthesis-related complications after total hip arthroplasty:

a meta-analysis of cohort studies. PLoS One. 2015;10: e0125294.
9. Otero JE, Gholson JJ, Pugely AJ, et al. Length of hospitalization after joint arthroplasty: does early discharge affect complications and readmission rates? J Arthroplasty. 2016; 31:2714-25.
10. Lindstrom D, Sadr Azodi O, Wladis A, et al. Effects of a perioperative smoking cessation intervention on postoperative complications: a randomized trial. Ann Surg. 2008;248:739-45.
11. Hejblum G, Atsou K, Dautzenberg B, et al. Cost-benefit analysis of a simulated institution-based preoperative smoking cessation intervention in patients undergoing total hip and knee arthroplasties in France. Chest. 2009;135:477-83.

第 12 章

术前关节内注射和感染风险

(著者:Nana O Sarpong)

当前的证据

对于同时患有髋、膝骨性关节炎的患者,关节内注射糖皮质激素可以同时起到诊断和治疗的作用。这种治疗方式可以将手术推迟到更为合适的时间点,目前已经成为治疗髋、膝关节骨性关节炎最常用的非手术疗法[1]。注射糖皮质激素的作用机制包括抗炎和免疫抑制两方面。糖皮质激素可以作用于核激素受体,在多个水平影响免疫级联反应、降低血管通透性、抑制炎性细胞蓄积、阻止包括前列腺素和白三烯等多种炎性介质的分泌[2]。

关节内注射除了具有上述优点以外,报道中也不乏出现化脓性关节炎等不良事件[3]。在解释感染风险增加的时候,常常会提到两种说法。一种说法是激素抑制了免疫反应,从而降低了抵御感染的能力。一些报道就曾提到,激素无法分解是造成长期免疫抑制的主要原因[3-4]。另一种说法是皮肤菌群直接接种到了关节腔造成了感染,操作者采用无菌措施常常是有效的[3,5]。无论是何种原因导致

> **注意事项**
>
> 1. 有关术前关节内注射影响PJI的报道的主要局限性在于患者数量不足,无法获得足够的把握度来发现感染率的差异。
> 2. 不同医生使用的注射方法、技术,以及注射药物均有一定差异。

> **Rothman 研究所的经验**
>
> 1. 注射激素必须按照无菌技术操作。
> 2. 择期全关节置换手术应至少在注射激素 3 个月以后进行。

的感染，了解相关机制，尤其是对将要进行关节置换的患者而言，高度警惕感染的可能显得尤为重要。

很多文献对关节注射和 PJI 的相关性进行了报道，但无论是全髋关节置换(total hip arthroplasty，THA)还是全膝关节置换(total knee arthroplasty，TKA)，结果均有所不同[6-12]。早期的研究受限于样本量而无法得出明确的结论。Sreekumar 等进行的一项回顾性研究纳入了 131 名患者，并随访了 22 个月。他们发现，术前 14 个月接受关节注射的 THA 无一例出现 PJI，对照组 PJI 发生率为 1.4%。但组间并无明显差异[9]。Charalambous 等对 8 项研究进行了 meta 分析，结果发现，接受关节注射后 PJI 的发生率为 0～10%，而非注射组为 0～1.3%，两组间同样没有显著性差异[13]。

最近的大型人群研究报道，关节内注射激素可能使 THA 和 TKA 患者更易出现 PJI[14-15]。Werner 等对 35 000 名 THA 患者进行了评估，其中关节注射超过 3000 例，结果发现，THA 术前0～3 个月注射的患者 PJI 的发生率更高。注射 0～3 个月后接受 THA 的患者术后 6 个月 PJI 的发生率为 3.74%，对照组为 2.45%。但术前 3～6 个月注射和 6～12 个月注射患者的 PJI 发生率与对照组相比没有差异[14]。Cancienne 等也得出了类似的结果，他们对 36 000 例 TKA 患者进行了研究，其中关节注射超过 22 000 例，结果发现，TKA 术前 3 个月内注射的患者术后 6 个月 PJI 发生率为 3.41%，对照组为 2.34%[15]。这两项大型研究提示，关节内注射激素 3 个月内进行全关节置换手术会明显增加 PJI 的风险[16]。

既往和最近关于关节注射与 PJI 关系的研究中，使用的药物均为激素。目前还没有注射透明质酸对 PJI 发生率影响的研究，而后者在临床上使用得越来越多。和激素相比，透明质酸并不会影响免疫调节,而是通过润滑关节、改善关节液黏度来发挥作用[16]。因此,未来需要就这些不同作用机制的药物对PJI发生率的影响进行研究。

存在的争议

- 激素导致感染的作用机制尚不明确,可能是注射带入了皮肤菌群,或者是激素对免疫系统的抑制,抑或两者兼而有之。
- 透明质酸注射越来越多,由此对PJI产生的影响仍需要进一步研究。

(译者:何勇 审校:陈晓勇)

参考文献

1. Askari A, Gholami T, NaghiZadeh MM, et al. Hyaluronic acid compared with corticosteroid injections for the treatment of osteoarthritis of the knee: a randomized control trail. Springerplus. 2016;5:442.
2. Ayhan E, Kesmezacar H, Akgun I. Intraarticular injections (corticosteroid, hyaluronic acid, platelet rich plasma) for the knee osteoarthritis. World J Orthop. 2014;5:351-61.
3. Kaspar S, de V de Beer J. Infection in hip arthroplasty after previous injection of steroid. J Bone Joint Surg Br. 2005;87:454-7.
4. Charalambous CP, Tryfonidis S. Septic arthritis following intra-articular steroid injection of the knee- a survey of current practice regarding antiseptic technique used during intra-articular steroid injection of the knee. Clin Rheumatol. 2003;22:386-90.
5. Meermans G, Corten K, Simon JP: Is the infection rate in primary THA increased after steroid injection? Clin Orthop Relat Res. 2012;470:3213-9.
6. Papavasiliou AV, Isaac DL, Marimuthu R, et al. Infection in knee replacements after previous injection of intra-articular steroid. J Bone Joint Surg Br. 2006;88:321-3.
7. Cancienne JM, Werner BC, Luetkemeyer LM, et al. Does timing of previous intra-articular steroid injection affect the postoperative rate of infection in total knee arthroplasty.

J Arthroplasty. 2015;30:1879-82.
8. McIntosh AL, Hanssen AD, Wenger DE, et al. Recent intraarticular steroid injection may increase infection rates in primary THA. Clin Orthop Relat Res. 2006;451:50-4.
9. Sreekumar R, Venkiteswaran R, Raut V. Infection in primary hip arthroplasty after previous steroid infiltration. Int Orthop. 2007;31:125-8.
10. Desai A, Ramankutty S, Board T, et al. Does intraarticular steroid infiltration increase the rate of infection in subsequent total knee replacements? Knee. 2009;16:262-4.
11. Amin NH, Omiyi D, Kuczynski B, et al. The Risk of a Deep Infection Associated With Intra-articular Injections Before a Total Knee Arthroplasty. J Arthroplasty. 2016;31:240-4.
12. Joshy S, Thomas B, Gogi N, et al. Effect of intra-articular steroids on deep infections following total knee arthroplasty. Int Orthop. 2006;30: 91-3.
13. Charalambous CP, Prodromidis AD, Kwaees TA. Do intra-articular steroid injections increase infection rates in subsequent arthroplasty? A systematic review and meta-analysis of comparative studies. J Arthroplasty. 2014;29: 2175-80.
14. Werner BC, Cancienne JM, Browne JA. The timing of total hip arthroplasty after intraarticular hip injection affects postoperative infection risk. J Arthroplasty. 2015;31:820-3.
15. Cancienne JM, Werner BC, Luetkemeyer LM, et al. Does timing of previous intraarticular steroid injection affect the post-operative rate of infection in total knee arthroplasty? J Arthroplasty. 2015;30:1879-82.
16. Askari A, Gholami T, NaghiZadeh MM, et al. Hyaluronic acid compared with corticosteroid injections for the treatment of osteoarthritis of the knee: a randomized control trail. Springerplus. 2016;5:442.

第 13 章

家庭用药和补充剂的围术期管理

（著者：Nana O Sarpong）

当前的证据

无论是多重用药还是补充替代药物（complementary and alternative medicine，CAM）均越来越多，骨科医生必须了解可能存在的副作用、药物相互反应和使用包括草药或补充剂等药物带来的围术期并发症（表 13.1）。和传统药物不同的是，草药治疗不受美国食品药品管理局（United States Food and Drug Administration，FDA）的管理，从而不受处方药和非处方药安全性和有效性条例的约束[1]。

Rothman 研究所的经验
1. 通过术前问卷获知患者的家庭用药清单。 2. 术前宣教须告知停用所有的草药补充剂。

无论接受关节置换患者的年龄和合并症情况，术前访视时彻底了解药物服用史有助于避免出现不必要的围术期并发症。突然中断某种长期服用的药物（阿片类、苯二氮䓬类、激素）可能引起戒断症状而产生围术期并发症[2]。本章以器官系统排序，主要关注可能需要在术前停药的常见药物[3-10]。

表 13.1　药物的围术期管理

药物	临床考虑	术前管理	附加说明
心血管或肾脏用药			
β受体阻滞剂	停药引起高血压	继续日常剂量	
钙通道阻滞剂	减少出血风险	继续日常剂量	
硝酸甘油(扩张血管)	预防心绞痛	继续日常剂量	
阿司匹林(抗血小板)	增加出血风险	术前 1 周停用	医生自行决定术后再次使用的时间
氯吡格雷/噻氯匹啶(抗血小板)	增加出血风险，延迟伤口愈合	术前氯吡格雷停用 1 周，噻氯匹啶停用 2 周	医生自行决定术后再次使用的时间
血管紧张素转化酶抑制剂(ACEI)	低血压可能	服用至术前夜间	充血性心力衰竭患者手术期间持续使用
利尿剂	低血压可能	服用至术晨	
他汀类药物	轻度肌病风险	继续日常剂量	
内分泌药物			
口服降糖药	增加低血糖风险	服用至术晨，使用胰岛素直至停止进食	
胰岛素	增加低血糖风险	使用至术晨，可在围术期静脉给药	
左旋甲状腺素		术晨使用日常剂量	停止禁食后恢复使用常规剂量
骨骼肌肉及镇痛药			
非甾体抗炎药(美洛昔康、布洛芬、萘普生、萘丁美酮)	增加出血风险	术前 1 周停用	医生自行决定术后再次使用的时间

(续表)

药物	临床考虑	术前管理	附加说明
草药非处方补充剂			
松果菊(激活免疫系统)	长期使用可能导致免疫抑制	术前2周停用	术后至少2周再恢复使用
白菊花(艾菊、野胶菊)	增加出血风险	术前2周停用	停用至抗凝治疗结束
大蒜	增加出血风险	术前1周停用	停用至抗凝治疗结束
银杏(银杏叶)	增加出血风险	术前1周停用	停用至抗凝治疗结束
人参(花旗参)	增加出血风险	术前1周停用	停用至抗凝治疗结束
塞润榈(锯棕榈)	增加出血风险	术前2周停用	停用至抗凝治疗结束
圣约翰草(贯叶金丝桃)	减弱华法林的效果	术前1周停用	停用至抗凝治疗结束

草药的骨科应用快速发展，但与此同时，安全性和有效性数据极为缺乏，使用草药治疗的患者和医生也很少参与交流。虽然初级保健医生被要求监督补充性药物的使用，以避免药物和草药之间的相互反应或副作用，但骨科医生仍应该对患者可能使用到的常见草药疗法有所了解。医生在手术前给予患者停用草药方面的指导，可能有利于减少术后出血，从而降低血肿形成、感染和输血的可能。

注意事项
漏报草药补充剂的现象很常见，这无形中会带来药物相互作用的风险。

存在的争议

- 医患沟通过程中很少会谈及非传统药物的使用情况，从而导致患者未能及时告知相关信息。
- 骨科医生需要设法了解患者使用家庭药物和草药补充剂的情况，并在围术期监测可能存在的副作用和药物间相互反应。

（译者：陈晓勇　审校：朱锦宇）

参考文献

1. Rispler DT, Sara J. The impact of complimentary and alternative treatment modalities on the care of orthopaedic patients. J Am Acad Orthop Surg. 2011;19:634-43.
2. Papadopoulos S, Cook, AM. You can withdraw from that? The effects of abrupt discontinuation of medications. Orthop. 2006;29:413-7.
3. Bolognesi MP, Marchant Jr MH, Viens NA, et al. The impact of diabetes on perioperative patient outcomes after total hip and total knee arthroplasty in the United States. J Arthroplasty. 2008;23:92-8.
4. Parvizi J, Azzam K, Rothman RH. Deep venous thrombosis prophylaxis for total joint arthroplasty: American Academy of Orthopaedic Surgeons guidelines. J Arthroplasty. 2008;23:2-5.
5. Danoff JR, Moss G, Liabaud B, et al. Total knee arthroplasty considerations in rheumatoid arthritis. Autoimmune Dis. 2013;1-7.
6. O'Hara M, Kiefer D, Farrell K, et al. A review of 12 commonly used medicinal herbs. Arch Fam Med. 1998;7:523-36.
7. Trapskin P, Smith KM. Herbal medications in the perioperative orthopedic surgery patient. Orthopedics. 2004;7(8):819-22.
8. Ang-Lee MK, Moss J, Yuan CS. Herbal medicines and perioperative care. JAMA. 2001;286:208-16.
9. Suzuki M, Ito Y, Fujino T, et al. Pharmacological effects of saw palmetto extract in the lower urinary tract. Acta Phar-

macol Sin. 2009;30:227-81.
10. Howe CR, Gardner GC, Kadel NJ. Perioperative medication management for the patient with rheumatoid arthritis. J Am Acad Orthop Surg. 2006;14:544-51.

第14章

炎性关节病

（著者：Matthew J Grosso）

当前的证据

接近30%的类风湿关节炎（rheumatoid arthritis，RA）或其他炎性关节病的患者需要接受关节重建手术[1]。大量研究证明，全膝关节置换（total knee arthroplasty，TKA）和全髋关节置换（total hip arthroplasty，THA）可以明显减轻炎性关节病晚期患者的疼痛，并恢复活动能力。但这类患者的治疗需要有一些特别的考虑，尤其要注意人工关节假体周围感染（periprosthetic joint infection，PJI）的风险。

RA患者全关节置换术后出现急性感染的发生率比骨性关节炎患者高2.6倍（osteoarthritis，OA）[2]，RA患者在初次TKA术后5年的感染率是OA患者的3倍（4.2%和1.4%）[3]。这类人群PJI风险的增加部分源于免疫抑制药物的使用。在疾病晚期，大部分炎性关节病的患者需要使用免疫抑制药物，诸如合成和生物缓解病情抗风湿药物（disease modifying antirheumatic drugs，DMARDs）、糖皮质激素和非甾体抗炎药（nonsteroidal anti inflammatory drugs，NSAIDs）。无论哪一种药物都可能通过延迟伤口愈合、增加感染率给手术造成负面影响[2,4]。

DMARDs可以明显延迟和预防类风湿关节炎晚期的破坏。合成DMARDs类药物包括：氨甲蝶呤、羟化氯喹和柳氮磺胺吡啶,新出现的生物 DMARDs 类药物包括:肿瘤坏死因子 α(tumor necrosis alpha,TNF-α)抑制剂(依那西普、英夫利昔、阿达木单抗)和白介素-1 抑制剂(阿那白滞素)。这些药物可以通过抑制各种细胞因子的释放,来减少细胞因子导致的破坏性炎性反应和对成纤维细胞增殖的抑制,从而减少对骨和关节的破坏。总之,这些药物会通过损伤感染相关的免疫反应来增加感染的风险。因此在通常情况下,需要在术前停用这些药物。表 14.1 总结了这类药物推荐的术前停药时间。但不幸的是,即使术前停用了这些药物,手术部位感染的风险仍然较高。此外,为了预防疾病的全身性进展,需要在术后继续服用药物。一旦再次服用这类药物,感染风险再次增加。这解释了该人群晚期 PJI 发生率增加的原因[3]。

表 14.1 重要药物的半衰期和术前最短停药时间的推荐

药物	半衰期	最短停药时间推荐
NSAIDs	2～17 h	1周
合成抗风湿药		
氨甲蝶呤	0.7～5.8 h	1周(肾功能不全时2周)
柳氮磺胺吡啶	5 h	1周
硫唑嘌呤	7.6 h	1周
来氟米特	2周	6周
羟化氯喹	1～2个月	不停药
生物抗风湿药		
依那西普	4.3天	1.5周
英夫利昔	8～10天	3周
戈利木单抗	8～10天	3周
托珠单抗	8～10天	3周
阿巴西普	12～14天	1个月

（续表）

药物	半衰期	最短停药时间推荐
阿达木单抗	12～14 天	1 个月
赛妥珠单抗	12～14 天	1 个月
利妥昔单抗	21 天	2 个月
治疗痛风药物		
别嘌呤醇	1～2 h	1 周
秋水仙碱	26～32 h	1 周
丙磺舒	26～32 h	1 周

由于长期使用药物带来的副作用，这类人群面临的主要问题就是伤口并发症。已有研究发现，激素不仅可以减弱炎症反应，还会影响伤口愈合中的重构过程[5]。类风湿关节炎患者口服激素的剂量低于影响组织生成的剂量，但仍会增加浅表伤口并发症的发生率[5-6]。氨甲蝶呤和 TNF-α 抑制剂会增加伤口裂开的风险[7]。因此，在治疗类风湿关节炎患者的过程中，医生必须充分认识到伤口并发症风险增加的可能。如果出现上述并发症，就应该和风湿科医生一起来确定恢复使用抗炎药物的时机。需要注意的是，英国风湿病学会推荐，只有在没有感染证据且伤口愈

Rothman 研究所的经验

经与风湿科医生协商后确定免疫抑制药物在围术期停用及恢复使用的时间。

注意事项

1. 停用抗风湿药物的方案需因人而异。当症状急性发作时，风湿科医生可能会给予口服激素治疗，这可能会增加术后并发症的可能。
2. 应高度警惕类风湿关节炎患者出现 PJI 的可能性。由于再次使用 DMARDs 带来机会性感染的风险，甚至在术后很多年以后也要注意 PJI 的可能。

合满意的情况下,才可以恢复术后的抗风湿治疗[8]。

尽管仍有待进一步研究,诸如红斑狼疮、银屑病性关节炎和痛风等炎性关节病的患者面临的PJI风险也会显著增加。Kennedy等发现,接受THA的红斑狼疮患者出现浅表伤口并发症的发生率更高,Chen等发现,接受TJA的痛风患者出现伤口并发症的发生率也明显高于非痛风患者(12.2%和5.0%),但这两项研究均未发现两组间的PJI发生率存在显著差异[9-10]。此外,大部分炎性关节病患者明显存在同时使用激素和免疫抑制剂的情况,这也可能增加了类风湿关节炎患者出现PJI的风险。需要再次强调的是,要在术前对这类患者进行详细评估,并和风湿科医生共同调整术前治疗方案。

存在的争议

- 文献并没有对术后再次使用抗风湿药物的时间进行明确的界定。因此,我们推荐骨科医生要请风湿科医生会诊,在减少伤口愈合和PJI风险的同时,尽可能避免疾病急性发作。
- 除了RA以外,其他炎性关节病患者的PJI风险较少见于报道,但由于采用了类似的免疫抑制治疗,同样存在PJI风险增加的可能。

(译者:陈晓勇　审校:朱锦宇)

参考文献

1. Da Silva E, Doran MF, Crowson CS, et al. Declining use of orthopedic surgery in patients with rheumatoid arthritis? Results of a long-term, population-based assessment. Arthritis & Rheumatism. 2003;49:216-20.
2. Howe CR, Gardner GC, Kadel NJ. Perioperative medication management for the patient with rheumatoid arthritis. J Am Acad Orthop Surg. 2006;14:544-51.
3. Bongartz T, Halligan CS, Osmon DR, et al. Incidence and risk factors of prosthetic joint infection after total hip or

knee replacement in patients with rheumatoid arthritis. Arthritis Rheum. 2008;59:1713-20.

4. Danoff JR, Moss G, Liabaud B, et al. Total knee arthroplasty considerations in rheumatoid arthritis. Autoimmune Dis. 2013;1-6.
5. Karukonda SR, Flynn TC, Boh EE, et al. The effects of drugs on wound healing—part II. Specific classes of drugs and their effect on healing wounds. Int J Dermatol. 2000;39: 321-33.
6. Carroll K, Dowsey M, Choong P, et al. Risk factors for superficial wound complications in hip and knee arthroplasty. Clin Microbiol Infect. 2014;20:130-5.
7. Barnard AR, Regan M, Burke FD, et al. Wound healing with medications for rheumatoid arthritis in hand surgery. ISRN Rheumatol. 2012;251962.
8. Ledingham J, Deighton C. On behalf of the British Society for Rheumatology Standards, Guidelines and Audit Working Group. Update on the British Society for Rheumatology guidelines for prescribing TNF blockers in adults with rheumatoid arthritis (update of previous guidelines of April 2001). Rheumatology. 2005;44:157-63.
9. Kennedy JW, Khan W. Total hip arthroplasty in systemic lupus erythematosus: a systematic review. Int J Rheumatol. 2015;475-89.
10. Chen C-L, Shao H, Block JL, et al. Greater wound and renal complications in gout patients undergoing total joint arthroplasty. J Arthroplasty. 2016;31:1431-6.

第 15 章

化脓性关节炎的全关节置换

（著者：Joseph A Karam）

当前的证据

对于骨科医生来说，为既往有化脓性关节炎的成年患者进行人工全关节置换（total joint arthroplasty，TJA）存在一定的挑战。严重受累的膝关节存在广泛的软组织瘢痕，因而需要更为复杂的手术技术，由此导致的感染风险增加往往也是医患双方共同关注的问题。既往感染病灶中休眠的细菌可能会再次复苏，软组织瘢痕和血供不良也会成为人工关节假体周围感染（periprosthetic joint infection，PJI）的主要危险因素[1]。符合这种情况的患者和相关研究均较少见，现有的证据还无法制定出关于预防 PJI 出现的临床指南。尽管如此，术前和术中阶段的特定策略对于减少感染风险就显得至关重要。

Rothman 研究所的经验
1. 有化脓性关节炎病史的患者拟行 TJA 术前，必须行 CRP 和 ESR 检查，并行关节穿刺进行关节液分析和培养。 2. 我们目前在所有的 TKA 中常规使用含有妥布霉素骨水泥，这同样适用于有化脓性关节炎病史的患者。 3. 我们的大多数医生推荐既往有化脓性髋关节病史的患者使用非骨水泥型假体。 4. 这类患者的围术期抗生素使用方案和其他患者相同（抗生素的预防方案详见其他章节）。

化脓性关节炎是导致早期骨关节炎的主要原因之一。造成感

染的细菌和宿主免疫系统的中性粒细胞会释放具有软骨毒性的降解酶。大多数既往有化脓性膝关节炎的全膝关节置换（total knee arthroplasty，TKA）患者，其感染病史多出现于成年以后[2-4]。而因终末期髋关节炎的全髋关节置换（total hip arthroplasty，THA）患者，他们既往髋关节的感染病史早在儿童时期或婴幼儿时期就已出现，因此这类患者接受手术的时间往往更早，通常在 40～50 岁[5-6]。但 Bauer 等认为，因髋关节化脓性关节炎后遗症而行髋关节置换的患者，其感染病史多出现于成年以后[3]。

术前评估

为了减少既往有化脓性关节炎的患者关节置换术后出现 PJI，术前进行详尽的评估就显得极其重要。除了详细询问病史和查体以外，还应进行包括血清 C 反应蛋白（C-reactive protein，CRP）和红细胞沉降率（erythrocyte sedimentation rate，ESR）在内的常规实验室检查，以排除无痛性感染存在的可能。还有很多作者认为，应该进行膝关节穿刺以进行包括全白细胞计数和白细胞分类在内的关节液分析以及关节液培养[2,5,7]。Kim 等对儿童时期存在化脓性髋关节炎的患者在术前 8 周均进行了髋关节穿刺[7]，如果未抽出关节液，则用生理盐水对关节腔灌洗后进行细菌培养。

术中处理

手术过程中主要通过诊断和治疗两方面的措施来提高手术的成功率。和简单初次关节置换相比，这类患者在 THA 术中还要从关节囊/滑膜、髋臼和股骨、TKA 术中的股骨和胫骨取奇数个组织样本进行培养以排除隐性感染。

> **注意事项**
>
> 1. 为避免影响培养结果，患者应在手术（或穿刺）前停用抗生素。
> 2. 在术中应从关节囊或滑膜以及关节两侧，取至少 5 处组织样本。

Bauer 等在对术中标本进行培养后发现,23 例所谓"治愈"的感染病例中仍有 7 例存在感染,随即在术后对所有这些患者均给予了相应的抗生素治疗[3]。在最近一次随访中,全部病例均未出现 PJI。Kim 等则发现,所有儿童时期有化脓性髋关节炎病史的 170 髋部术中培养结果均为阴性[7],术中冰冻切片也得到了同样的结果[2]。但 Kim 等仍认为,术中所有外观疑似感染的组织均应进行上述检查[7]。在术中的治疗措施方面,广泛清创非常重要[4,6,8-9]。Bauer 等就认为应将滑膜彻底切除[3]。虽然还缺乏明确有利的证据,但很多医生在使用骨水泥型假体的时候均选用了抗生素骨水泥[2]。

临床结果

在不同的临床研究对这类患者术后 PJI 的发生率进行了报道。Jerry 等发现,既往有化脓性关节炎病史且接受 TKA 的 65 例患者中,PJI 的发生率为 7.7%[1]。既往骨与关节同时感染的病例出现 PJI 的风险要明显高于单纯关节感染,因此作者认为对于既往骨髓炎的患者不适合进行 TJA 手术。在来自同一家医疗机构的最新研究中,Lee 等发现 19 例患者中只有 1 例(5%)出现了 PJI[2]。Seo 等报道的 62 名有化脓性关节炎的患者中仅有 6 人出现了 PJI(10%)[4]。他们还发现,PJI 和以往手术次数明显相关[4]。

其他研究对既往化脓性关节炎患者 THA 术后的 PJI 发生率进行了分析。Bauer 等报道,23 例患者中只有 1 例发生了感染,感染率仅有 5%。但他们并未提及是否使用了抗生素骨水泥。作者试图找到可能预测这类患者出现 PJI 的影响条件,但并未发现任何相关的易感因素。在 Kim 的报道中,只有 1 人(2 髋)出现再发感染,且也只有该病例的化脓性关节病史和关节置换的间隔时间少于 10 年[5]。Park 等对 75 髋接受非骨水泥型关节置换的病例进行了报道,其中只有 1 例既往有结核性关节炎的病例出现了

PJI[5]。Zhang 等也报道了类似的结果，他们对 62 例既往化脓性关节炎接受 THA 的患者进行了回顾，其中 40 例为结核，最终仅有 1 例(2%)出现了 PJI[6]。

存在的争议

关于活动性化脓性关节炎患者进行 THA 的文献更为有限，Li 等(9 例)和 Shen 等(5 例)对活动性化脓性关节炎患者行二期清创和 THA，均未出现 PJI[8-9]。对于保守内科治疗失败的活动性化脓性关节炎病例通常选择二期手术作为标准治疗方案，但大多数作者认为，既往关节感染病史迄今间隔时间较长的患者可以采用一期手术[3]。Lee 等也报道了对 2 例感染间隔时间较长的病例采用了抗生素骨水泥占位器的二期手术方案[2]。

虽然还缺乏明确的证据支持，很多作者还是推荐在这类人群行骨水泥型人工关节置换时采用抗生素骨水泥[2]。最近的一些研究表明，对于既往没有感染病史的病例，采用抗生素骨水泥也有助于预防 PJI[10]，这一结果使得很久以前存在感染病史的关节置换病例也开始更多地使用抗生素骨水泥。但也有一些非抗生素骨水泥的临床报道获得了非常理想的结果[3]。对于 THA 的病例，非骨水泥型人工关节置换也能获得非常好的结果。因此，仅仅为了通过抗生素骨水泥释放抗生素而选择骨水泥型假体的理由似乎并不充分，甚至可能导致细菌耐药等负面结果[5,7]。

围术期全身抗生素的使用同样存在一定争议。Bauer 等在取得了可供细菌培养的术中样本后，全身给予相应抗生素治疗，直至培养阴性为止[3]。Seo 等在 6 例复发的 PJI 中有 5 例检出了和既往化脓性关节炎相同的病原菌。因此，应首先基于初次感染时的病原菌，在获得阳性结果的情况下依据药敏结果选择抗生素。Lee 等没有给予术后口服抗生素[2]，而 Kim 等也仅于术后给予静脉头孢菌素 2 天[7]。在活动性结核感染的采用二期 THA 手术的病例中，术后给予 12 个月的抗结核治疗获得了良好的效果[8]。

结论

总之,对于那些拟行TJA手术且有化脓性关节炎病史的成年患者,目前还缺乏足够的数据来确定最佳治疗方案。根据现有文献报道的结果,这类患者术后PJI的发生率尚可接受,因此不应担心感染风险的增加而放弃人工关节置换手术[2-5,8-9]。彻底的术前评估对于确定既往感染灶是否彻底清除就显得非常重要。术中样本的细菌培养对于术后抗生素方案的调整也必不可少。虽然没有明确的证据,我们仍推荐在TKA和骨水泥型THA中使用抗生素骨水泥。有化脓性髋关节炎病史的患者使用非骨水泥THA似乎也能获得满意的结果[5,7]。除了PJI的风险以外,这类患者还存在伤口愈合不良、血肿等其他术后并发症的风险,也可能因为存在广泛瘢痕而需要在全麻下行手法松解。这些都需要在术前向患者充分告知[1-2]。

(译者:陈晓勇　审校:朱锦宇)

参考文献

1. Jerry GJ, Rand JA, Ilstrup D. Old sepsis prior to total knee arthroplasty. Clin Orthop. 1988;236:135-40.
2. Lee G-C, Pagnano MW, Hanssen AD. Total knee arthroplasty after prior bone or joint sepsis about the knee. Clin Orthop. 2002;404:226-31.
3. Bauer T, Lacoste S, Lhotellier L, et al. Arthroplasty following a septic arthritis history: a 53 cases series. Orthop Traumatol Surg Res. 2010;96:840-3.
4. Seo J-G, Moon Y-W, Park S-H, et al. Primary total knee arthroplasty in infection sequelae about the native knee. J Arthroplasty. 2014;29:2271-5.
5. Park Y-S, Moon Y-W, Lim S-J, et al. Prognostic factors influencing the functional outcome of total hip arthroplasty for hip infection sequelae. J Arthroplasty. 2005;20:608-13.
6. Zhang L, Li Y, Guo X, et al. Mid-term results of total hip arthroplasty for osteoarthritis secondary to hip sepsis.

Zhongguo Xiu Fu Chong Jian Wai Ke Za Zhi Zhongguo Xiufu Chongjian Waike Zazhi Chin J Reparative Reconstr Surg. 2014;28:218-22.

7. Kim YH. Total arthroplasty of the hip after childhood sepsis. J Bone Joint Surg Br. 1991;73:783-6.
8. Li L, Chou K, Deng J, et al. Two-stage total hip arthroplasty for patients with advanced active tuberculosis of the hip. J Orthop Surg. 2016;11:38.
9. Shen H, Wang Q-J, Zhang X-L, et al. Novel articulating medullary-sparing spacer for the treatment of infectious hip arthritis. Orthopedics. 2013;36:e404-8.
10. Parvizi J, Saleh KJ, Ragland PS, et al. Efficacy of antibiotic-impregnated cement in total hip replacement. Acta Orthop. 2008;79:335-41.

第 16 章

合并感染的围术期处理

（著者：Alexander L Neuwirth）

当前的证据

尿路感染

尿路感染（urinary tract infection，UTI）在门诊和住院患者中均很常见，是一种可预防的人工关节假体周围感染（periprosthetic joint infection，PJI）的病因[1-2]。镜下尿液分析检查白细胞酯酶、亚硝酸盐、白细胞计数和细菌计数等情况来实现尿液监测，并通过尿液培养做出最终诊断。美国骨科医师学会（American Academy of Orthopedic Surgeons，AAOS）认为，存在排尿困难、尿频尿急等有症状的患者应在术前进行镜下尿液分析。AAOS 推荐，尿白细胞计数大于 1×10^4 CFU/ml 且伴有症状的患者应延迟手术，并给予治疗至获得阴性结果为止。无症状患者的监测仍有一定争议[3]。AAOS 推荐对有多次 UTI 病史的无症状患者进行监测[4]。最近的一项回顾性分析认为，无症状性菌尿（asymptomatic bacteriuria，ASB）是 PJI 的独立危险因素，但给予抗生素治疗并不能降低 PJI 的发生率。另一项研究则认为，对无症状

> **注意事项**
>
> 1. 收集尿液标本时操作不规范常常会导致培养结果出现多重细菌的污染。
> 2. 系统性回顾对发现高危患者和正确解读尿液分析结果非常重要。

菌尿进行常规监测和治疗并无必要[5]。目前 Rothman 研究所并未就尿液分析结果阳性的患者是否推迟或取消手术形成最终的指导意见，而需要根据不同病例情况个体化处理。

口腔清洁

术前口腔感染和 PJI 之间是否存在直接联系还未得到最终证实，但考虑到口腔感染经由血源性途径传播至人工关节的潜在可能，很多医生会在择期手术前常规排除口腔疾病。研究数据显示，血源性 PJI 中有 0.04%～0.07%源于口腔菌群，在 PJI 国际共识会议上，80%的与会者认为在全关节置换之前应监测是否存在活动性口腔感染[6-8]。最近的一些研究也建议，应该针对诸如使用止痛药、吸烟、口腔清洁习惯不佳、12 个月内没有看口腔门诊、有拔牙病史和年龄等危险因素的患者选择进行口腔检查[9]。在 Rothman 研究所，所有患者在术前都要接受口腔检查，如果存在口腔感染就要取消手术直至完全治愈。

Rothman 研究所的经验
1. 所有接受全关节置换的患者均要进行尿液检查，手术是否取消还要取决于患者的个体情况。
2. 所有患者在术前均要进行口腔检查，如果存在局部脓肿就要延迟手术。
3. 诊断为蜂窝织炎的患者要取消手术。

蜂窝织炎

远离手术区域的其他部位合并有蜂窝织炎很有可能成为血行播散的源头，并导致 PJI。很少有文献提及在关节置换手术前对这类感染应如何处理，但在 Rothman 研究所形成的共识认为，在缺少其他证据的情况下，应将手术推迟到感染成功治愈以后，以确保患者的安全。

存在的争议

- 诊断 UTI 的尿液细菌计数标准尚无定论。传统上使用的

临界值 1×10^5 CFUs/ml 可能不适用于所有患者,因此还是应该对症状和其他危险因素进行监测。

- 关节置换手术前治疗无症状性菌尿仍有争议。但最近的数据提示,常规监测和治疗 ASB 似乎并无必要。
- 术前菌尿和 PJI 风险之间的关联仍不明确。最近的研究认为,菌尿是继发血源性感染的危险因素,但两者培养出的病原菌并不一致,说明种植可能不是引发 PJI 的致病机制。
- 所有择期关节置换的患者通常都需要进行口腔检查,但最近的证据表明,可能只需有选择性地进行口腔检查即可。
- 术前皮肤感染的治疗仍无定论。

(译者:谢天顺　审校:陈晓勇)

参考文献

1. David T, Vrahas M. Perioperative lower urinary tract infections and deep sepsis in patients undergoing total joint arthroplasty. J Am Acad Orthop Surg. 2000;8:66-74.
2. Koulovaris P, Sculco P, Finerty E, et al. Relationship between perioperative urinary tract infection and deep infection after joint arthroplasty. Clin Orthop Relat Res. 2009;467:1859-67.
3. Glynn M, Sheehan J. The significance of asymptomatic bacteriuria in patients undergoing hip/knee arthroplasty. Clin Orthop Relat Res. 1984;185:151-4.
4. American Academy of Orthopaedic Surgeons. OrthoInfo, <http:// orthoinfo.aaos.org/topic.cfm?topic=a00389>; 2013 [date last accessed 17.12.13].
5. Bouvet C, Lubbeke A, Bandi C, et al. Is there any benefit in pre-operative urinary analysis before elective total joint replacement? Bone Joint J. 2014;96:390-4.
6. Little JW. The need for antibiotic coverage for dental treatment of patients with joint replacements. Oral Surg Oral Med Oral Pathol. 1983;55:20-3.
7. Maderazo EG, Judson S, Pasternak H. Late infections of

total joint prostheses. A review and recommendations for prevention. Clin Orthop. 1988:131-42.
8. Aggarwal VK, Tischler EH, Lautenbach C, et al. Mitigation and education. J Arthroplasty. 2014;29:19-25.
9. Tokarski AT, Patel RG, Parvizi J, et al. Dental clearance prior to elective arthroplasty may not be needed for everyone. J Arthroplasty. 2014;29:1729-32.

第 17 章

内固定存留时的人工关节置换

(著者：William V Arnold)

当前的证据

对于人工关节置换外科医生来说，对因既往骨折手术而内固定存留的病例进行髋或膝关节置换手术存在一定难度。这样的关节置换手术要么和常规的初次置换手术一样简单，要么比翻修手术还要复杂。最近的一项研究发现，既往膝关节手术史会使全膝关节置换(total knee arthroplasty，TKA)的手术时间增加 43%，再入院率也明显高于初次 TKA[1]。类似病例也会使全髋关节置换(total hip arthroplasty，THA)的手术时间增加 30%、住院时间更长(3.8 天 *vs.* 2.8 天)，并更多需要使用翻修假体[2]。感染始终是骨折固定后的关节置换需要考虑的问题。近期的一项研究对髋部骨折固定术后行 THA 的病例进行了分析，按照肌肉骨骼感染学会(Musculoskeletal Infection Society，MSIS)定义中的术前标准或术中培养结果，33 例中有 6 例(18%)出现了感染[3]。术前 ESR 和 CRP

> **Rothman 研究所的经验**
>
> 1. 和所有关节翻修手术一样，这类患者都需要通过术前检查排除感染。
> 2. 仅在内固定影响假体放置的时候才需取出。
> 3. 一些困难的病例分期手术时需要在一期手术时首先取出内固定，完成截骨，可能还需要放置抗生素占位器，待伤口愈合满意后再二期植入人工关节。

有助于在术前对感染做出诊断，两个指标同时升高时的敏感度为100%，ESR 和 CRP 的特异度分别为 85%和 81%[3]。

一期或二期手术

通常情况下，此时大多数的人工关节置换通过一期手术即可完成，仅在内固定影响了假体放置或截骨的时候才需要将内固定取出。仅仅在患者内固定位置存在感染病史时才需要取出全部内固定。这些患者应分两步进行关节置换手术。手术的第一步需要取出内固定、完成截骨、彻底清创，可能还要植入带抗生素的占位器。通常在 3～4 周伤口愈合且炎性组织恢复正常后再二期植入人工关节。当患者存在疑似感染，或通过关节置换切口以外的另一个切口取出假体时，同样需要二期手术来完成人工关节置换。在后一种情况下，如果同时采用的两个切口位置邻近，会有伤口裂开的可能。

> **注意事项**
>
> 1. 假体长度需超过内固定取出后产生的应力集中区。
> 2. 既往骨折病例行膝关节置换遇到的最大风险可能不是取出内固定本身，而在于手术显露和伤口愈合。

手术策略

髋关节：在对股骨侧进行处理时，手术医生常会遇到因既往髋关节骨折、髋臼骨折、髋部发育不良、股骨头骨骺滑脱（slipped capital femoral epiphysis，SCFE）或髋关节融合而存留的内固定。此时，可将内固定取出的同时选择长柄股骨假体来跨越因内固定取出而产生的骨质薄弱区，或者将大部分内固定诸如接骨板和螺钉等留在原位而使用传统假体。对于年轻的病例要尽量避免影响骨干，仅仅需要取出“干扰”近端涂层股骨柄的内固定即可。治疗 SCFE 或头下型骨折的螺钉取出时并不困难，但需要特别注意的是，应先将髋关节脱位后再将螺钉取出，否则可能导致股骨螺钉部位处的骨折。少数情况下,可能会出现难以找到螺钉头或螺钉头滑丝的情况。此时可以先截断股骨颈,再一点点去除股骨头,最后再由外侧骨皮质敲出螺钉。

如果既往的内固定手术位于大转子,则处理时应特别注意。在将大转子处的内固定去除后,周围的骨质往往比较薄弱,有可能出现继发性骨折。此时为了保护大转子并获得更好的固定效果,就要考虑行延长截骨的可能。股骨近端严重畸形或畸形愈合也会给手术造成困难,此时可能需要行大转子延长截骨术或通过股骨截骨来恢复力线。一些患者的髓内固定装置无法取出(比如一些老式装置如 Judet 钉的取出就极为困难)或者一旦取出可能造成皮质薄弱的情况下,可能就要考虑选择表面置换术[4]。取出顺行髓内钉时可能会明显减弱外展肌肌力,从而增加关节不稳定和术后跛行的可能。这些情况都需要告知患者。

膝关节:膝关节周围骨折或关节外骨折,常常会改变膝关节的力线,其中为数不少病例往往会发展成为创伤后关节炎,在随后进行人工关节置换手术中,就必须要考虑到内固定和关节力线改变所带来的问题。取出内固定后可能导致应力集中并引发再骨折[5]。

既往的膝关节手术带来最大的困难并不是内固定本身,而是如何处理既往手术遗留的切口[6]。在进行手术前就要对伤口可能的愈合情况有充分的预期。一项纳入了 16 篇文献的系统性回顾对既往胫骨平台骨折开放复位内固定(open reduction and internal fixation,ORIF)后行全膝关节置换的病例进行了分析,伤口并发症的发生率为 13%[7],全部并发症的发生率从 14%到 67%不等,其中手术部位感染(surgical site infection,SSI)的发生率为 21%,深部感染的发生率为 17%[7],术后需要再次手术的概率为 21%。当既往胫骨平台骨折 ORIF 并发感染时,结果就更为糟糕,全部并发症发生率为 53%,其中 26%会再发感染[8]。

既往关节内骨折的病例在行膝关节置换时可能面临的另一个问题就是手术暴露过程中可能造成髌腱或侧副韧带的撕裂[9]。

因此,在此类患者中清理内外侧沟和去除粘连和瘢痕组织时应格外小心。如需扩大显露,则要考虑是否需要行股四头肌成形术,极少数情况下亦可行胫骨结节截骨。取出内固定时可能需要使用之前的手术切口,将此切口向近端延长即可行人工关节置换手术。

膝关节周围的内固定由单枚或多枚螺钉固定时较易取出且不会导致应力集中,但在大多数情况下,关节周围骨折多采用接骨板和螺钉固定。此时,螺钉就会跨越髁间区域,对后稳定型假体的髁间截骨形成干扰。此时就需要将内固定完全或干扰髁间截骨的部分取出。应力集中可以采用植骨以加强局部骨质或使用带柄股骨假体以跨越骨质薄弱区的方法进行处理。如要完全取出内固定接骨板和螺钉,则可以放置普通假体的同时使用逆行髓内钉[10]。股骨假体定位时用到的髓内力线导向器还会受到股骨髓内固定装置的干扰,大部分情况下可以采用计算机导航的方法予以克服[11-12]。

结果

尽管 SSI 和深部感染等术后并发症的发生率较高[7],但根据文献报道,胫骨平台骨折后 TKA 术后 15 年随访,假体存活率为 96%[13]。一项研究对 62 例胫骨平台 ORIF 后行 TKA 病例进行了回顾,结果出现了 2 例 SSI(3.2%)、2 例早期深部感染(3.2%)和 1 例晚期 PJI(1.6%)[13]。在 21 例(34%)术后并发症中,90%出现在术后 2 年以内[13]。

感染也是内固定后 THA 主要关注的问题。最近的两项研究发现,髋关节融合术后 THA 病例 PJI 的发生率从 2.5% 到 9.0%[14-15]。另有报道认为,髋部骨折术后 THA 出现 PJI 的发生率为 1.0%~3.2%[16-18]。还有研究发现,髓内钉改行关节置换术后 PJI 的发生率(3.2%)高于髋部滑动螺钉(1.7%)[17]。既往半髋置换后行 THA 出现 PJI 的发生率仅有 2.2%[19]。

小结

既往骨折内固定后行全髋和膝关节置换会让医生面临各种困难。感染是这类人群需要面对的主要问题。无论是术前还是术中,都要时刻注意及时发现、预防、治疗已有或潜在的感染。尽管这类病例会耗费额外的时间和精力,围术期并发症发生率也不低,但绝大部分病例可以实现无感染的长期生存。

(译者:陈晓勇 审校:朱锦宇)

参考文献

1. Kreitz TM, Deirmengian CA, Penny GS, et al. A current procedural terminology code for "Knee Conversion" is needed to account for the additional surgical time required compared to total knee Arthroplasty. J Arthroplasty. 2017;32:20-3.
2. Schwarzkopf R, Chin G, Kim K, et al. Do conversion total hip arthroplasty yield comparable results to primary total hip arthroplasty? J Arthroplasty. 2017;32(3): 862-71.
3. Gittings DJ, Courtney PM, Ashley BS, et al. Diagnosing infection in patients undergoing conversion of prior internal fixation to total hip arthroplasty. J Arthroplasty. 2017;32: 241-5.
4. Mont MA, McGrath MS, Ulrich SD, et al. Metal-on-metal total hip resurfacing arthroplasty in the presence of extra-articular deformities or implants. J Bone Joint Surg Am. 2008;90:45-51.
5. Davison BL. Refracture following plate removal in supracondylar-intercondylar femur fractures. Orthopedics. 2003;26:157-9.
6. Vince KG, Abdeen A. Wound problems in total knee arthroplasty. Clin Orthop. 2006;452:88-90.
7. Saleh H, Yu S, Vigdorchik J, Schwarzkopf R. Total knee arthroplasty for treatment of post-traumatic arthritis: Systematic review. World J Orthop. 2016;7:584-91.
8. Larson AN, Hanssen AD, Cass JR. Does prior infection alter the outcome of TKA after tibial plateau fracture? Clin Orthop. 2009;467:1793-9.

9. Weiss NG, Parvizi J, Trousdale RT, et al. Total knee arthroplasty in patients with a prior fracture of the tibial plateau. J Bone Joint Surg Am. 2003;85:218-21.
10. Ries MD. Prophylactic intramedullary femoral rodding during total knee arthroplasty with simultaneous femoral plate removal. J Arthroplasty. 1998;13:718-21.
11. Klein GR, Austin MS, Smith EB, et al. Total knee arthroplasty using computer-assisted navigation in patients with deformities of the femur and tibia. J Arthroplasty. 2006;21:284-8.
12. Fehring TK, Mason JB, Moskal J, et al. When computer-assisted knee replacement is the best alternative. Clin Orthop. 2006;452:132-6.
13. Abdel MP, von Roth P, Cross WW, et al. Total knee arthroplasty in patients with a prior tibial plateau fracture: a long-term report at 15 Years. J Arthroplasty. 2015;30:2170-2.
14. Celiktas M, Kose O, Turan A, et al. Conversion of hip fusion to total hip arthroplasty: clinical, radiological outcomes and complications in 40 hips. Arch Orthop Trauma Surg. 2017;137:119-27.
15. Jain S, Giannoudis PV. Arthrodesis of the hip and conversion to total hip arthroplasty: a systematic review. J Arthroplasty. 2013;28:1596-602.
16. Zahar A, Cross MB, Lakatos T, et al. Conversion arthroplasty of the hip: mid-term results are good. Hip Int J Clin Exp Res Hip Pathol Ther. 2015;25:520-4.
17. Pui CM, Bostrom MP, Westrich GH, et al. Increased complication rate following conversion total hip arthroplasty after cephalomedullary fixation for intertrochanteric hip fractures: a multi-center study. J Arthroplasty. 2013;28:45-7.
18. Archibeck MJ, Carothers JT, Tripuraneni KR, et al. Total hip arthroplasty after failed internal fixation of proximal femoral fractures. J Arthroplasty. 2013;28:168-71.
19. Fichman SG, Mäkinen TJ, Vincent A, et al. Complications following conversion of a hip hemiarthroplasty to a total hip arthroplasty. Int Orthop. 2015;39:2335-9.

第 18 章

肝脏和肾脏疾病

（著者：Christopher P Bechtel，Antonia F Chen）

肾脏疾病

大量研究发现，活动性肾病会增加全关节置换（total joint arthroplasty，TJA）后并发症的风险。美国医保数据库中，肾病患者全髋关节置换术后出现人工关节假体周围感染（periprosthetic joint infection，PJI）和 90 天内死亡的相对危险度分别为 1.45 和 3.35[1]，全膝关节置换术后出现 PJI 和 90 天内死亡的相对危险度分别为 1.46 和 3.80[2]。大部分骨科文献都在关注终末期肾病（end stage renal disease，ESRD）患者围术期并发症和 PJI 的风险。虽然不同文献的结果有一定差异，但大多数研究认为这类患者的感染率明显更高，最高可达 30%[3-6]。我们研究所曾发表过大样本的慢性肾脏疾病的队列研究，纳入的 359 例患者中共有 50 例需要血液透析[7]。结果在 50 例透析患者中，有 10 例（20%）出现了手术部位感染，其中 4 例（8%）最终诊断为 PJI，4 例（8%）在住院期间死亡。透析组患者发生感染的比值比为 7.54（95%可信区间为 2.83～20.12），在院死亡的比值比为 10.46（95%可信区间为 1.67～65.34）[7]。

此外，接受实质器官移植的患者发生并发症的风险也明显增高[8]，尤其以感染最为显著。这可能与抗排异药物抑制免疫功能有关，但和抗风湿药物不同的是，抗排异药物通常需要在围术期连续服用。考虑到这类患者出现感染和其他并发症风险较高，与肾病科医生之间协作就显得非常重要，尤其是对进行透析或肾移植的患者更是如此。

通常推荐，血清肌酐大于 1.5 mg/dl 或肌酐清除率小于 100 ml/min 时需要进一步的肾功能评估[9]。但实际上，由于肾脏疾病可能会带来严重并发症，任何异常数值都要求进行进一步评估。尽管在择期 TJA 之前需要进行内科调整，但需要注意的是，经过纠正的肾脏疾病患者的并发症风险仍然很高[10]。下一步需要对术前内科优化的作用做出进一步评估，明确择期 TJA 手术前肾功能实验室指标的理想范围。

TJA 患者的内科优化需针对肾脏疾病的潜在病因进行。首先关注药物造成的肌酐升高等可逆性病因，并给予相应的治疗。通过风险效益分析，确定手术可接受的临界值。一旦确定手术，就要根据肾功能情况调整药物剂量，并考虑到药物（例如非甾体抗炎药）对免疫系统的影响。无论患者的肾功能情况如何，目前仍推荐使用一代或二代头孢菌素作为预防性用药[11]。但对经常透析的患者，考虑到 MRSA 的风险，推荐在使用一代头孢的同时加用万古霉素。术后应再次会同肾病科医生一起对这类患者的液体管理和治疗进行个体化处理。

肝脏疾病

虽然关于肝脏疾病患者 TJA 的文献不多，但其中大部分报道主要关注丙型肝炎和（或）肝硬化的患者。由于 1945—1965 年出生的人群中丙型肝炎的发病率极高[12]，CDC 推荐对这类人群进行一次丙型肝炎筛查，但 AAOS 指南中并未要求在 TJA 术前进行筛查。丙型肝炎并发症包括了肝硬化，这更多与酒精有关[13]。Issa 等对全国此类住院患者数据库进行了研究，结果发现和对照组相比，全部并发症增加 30%，TJA 术后的内科并发症增加 15%，外科并发症增加 78%，平均住院日增加 14%[14]。我们研究所也对71例术前肝功能正常的丙型肝炎患者进行了分析,和对照组相比,丙型肝炎患者的伤口并发症发生率、住院时间和机械性松动发生率明显高于对照组[15]。

文献中报道的肝硬化TJA患者和丙型肝炎患者的结果类似。有几项100例以内的小样本研究发现此类患者中PJI的发生率更高[16-20]。Jiang等也得出了类似的结论,他们分析了全国住院患者数据库和国家住院数据库中肝硬化(酒精性、非酒精性和胆汁性)的患者,结果发现,肝硬化患者不仅PJI风险更高、住院时间更长、住院费用更高,而且再入院率、再手术率和死亡率都明显高于对照组[21]。Tiberi等基于常见实验室指标,按照终末期肝脏疾病模型(model for end stage liver disease,MELD)评分对患者进行分层来对TJA并发症的风险进行预测。结果发现,MELD评分大于10分与小于10分的患者相比,出现并发症的可能性增加3倍,死亡可能性增加4.1倍[22]。

Rothman研究所的方案

由于肾脏疾病和肝脏疾病患者TJA术后的并发症明显增加,所有伴有肾脏疾病、丙型肝炎或肝硬化的患者都要在择期TJA前进行彻底评估,包括常规血液检验项目中的肝肾功能。存在慢性肾衰竭、透析和其他肾功能异常病史的患者要在关节置换术前由肾脏科医生做进一步的评估和优化,丙型肝炎和肝硬化的患者则要在术前由肝病科医生进行评估。

要详细了解患者的既往病史,包括肾脏疾病、血液透析和实质器官移植的情况。当肾功能不全的患者血清肌酐大于1.5 mg/dl或肌酐清除率小于100 ml/min即认为存在高危可能,此时应由肾病科医生给予治疗和预防性措施。在面对这类患者的时候,和肾病科医生密切协作对降低TJA的风险和并发症就显得非常重要。在急性肾损伤的情况下,医生应在患者渡过急性期后再实施手术。此外,考虑到TJA属于择期手术,医生应严格把握标准直至待内科情况调整满意。虽然肾脏疾病患者感染风险增加，但仍推荐使用一代或二代头孢菌素，这和其他患者没有明显区别。

我们还会详细回顾肝脏疾病患者的病史，尤其是活动性丙型肝炎、肝硬化或实质性脏器移植的情况。目前还有关于丙型肝炎内科治疗和手术推荐标准的相关临床推荐。需要向患者详细告知面临更多内科和外科并发症和死亡的可能。另外，还要根据血清肌酐、血清胆红素和国际标准化比值(international normalized ratio，INR)对患者进行 MELD 评分[23]。MELD 评分大于 10 分的患者不应进行 TJA 手术，因为这不仅会在围术期带来内科/外科的风险，还能造成死亡这一不可接受的后果。

肾脏疾病患者检查流程见下图。

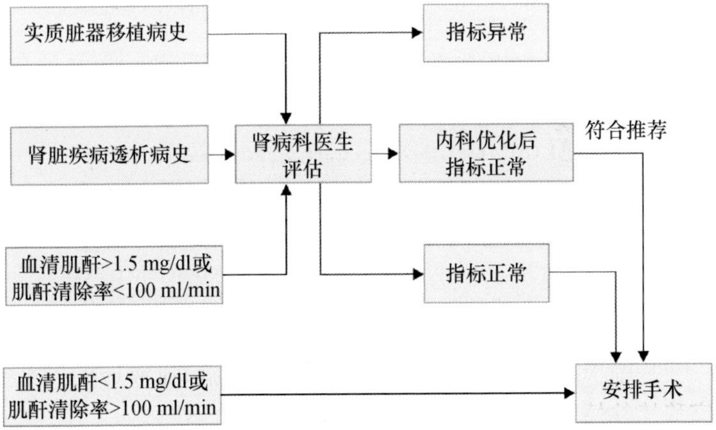

(译者：陈晓勇　审校：朱锦宇)

参考文献

1. Bozic KJ, Lau E, Ong K, et al. Patient-related risk factors for periprosthetic joint infection and postoperative mortality following total hip arthroplasty in Medicare patients. J Bone Joint Surg Am. 2012;94:794-800.
2. Bozic KJ, Lau E, Kurtz S, et al. Patient-related risk factors for postoperative mortality and periprosthetic joint infection in medicare patients undergoing TKA. Clin Orthop. 2012;470:130-7.
3. Sunday JM, Guille JT, Torg JS. Complications of joint arthroplasty in patients with end-stage renal disease on hemodialysis. Clin Orthop. 2002;397:350-5.
4. Sakalkale DP, Hozack WJ, Rothman RH. Total hip arthroplasty in patients on long-term renal dialysis. J Arthroplasty. 1999;14:571-5.
5. Shrader MW, Schall D, Parvizi J, et al. Total hip arthroplasty in patients with renal failure: a comparison between transplant and dialysis patients. J Arthroplasty. 2006;21:324-9.
6. Lieberman JR, Fuchs MD, Haas SB, et al. Hip arthroplasty in patients with chronic renal failure. J Arthroplasty. 1995;10:191-5.
7. Erkocak OF, Yoo JY, Restrepo C, et al. Incidence of infection and inhospital mortality in patients with chronic renal failure after total joint arthroplasty. J Arthroplasty. 2016;31:2437-41.
8. Klatt BA, Steele GD, Fedorka CJ, et al. Solid organ transplant patients experience high rates of infection and other complications after total knee arthroplasty. J Arthroplasty. 2013;28:960-3.
9. Ng VY, Lustenberger D, Hoang K, et al. Preoperative risk stratification and risk reduction for total joint reconstruction. J Bone Jt Surg. 2013;95:e191-15.
10. McCleery, MA, Leach WJ, Norwood T. Rates of infection and revision in patients with renal disease undergoing total knee replacement in Scotland. J Bone Joint Surg Br. 2010;92:1535-9.
11. Hansen E, Belden K, Silibovsky R, et al. Perioperative antibiotics. J Orthop Res Off Publ Orthop Res Soc. 2014;32:S31-59.

12. Smith BD, Morgan RL, Beckett GA, et al. Centers for Disease Control and Prevention. Recommendations for the identification of chronic hepatitis C virus infection among persons born during 1945-1965. MMWR Recomm Rep. 2012;61 (RR-4):1-32.
13. Heidelbaugh JJ, Bruderly M. Cirrhosis and chronic liver failure: part I. Diagnosis and evaluation. Am Fam Physician. 2006;74:756-76.
14. Issa K, Boylan MR, Naziri Q, et al. The impact of hepatitis C on short-term outcomes of total joint arthroplasty. J Bone Joint Surg Am. 2015;97:1952-7.
15. Pour AE, Matar WY, Jafari SM, et al. Total joint arthroplasty in patients with hepatitis C. J Bone Joint Surg Am. 2011;93:1448-54.
16. Hsieh PH, Ueng SW, Lee MS, et al. Prosthetic hip infection in patients with liver cirrhosis: an outcome analysis. Int J Infect Dis. 2010;14:e1054-9.
17. Orozco F, Post ZD, Baxi O, et al. Fibrosis in Hepatitis C patients predicts complications after elective total joint arthroplasty. J Arthroplasty. 2014;29:7-10.
18. Cohen SM, Te HS, Levitsky J. Operative risk of total hip and knee arthroplasty in cirrhotic patients. J Arthroplasty. 2005;20:460-6.
19. Moon YW, Kim YS, Kwon SY, et al. Perioperative risk of hip arthroplasty in patients with cirrhotic liver disease. J Korean Med Sci. 2007;22:223-6.
20. Shih LY, Cheng CY, Chang CH, et al. Total knee arthroplasty in patients with liver cirrhosis. J Bone Joint Surg Am. 2004;86:335-41.
21. Jiang SL, Schairer WW, Bozic KJ. Increased rates of periprosthetic joint infection in patients with cirrhosis undergoing total joint arthroplasty. Clin Orthop Relat Res. 2014;472:2483-91.
22. Tiberi JV, Hansen V, El-Abbadi N, et al. Increased complication rates after hip and knee arthroplasty in patients with cirrhosis of the liver. Clin Orthop Relat Res. 2014;472: 2774-8.
23. Malinchoc M, Kamath PS, Gordon FD, et al. A model to predict poor survival in patients undergoing transjugular intrahepatic portosystemic shunts. Hepatology. 2000;31: 864-87.

第19章

贫　　血

（著者：Christopher P Bechtel，Javad Parvizi）

介绍

全关节置换术前贫血较为常见且没有明显的临床症状，在我们研究所，术前贫血的发生率为19.6%，其他报道为24%～44%[1-2]。很多患者并未意识到自身存在贫血[3]，一旦手术，术中出血又会让贫血进一步加重。例如，单侧膝关节置换会让血红蛋白下降3.6 g/L，双侧膝关节置换会让血红蛋白下降5.0 g/L[4]。虽然血液保护技术（主要是氨甲环酸）的出现使得失血量明显减少，但仍存在大量失血的可能。所幸的是，贫血极少会引起心肌梗死或死亡等严重的不良事件[5-7]，但很多研究认为，贫血出现人工关节假体周围感染（periprosthetic joint infection，PJI）（4.3%和2%）、肺栓塞（比值比1.697∶1）、异体血输血的风险明显高于对照组，并拉长了恢复时间，最终导致治疗费用的增加[1,5-6]。

术前贫血最常见的原因就是缺铁性贫血和慢性疾病导致的贫血[8]。为明确贫血的病因，应先进行标准的实验室检测，再给予合适的治疗。铁蛋白、全血细胞计数（complete blood count，CBC）和分类这些实验室检查有助于选择治疗方案[9]。纠正术前贫血可以减少术后输血，缩短住院时间，降低再入院率[9-11]。因此，应在术前尽可能地治疗贫血，使血红蛋白恢复至正常或接近正常的水平。铁剂、叶酸和促红细胞生成素这些简单、非侵入性的方法，不仅能有效治疗贫血，而且能减少 TJA 患者输血的可能[2,12]。

和美国其他机构一样，我们研究所没有采用自体血预储存的方法，因为这反而会导致患者出现术前贫血，而且血液的采集和存储非常昂贵，还有很多患者预储存的血液最终并未派上用场[11]。

Rothman 研究所的方案

我们研究所所有接受择期 TJA 的患者都要在术前至少 2 周由初级医师和（或）心脏科医师进行健康筛查，其中就包括通过 CBC 来评估患者是否存在贫血。术前贫血的诊断标准为男性血红蛋白小于 13 g/dl，女性小于 12 g/dl。如果任何患者血红蛋白小于 9 g/dl 就要在术前请血液科医生进一步评估。

贫血原因不明的患者就要进行常规贫血检查，包括：血清铁蛋白、叶酸和红细胞体积等，再根据这些指标给予相应的处理。小红细胞性贫血时给予铁剂，大红细胞性贫血时给予叶酸和多种维生素。铁蛋白≤100 ng/ml 时可能需要给予口服铁剂，亦可按照血液科医生的推荐给予静脉铁剂；铁蛋白＞100 ng/ml 时，考虑为慢性疾病造成的贫血，则要在术前 7～14 天给予口服铁剂的同时加用促红细胞生成素（600 IU/kg）。

择期关节置换的患者合并严重贫血时，应将手术推迟到贫血改善以后。在术前数周就要根据贫血原因给予治疗，直至血红蛋白恢复正常。

贫血检查流程见下图。

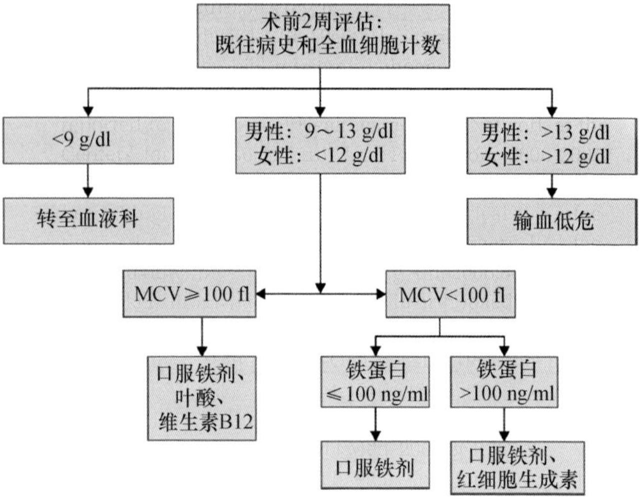

贫血检查流程

MCV:平均红细胞体积

(译者:陈晓勇　审校:朱锦宇)

参考文献

1. Greenky M, Gandhi K, Pulido L, et al. Preoperative anemia in total joint arthroplasty: is it associated with periprosthetic joint infection? Clin Orthop Relat Res. 2012;470: 2695-701.
2. Spahn DR. Anemia and patient blood management in hip and knee surgery: a systematic review of the literature. Anesthesiology. 2010;113:482-95.
3. Worldwide prevalence of anaemia 1993-2005: WHO global database on anaemia. 2008.
4. Diiorio TM, Burkholder JD, Good RP, et al. Platelet-rich plasma does not reduce blood loss or pain or improve range of motion after TKA. Clin Orthop Relat Res. 2012;470:

138-43.
5. Parvizi J, Huang R, Raphael IJ, et al., Symptomatic pulmonary embolus after joint arthroplasty: stratification of risk factors. Clin Orthop Relat Res. 2013;472:903-12.
6. Vincent HK, Omli MR, Vincent KR. Absence of combined effects of anemia and bilateral surgical status on inpatient rehabilitation outcomes following total knee arthroplasty. Disabil Rehabil. 2010;32:207-15.
7. Mantilla CB, Wass CT, Goodrich KA, et al. Risk for perioperative myocardial infarction and mortality in patients undergoing hip or knee arthroplasty: the role of anemia. Transfusion. 2011;51:82-91.
8. Enko D, Wallner F, von-Goedecke A, et al. The impact of an algorithm-guided management of preoperative anemia in perioperative hemoglobin level and transfusion of major orthopedic surgery patients. Anemia. 2013;2013:641876.
9. Kotze A, Carter LA, Scally AJ. Effect of a patient blood management programme on preoperative anaemia, transfusion rate, and outcome after primary hip or knee arthroplasty: a quality improvement cycle. Br J Anaesth. 2012;108: 943-52.
10. Goodnough LT, et al. Detection, evaluation, and management of preoperative anaemia in the elective orthopaedic surgical patient: NATA guidelines. Br J Anaesth. 2011;106: 13-22.
11. Martinez V, et al. Transfusion strategy for primary knee and hip arthroplasty: impact of an algorithm to lower transfusion rates and hospital costs. Br J Anaesth. 2007;99: 794-800.
12. Delasotta LA, et al. The use of epoetin-alpha in revision knee arthroplasty. Adv Orthop. 2012; 2012:595027.

第 20 章

周围血管疾病

（著者：John Kozy，Christopher P Bechtel）

介绍

周围血管疾病（peripheral vascular disease，PVD）是一种进展性的慢性循环系统疾病，常常由周围血管粥样硬化狭窄引起。股浅动脉和腘动脉最常受累。PVD 可能表现为下肢跛行、缺血造成的休息痛和缺血性溃疡，但也有约 50% 的患者没有任何症状[1]。引起 PVD 的危险因素包括：年龄、性别、糖尿病、高脂血症、高血压和吸烟[2-4]。不同文献中报道的下肢 PVD 发生率差异很大。糖尿病患者的发病率为 5.1%～38.9%，非糖尿病患者的发病率为 2.6%～12.2%[5-8]。Bozic 等回顾了全国医保数据库的 83 000 名接受全膝关节置换（total knee arthroplasty，TKA）患者，PVD 发病率为 12%[9]，他们同时发现，PVD 是术后 90 天死亡（风险比 1.49）和 PJI（风险比 1.15）的独立危险因素[9]。

TKA 术后的血管并发症和 PVD 有关。TKA 术后动脉并发症的危险因素包括：动脉供血不足、既往血管手术史、足背动脉缺如或不对称、影像学可见腘动脉瘤、股浅动脉远端或腘动脉钙化[10-14]。虽然这些情况并不常见，但可能影响肢体，甚至威胁生命。TKA 术后的动脉并发症发生率从 0.03% 到 0.17% 不等[15-19]，据报道，一旦出现动脉并发症，25%～43%的患者需要截肢[10-11]。另外，梅奥医院发现，既往同侧下肢接受过动脉旁路移植的患者，TKA 术后动脉损伤的发生率可达到 20%[20]。

PVD 患者使用止血带有一定争议。有很多文献报道，止血带会导致既往合并动脉粥样斑块和钙化的患者 TKA 术后出现缺血并发症[13,16,21-22]。一些作者据此推荐，这类患者 TKA 手术时不应使用止血带[12-13]。

Rothman 研究所的推荐

由于 PVD 造成的血管并发症发生率很低，所以并没有针对 PVD 患者专门制定预防血管损伤或检查的指南。所有患者都应该进行详细的病情回顾和体格检查，尤其要注意下肢皮肤变化、肤色异常、足背动脉搏动、皮肤溃疡和既往血管重建手术的切口。除了既往有主动脉、髂动脉或股动脉旁路移植(搭桥)或支架手术以外，我们不会对全髋关节置换的患者进行额外的检查。但 TKA 患者就要在术前通过 X 线检查确认是否存在血管钙化、血管支架或血管夹。如果对 PVD 诊断不明或治疗欠佳，就要在 TKA 术前请血管外科会诊。仔细权衡 TKA 术中使用止血带以避免出现动脉并发症。最后，评估既往同侧下肢动脉移植的患者时要极其谨慎，尽量避免给这类患者实施择期膝关节重建手术。

(译者：陈晓勇　审校：朱锦宇)

参考文献

1. Aronow WS. Peripheral arterial disease of the lower extremities. Arch Med Sci. 2012;8:375-88.
2. Zimmermann BR, Palumbo PJ, O'Fallon WM, et al. A prospective study of peripheral occlusive arterial disease in diabetes. I. Clinical characteristics of the subjects. Mayo Clin Proc. 1981;56:217-22.
3. Palumbo PJ, O'Fallon WM, Osmundson PJ, et al. Progression of peripheral occlusive arterial disease in diabetes mellitus. Arch Intern Med. 1991;151:717-21.
4. Beach KW, Bedford GR, Bergelin RO, et al. Progression of lower-extremity arterial occlusive disease in type II diabe-

tes mellitus. Diabetes Care. 1988;11:464-72.
5. Nilsson SE, Nilsson JE, Frostberg N, et al. The Kristianstad survey II. Studies in a representative adult diabetic population with special reference to comparison with an adequate control group. Acta Med Scand Suppl. 1967;469:1-42.
6. Melton LJ, III, Macken KM, Palumbo PJ, et al. Incidence and prevalence of clinical peripheral vascular disease in a population-based cohort of diabetic patients. Diabetes Care. 1980;3:650-4.
7. Janka HU, Standl E, Mehnert H. Peripheral vascular disease in diabetes mellitus and its relation to cardiovascular risk factors: screening with the Doppler ultrasonic technique. Diabetes Care. 1980;3:207-13.
8. Bendick PJ, Glover JL, Keubler TW, et al. Progression of atherosclerosis in diabetics. Surgery. 1983;93:834-8.
9. Bozic KJ, Lau E, Kurtz S, et al. Patient-related risk factors for postoperative mortality and periprosthetic joint infection in medicare patients undergoing TKA. Clin Orthop. 2012;470:130-7.
10. Holmberg A, Milbrink J, Bergqvist D. Arterial complications after knee arthroplasty: four cases and a review of the literature. Acta Orthop Scand. 1996;67:75-8.
11. Kumar SN, Chapman JA, Rawlins I. Vascular injuries in total knee arthroplasty: a review of the problem with special reference to the possible effects of the tourniquet. J Arthroplasty. 1998;13:211-6.
12. DeLaurentis DA, Levitsky KA, Booth RE, et al. Arterial and ischemic aspects of total knee arthroplasty. Am J Surg. 1992;164:237-40.
13. Hozack WJ, Cole PA, Gardner R, et al. Popliteal aneurysm after total knee arthroplasty: case reports and review of the literature. J Arthroplasty. 1990;5:301-5.
14. Klenerman L. The tourniquet in operations on the knee: a review. J R Soc Med. 1982;75:31-2.
15. Calligaro KD, DeLaurentis DA, Booth RE, et al. Acute arterial thrombosis associated with total knee arthroplasty. J Vasc Surg. 1994;20:927-32.
16. Rand JA. Vascular complications of total knee arthroplasty: report of three cases. J Arthroplasty. 1987;2:89-93.
17. Ninomiya JT, Dean JC, Goldberg VM. Injury to the popliteal artery and its anatomic location in total knee arthroplasty.

J Arthroplasty. 1999;14:803-9.
18. Rush JH, Vidovich JD, Johnson MA. Arterial complications of TKA: the Australian experience. J Bone Joint Surg Br. 1987;69:400.
19. Padegimas EM, Levicoff EA, McGinley AD, et al. Vascular complications after total knee arthroplasty: a single institutional experience. J Arthroplasty. 2016;31:1583-8.
20. Turner NS, Pagnano MW, Sim FH. Total knee arthroplasty after ipsilateral peripheral arterial bypass graft: acute arterial occlusion is a risk factor with or without tourniquet use. J Arthroplasty. 2001;16:317-21.
21. Parfenchuck T, Young T. Intraoperative occlusion in total joint arthroplasty. J Arthroplasty. 1994;9:217-20.
22. Schina Jr MJ, Atnip RG, Healy DA, et al. Relative risks of limb revascularization and amputation in the modern era. Cardiovasc Surg. 1994;2(6):754-9.

第21章

饮酒和用药

(著者:Christopher P Bechtel)

饮酒

全关节置换(total joint arthro plasty,TJA)的患者饮酒未必会增加术后并发症或人工关节假体周围感染(periprosthetic joint infection,PJI)的风险,但已有证据表明,滥用酒精(如酗酒、酒精依赖)是一种潜在危险因素。该研究中的大部分数据来自退伍军人事务部属医院,这主要是由于退伍军人发生酒精滥用的情况非常普遍。虽然退伍军人中酒精滥用的总发生率无法反映一般人群中的情况,但酒精滥用带来的并发症却和其他人群并无区别。Harris 等对 185 例接受 TJA 的退伍军人进行监测,这部分人群都曾有过饮酒史,酒精滥用的比例为 17%[1]。更令人印象深刻的是,他们发现,监测评分上的每一项评分对应于其并发症增加 29%[1]。Bradley 等对接受非心脏大手术的 9176 例美国男性退伍军人进行了评估,结果发现,过度摄入酒精会明显增加感染的风险[2]。最后,过度摄入酒精(40 个单位/周)会增加大量出血和感染等术后并发症的风险[2-4]。

这些患者的术后并发症可能是由于酒精引发的对免疫系统和代谢应激反应的破坏,从而加重手术本身带来的应激反应[3]。已有研究证明,即使每天只喝 2～3 杯,也会破坏免疫功能,表现出对迟发性超敏反应的抑制[5-6]。

虽然戒酒不一定会减少 PJI 的风险，但一些研究报道其可以减少发病率[4-5]。患者的免疫反应在戒酒 2 周以后可以明显改善，8 周后恢复正常[7]。甚至对于酗酒者而言，在戒酒 2～6 周免疫能力即可恢复正常，伤口愈合能力的恢复则仅需要 3～4 周[8]。Tonnesen 等报道，酗酒者在术前 4 周戒酒可以明显减少术后并发症的发病率[3]。

静脉药物滥用

既往有静脉药物使用（intravenous drug use，IVDU）者是感染的高危人群，因此对这类人群的 TJA 决策显得格外困难[9-10]。Lehman 等评估了 IVDU 患者和同时伴有 IVDU 和 HIV 的患者在 TJA 术后感染的风险，结果发现，深部 PJI 的发生率非常高，分别达到了 25％和 40％[10]。另一项研究也得到了类似的结果，有 IVDU 史的患者术后感染并发症的发生率为 28.6％[11]。

Rothman 研究所的推荐

尽管还没有充分的证据支持术前戒酒的做法，但我们还是认为应该在术前对长期饮酒患者进行监测。酗酒的患者应在至少术前 4 周开始戒酒来纠正异常的生理状态，并降低术后并发症的风险。考虑到 IVDU 患者的 PJI 发病率很高，我们推荐给这类患者实施择期 TJA 手术时应极其谨慎。另外，我们不推荐为频繁使用静脉药物的患者实施 TJA 手术。

（译者：陈晓勇　审校：朱锦宇）

参考文献

1. Harris AHS, Reeder R, Ellerbe L, et al. Preoperative alcohol screening scores: association with complications in men undergoing total joint arthroplasty. J Bone Joint Surg Am. 2011;93:321-7.
2. Bradley KA, Rubinsky AD, Sun H, et al. Alcohol screening and risk of postoperative complications in male VA patients

undergoing major non-cardiac surgery. J Gen Intern Med. 2011;26:126-9.

3. Tonnesen H, Nielsen PR, Lauritzen JB, et al. Smoking and alcohol intervention before surgery: evidence for best practice. Br J Anaesth. 2009;102:297-306.
4. Tonnesen H, Rosenberg J, Nielsen HJ, et al. Effect of preoperative abstinence on poor postoperative outcome in alcohol misusers: randomised controlled trial. BMJ. 1999;318:1311-6.
5. Tonnesen H. Alcohol abuse and postoperative morbidity. Dan Med Bull. 2003;50:139-60.
6. Pietsch JB, Meakins JL. Predicting infection in surgical patients. Surg Clin North Am. 1979;59:185-97.
7. Zeidel A, Beilin B, Yardeni I, et al. Immune response in asymptomatic smokers. Acta Anaesthesiol Scand. 2002;46:959-64.
8. Whiteford L. Nicotine CO and HCN: the detrimental effects of smoking on wound healing. Br J Community Nurs. 2003;8:S22-6.
9. Parvizi J, Sullivan TA, Pagnano MW, et al. Total joint arthroplasty in human immunodeficiency virus-positive patients: an alarming rate of early failure. J Arthroplasty. 2003;18:259-64.
10. Lehman CR, Ries MD, Paiement GE, et al. Infection after total joint arthroplasty in patients with human immunodeficiency virus or intravenous drug use. J Arthroplasty. 2001;16:330-5.
11. Habermann B, Eberhardt C, Kurth AA. Total joint replacement in HIV positive patients. J Infect. 2008;57:41-6.

第 22 章

抑郁症和其他精神疾病

（著者：Christopher P Bechtel）

介绍

精神健康方面的疾病在美国非常常见，在过去十年中获得诊断的比例增长很快[1]。2012 年国家药物使用健康调查发现，美国大约有 18%的成年人被诊断有精神疾病，4%已经严重到了影响基本日常生活[2]。根据全国住院患者数据库的统计，在接受全关节置换的患者中有 10%合并抑郁症[1,3]。大量研究证实，抑郁是导致全髋关节置换（total hip arthroplasty，THA）或全膝关节置换（total knee arthroplasty，TKA）患者肺栓塞、心脏疾病、死亡、术后 90 天内再入院等术后问题的独立危险因素[1,3,4-7]。

Bozic 等认为，抑郁等精神疾病是导致 TKA 术后人工关节假体周围感染（periprosthetic joint infection，PJI）的独立危险因素[6]。另外，精神疾病也是 TKA 术后 90 天内死亡的独立危险因素，而不论是 THA 还是 TKA，痴呆症亦均为术后 90 天内死亡的危险因素[6-7]。导致 PJI 增加的可能机制是，抑郁会引起细胞免疫系统的改变、促炎细胞因子的产生和体内皮质醇水平改变，这可能使得机体更加易于感染[8-9]。另外，抑郁、痴呆症等精神方面的疾病也可能伴有营养不良，继而需要异体血输血，由此增加了 PJI 的风险[8,10]。

Rothman 研究所的推荐

明显痴呆、发作期精神疾病或慢性精神疾病急性加重期的患者应避免或推迟进行择期全关节置换手术。

存在的争议

- 由于缺少抑郁和其他精神疾病的前瞻性研究,目前还不清楚是否有术前干预措施可以减少稳定的慢性抑郁和其他精神疾病的风险。
- 因为抑郁会增加患者出现 PJI 的风险,故应对抑郁患者进行初步评估,待抑郁获得有效治疗后再行择期手术。

(译者:陈晓勇　审校:朱锦宇)

参考文献

1. Browne JA, Sandberg BF, D'Apuzzo MR, et al. Depression is associated with early postoperative outcomes following total joint arthroplasty: a nationwide database study. J Arthroplasty. 2014;481-3.
2. Substance Abuse and Mental Health Services Administration. Results from the 2012 National Survey on Drug Use and Health: Mental Health Findings. Author, editor. Rockville, MD: HHS Public; 2013.
3. Buller LT, Best MJ, Klika AK, et al. The influence of psychiatric comorbidity on perioperative outcomes following primary total hip and knee arthroplasty; a 17-year analysis of the National Hospital Discharge Survey database. J Arthroplasty. 2014;30:754-79.
4. Jakobsen AH, Foldager L, Parker G, et al. Quantifying links between acute myocardial infarction and depression, anxiety and schizophrenia using case register databases. J Affect Disord. 2008;109:177-81.
5. Enger C, Weatherby L, Reynolds RF, et al. Serious cardiovascular events and mortality among patients with schizophrenia. J Nerv Ment Dis. 2004;192:19-27.
6. Bozic KJ, Lau E, Kurtz S, et al. Patient-related risk factors for postoperative mortality and periprosthetic joint infection in Medicare patients undergoing TKA. Clin Orthop Relat Res. 2012;470:130-7.
7. Bozic KJ, Lau E, Kurtz S, et al. Patient-related risk factors for

periprosthetic joint infection and postoperative mortality following total hip arthroplasty in Medicare patients. J Bone Joint Surg Am. 2012;94:794-800.

8. Leonard BE. The immune system, depression and the action of antidepressants. Prog Neuropsychopharmacol Biol Psychiatry. 2001;25:767-80.
9. Kiecolt-Glaser JK, Glaser R. Depression and immune function. J Psychosom Res. 2002;53:873.
10. Rezapoor M, Parvizi J. Prevention of periprosthetic joint infection. J Arthroplasty. 2015;30:902-7.

第 23 章

抗凝与人工关节假体周围感染

（著者：Blake A Eyberg）

当前的证据

静脉血栓栓塞（venous thromboembolism，VTE）事件是全关节置换手术无法回避的问题，可能是因为围术期康复鼓励早期活动，现在的症状性 VTE 事件发生率已经很低了[1-2]。美国骨科医师学会（American Academy of Orthopedic Surgeons，AAOS）临床实践指南推荐，患者在髋膝关节置换术后使用药物预防 VTE 不会增加出血的风险，但并未推荐哪一种药物效果更优[3]。另外，很少有文献会关注药物预防与伤口并发症、人工关节假体周围感染等次要结局之间的关系。血肿、伤口持续渗液和自体血输血都已被报道是 PJI 的危险因素[4-9]。目前可用于术后抗凝的药物包括：阿司匹林、低分子肝素（low-molecular-weight heparin，LMWH）、普通肝素、Ⅹa 因子抑制剂和华法林。

Rothman 研究所的经验
1. 应根据患者的身体情况、栓塞和出血的危险因素，个体化制订静脉血栓预防的措施。
2. 目前我们这里大部分医生在髋膝关节置换术后常规使用阿司匹林 81 mg 每日 2 次。
3. 平时使用抗凝药的患者通常要暂时停药，以使在术前恢复正常的凝血功能。一般情况下，术后再恢复使用抗凝药物。必要时请心脏科医生和（或）内科医生会诊来确定患者的个体化治疗方案。

阿司匹林

阿司匹林是一种抗血小板药物，可以有效预防心血管疾病患者形成动脉血栓栓塞[10]。同时，它也可以有效预防 TJA 围术期 VTE 事件的发生[11]。美国胸科医师学会和 AAOS 最近都支持将阿司匹林作为 TJA 预防 VTE 的有效药物[3,12]。和其他药物相比，阿司匹林在减少症状性 VTE 方面效果相当，同时还具有更好的安全性[3,13-17]。最近的一些研究还发现，TJA 术后使用阿司匹林的伤口并发症和血肿明显少于其他药物[16]。对于翻修手术的患者，阿司匹林的出血并发症和 VTE 发生率也明显低于华法林[18]。最初的 AAOS 指南推荐使用 325 mg 每日 2 次，最近的研究则认为，使用 81 mg 每日 2 次在预防血栓方面的效果相当，且出现胃肠道并发症和 PJI 的比例更低[19]。为了减少出血、输血和伤口并发症等可能造成 PJI 的危险因素，Rothman 研究所的大部分关节科医生已改为使用阿司匹林 81 mg 每日 2 次作为 VTE 的常规预防措施。

低分子肝素

LMWH 经皮下给药，通过增强抗凝血酶Ⅲ（ATⅢ）的活性可逆性地抑制凝血因子Ⅱa、Ⅲ、Ⅹa。已经有很多临床试验证明，LMWH 可以有效地减少术后 VTE 且目前广为临床所接受[20]。有一篇纳入了 37 项随机对照研究的 meta 分析将 LMWH 和其他抗凝药物进行比较，结果发现，LMWH 在减少 VTE 和出血方面优于普通肝素[20]，LMWH 在减少 VTE 事件方面和华法林相当，但会明显增加出血事件[20]。在感染方面，一项纳入了 3755 名患者的回顾性研究对 LMWH 和华法林进行了比较，发现 LMWH 的出血率、输血率、再手术率和浅表感染率明显更高[21]。其他一些研究也认为，LMWH 会明显延长 TJA 术后的伤口渗出时间[9,22]。最近的一篇研究发现，LMWH 的输血风险明显高于阿司匹林[23]。因为担心出血可能带来的 PJI 的风险，Rothman 研究所基本已经不再将LMWH作为VTE的常规预防措施。

普通肝素

普通肝素和LMWH一样经皮下给药,通过增强ATⅢ的活性起到抑制血栓形成的作用。肝素最常用于肾功能不全患者的VTE预防,但已有研究发现,其预防VTE的效果不及LMWH,且会导致更多的出血事件[20]。另外,TJA术后使用普通肝素出现肝素诱导的血小板减少症明显多于LMWH(2.6% *vs.* 0.2%)[24]。目前的风险效益研究也不支持在TJA术后使用普通肝素。

Ⅹa因子抑制剂

新型Ⅹa因子抑制剂作为肝素类药物和华法林的另一种选择已经发展了超过20年的时间。常用的Ⅹa因子抑制剂包括利伐沙班和阿哌沙班等。和皮下注射相比,这些药物可以通过口服的方式简化给药方式,提高患者的依从性,且无需实验室监测。但与华法林和肝素类药物不同的是,Ⅹa因子抑制剂的作用不具可逆性。在一篇比较LMWH和Ⅹa因子抑制剂的meta分析中,Ⅹa因子抑制剂在预防VTE和减少出血风险方面效果更优[25]。另外,在RECORD临床试验的析因分析中,利伐沙班在死亡、症状性深静脉血栓形成(deep venous thrombosis,DVT)和出血事件方面均优于LMWH[26]。另一项研究发现,虽然全髋关节置换术后使用利伐沙班会出现一些小出血事件和伤口并发症,但利伐沙班的主要出血事件和LMWH相比没有差异[27]。和LMWH的问题类似,Ⅹa因子抑制剂会导致围术期伤口并发症,延长伤口渗出的时间[9,22]。这些并发症可能会增加浅表和深部感染的风险,因此,Rothman研究所也没有常规使用Ⅹa因子抑制剂。

华法林

华法林抑制维生素K环氧化物还原酶,阻止依赖维生素K的凝血因子Ⅱ、Ⅶ、Ⅸ、Ⅹ的产生。华法林一直以来被用于VTE

的治疗,但不同的患者使用的剂量有一定差异,需要通过经常实验室检查 INR 来维持合适的治疗浓度。有报道认为,华法林预防 VTE 的效果和 LMWH 相同,且不会增加出血[20]。尽管该药物在可接受的治疗范围内相对安全,但很多研究都认为 TJA 术后使用华法林会延长伤口渗出的时间[28]。对于翻修手术的患者,华法林出现症状性 VTE 和不良出血事件的比例要明显高于阿司匹林[18]。AAOS 并没有对使用华法林的最佳剂量、疗程、有效血药浓度范围进行特别推荐[29]。由于这种药物使用相对复杂,且相比阿司匹林增加了出血风险,Rothman 研究所不再将华法林作为常规预防药物。

存在的争议

- 每种药物的剂量、疗程、有效性、安全性和感染风险均存在一定争议。
- 对于没有明显 VTE 风险的患者,少量使用抗凝药物(例如小剂量阿司匹林),甚至仅使用机械抗凝可能会进一步降低感染风险。

小结

最近的文献认为,阿司匹林即使仅给予小剂量,在预防症状性 VTE 方面亦可获得和其他药物相同的效果。还有越来越多的文献发现,阿司匹林导致的出血并发症、伤口愈合不良、再次手术和浅表感染明显更少。由于这些并发症均会增加深部感染的风险,阿司匹林也可能会减少 PJI 的可能。最近的一项研究发现,没有 VTE 风险的患者仅通过机械抗凝来预防 VTE,也能获得和药物抗凝同等的效果,且可以减少出血的风险[30]。将来还需要更多高水平的前瞻性研究来证实这个结论。

(译者:陈晓勇　审校:朱锦宇)

参考文献

1. González Della Valle A, Serota A, Go G, et al. Venous thromboembolism is rare with a multimodal prophylaxis protocol after total hip arthroplasty. Clin Orthop. 2006;444:146-53.
2. Gesell MW, González Della Valle A, Bartolomé García S, et al. Safety and efficacy of multimodal thromboprophylaxis following total knee arthroplasty: a comparative study of preferential aspirin vs. routine coumadin chemoprophylaxis. J Arthroplasty. 2013;28:575-9.
3. Johanson NA, Lachiewicz PF, Lieberman JR, et al. American Academy of Orthopaedic Surgeons Clinical Practice Guideline on. Prevention of symptomatic pulmonary embolism in patients undergoing total hip or knee arthroplasty. J Bone Joint Surg Am. 2009;91:1756-7.
4. Weiss AP, Krackow KA. Persistent wound drainage after primary total knee arthroplasty. J Arthroplasty. 1993;8: 285-9.
5. Jaberi FM, Parvizi J, Haytmanek CT, et al. Procrastination of wound drainage and malnutrition affect the outcome of joint arthroplasty. Clin Orthop. 2008;466:1368-71.
6. Cordero-Ampuero J, de Dios M. What are the risk factors for infection in hemiarthroplasties and total hip arthroplasties? Clin Orthop. 2010;468:3268-77.
7. Vince K, Chivas D, Droll KP. Wound complications after total knee arthroplasty. J Arthroplasty. 2007;22:39-44.
8. Saleh K, Olson M, Resig S, et al. Predictors of wound infection in hip and knee joint replacement: results from a 20 year surveillance program. J Orthop Res Off Publ Orthop Res Soc. 2002;20:506-15.
9. Patel VP, Walsh M, Sehgal B, et al. Factors associated with prolonged wound drainage after primary total hip and knee arthroplasty. J Bone Joint Surg Am. 2007;89:33-8.
10. Antithrombotic Trialists' (ATT) Collaboration, Baigent C, Blackwell L, Collins R, et al. Aspirin in the primary and secondary prevention of vascular disease: collaborative meta-analysis of individual participant data from randomised trials. Lancet Lond Engl. 2009;373:1849-60.
11. Prevention of pulmonary embolism and deep vein thrombosis with low dose aspirin: Pulmonary Embolism Preven-

tion (PEP) trial. Lancet. 2000;355:1295-302.

12. Falck-Ytter Y, Francis CW, Johanson NA, et al. Prevention of VTE in orthopedic surgery patients: antithrombotic therapy and prevention of thrombosis, 9th ed: American College of Chest Physicians Evidence-Based Clinical Practice Guidelines. Chest. 2012;141:e278S-325S.
13. Bozic KJ, Vail TP, Pekow PS, et al. Does aspirin have a role in venous thromboembolism prophylaxis in total knee arthroplasty patients? J Arthroplasty. 2010;25:1053-60.
14. Dalury D, Lonner J, Parvizi J. Prevention of venous thromboembolism after total joint arthroplasty: aspirin is enough for most patients. Am J Orthop Belle Mead NJ. 2015;44:59-60.
15. Lotke PA, Lonner JH. The benefit of aspirin chemoprophylaxis for thromboembolism after total knee arthroplasty. Clin Orthop. 2006;452:175-80.
16. Raphael IJ, Tischler EH, Huang R, et al. Aspirin: an alternative for pulmonary embolism prophylaxis after arthroplasty? Clin Orthop. 2014;472:482-8.
17. Sharrock NE, Gonzalez Della Valle A, Go G, et al. Potent anticoagulants are associated with a higher all-cause mortality rate after hip and knee arthroplasty. Clin Orthop. 2008;466:714-21.
18. Deirmengian GK, Heller S, Smith EB, et al. Aspirin can be used as prophylaxis for prevention of venous thromboembolism after revision hip and knee arthroplasty. J Arthroplasty. 2016;31:2237-40.
19. Parvizi J, Huang R, Restrepo C, et al. Low-dose aspirin is effective chemoprophylaxis against clinically important venous thromboembolism following total joint arthroplasty: a preliminary analysis. J Bone Joint Surg Am. 2017;99:91-8.
20. Sobieraj DM, Coleman CI, Tongbram V, et al. Comparative effectiveness of low-molecular-weight heparins versus other anticoagulants in major orthopedic surgery: a systematic review and meta-analysis. Pharmacotherapy. 2012;32:799-808.
21. Wang Z, Anderson FA, Ward M, et al. Surgical site infections and other postoperative complications following prophylactic anticoagulation in total joint arthroplasty. PloS One. 2014;9:e91755.
22. Kim S-M, Moon Y-W, Lim S-J, et al. Effect of oral factor Xa inhibitor and low-molecular-weight heparin on surgical

complications following total hip arthroplasty. Thromb Haemost. 2016;115:600-7.
23. Radzak KN, Wages JJ, Hall KE, et al. Rate of transfusions after total knee arthroplasty in patients receiving Lovenox or high-dose aspirin. J Arthroplasty. 2016;31:2447-51.
24. Martel N, Lee J, Wells PS. Risk for heparin-induced thrombocytopenia with unfractionated and low-molecular-weight heparin thromboprophylaxis: a meta-analysis. Blood. 2005;106:2710-5.
25. Fisher WD. Impact of venous thromboembolism on clinical management and therapy after hip and knee arthroplasty. Can J Surg J Can Chir. 2011;54:344-51.
26. Levitan B, Yuan Z, Turpie AGG, et al. Benefit-risk assessment of rivaroxaban versus enoxaparin for the prevention of venous thromboembolism after total hip or knee arthroplasty. Vasc Health Risk Manag. 2014;10:157-67.
27. Sindali K, Rose B, Soueid H, et al. Elective hip and knee arthroplasty and the effect of rivaroxaban and enoxaparin thromboprophylaxis on wound healing. Eur J Orthop Surg Traumatol Orthop Traumatol. 2013;23:481-6.
28. Minnema B, Vearncombe M, Augustin A, et al. Risk factors for surgical-site infection following primary total knee arthroplasty. Infect Control Hosp Epidemiol. 2004;25:477-80.
29. Dager WE. Warfarin for venous thromboembolism prophylaxis after elective hip or knee arthroplasty: exploring the evidence, guidelines, and challenges remaining. Ann Pharmacother. 2012;46:79-88.
30. Hamilton WG, Reeves JD, Fricka KB, et al. Mechanical thromboembolic prophylaxis with risk stratification in total knee arthroplasty. J Arthroplasty. 2015;30:43-5.

第 24 章

感染预防相关指南综述

（著者：Noam Shohat, Christopher P Bechtel）

介绍

虽然很多学者在感染领域已经开展了广泛的研究，但大多数人工关节假体周围感染（periprosthetic joint infection，PJI）的预防策略仍有争议。2013 年举办的国际共识会议旨在解决文献中的一些争议，并确定 PJI 预防的最佳方法[1]。还有很多其他的组织提出了预防手术部位感染（surgical site infections，SSI）的循证医学指南，其中最著名的就是（美国）疾病预防控制中心（Center for Disease Control and Prevention，CDC）[2]和世界卫生组织（World Health Organization，WHO）[3]。2016 年 11 月发布的 WHO 指南是首部旨在全世界范围用于预防 SSI 的国际循证医学指南。最新的 CDC 指南则有专门关于全关节置换（total joint arthroplasty，TJA）的章节，但有意思的是，22 个关于 TJA 的问题中，仍有 19 个未能得到解决。其他一些知名的指南还包括美国卫生保健流行病学学会（Society for Healthcare Epidemiology of America，SHEA）[4]发布的专家共识和英国国家卫生与临床优化研究所（National Institute for Health and Care Excellence，NICE）指南[5]。这些指南带有明确的政策意义，如果在世界范围内实施，会对常见的临床实践产生明显的影响。但由于在很多议题上缺乏对照研究，所以仍然存在很多争议。

指南小结

下面是根据共识和证据水平,对指南总结后做出的推荐。

强烈推荐(**Strong Recommendations**)

- 术前皮肤清洁:所有指南一致推荐在术前进行皮肤清洁。大多数专家认可在术前或至少是手术前夜进行清洗的有效性,而且建议进行全身的清洗。我们则推荐,所有手术患者在术前常规使用葡萄糖酸氯己定湿巾或皂液进行清洗。
- 去除毛发:无需常规去除毛发,如有必要,可以在即将进入手术室前使用理发剪来处理。我们推荐择期关节置换的患者应考虑去除手术部位的毛发。
- 血糖控制:各指南均认为,无论是否诊断为糖尿病,术前严格控制血糖都非常重要。手术患者的快速血糖检测值应控制在200 mg/dl以下。我们赞同上述推荐,并在术前对糖尿病患者常规进行糖化血红蛋白的检查。
- 抗生素预防:业界对术前预防性使用抗生素存在普遍性的共识。各个指南依据药代动力学特点建议的给药时机也大致相同。即使存在伤口渗液的情况下,术后抗生素也仅需使用24 h。我们会在切皮1 h内按照千克体重静脉给予头孢唑林。过敏患者、确诊感染或潜在携带耐甲氧西林金黄色葡萄球菌(methicillin resistant Staphylococcus aureus,MRSA)的患者,我们会静脉给予1 g万古霉素。
- 术区准备:已有研究证实,含酒精溶液可以改善效果、减少细菌负载,并在更长时间内预防细菌的再现。各个指南均认为,进行术区准备时,必须使用含有酒精的消毒液。WHO还推荐术区准备使用含有CHG的溶液。目前我们所有外科医生使用消毒液不尽相同,但都会使用含有酒精的消毒液进行术前准备。

- 体温和氧合：在术中保持正常体温和辅助给氧的重要性已经成为业界共识，但还没有找到实现这个目标的最佳方式。我们会在术中和恢复的过程中使用加压空气取暖装置。

一般推荐(**Weak Recommendations**)

- 空气层流(laminar air flow，LAF)：现在还没有可靠的证据来证明 LAF 确实可以减少 PJI 的风险。部分指南推荐：不应该使用 LAF(一般推荐)，但正压通风系统对于减少手术室颗粒物数量方面的作用是毋庸置疑的。我们大部分手术室都使用 LAF。
- 皮肤贴膜及铺巾：由于缺乏高质量的研究，最近的一些指南对不使用手术贴膜给予一般推荐。但最近的一些研究证明，使用手术贴膜可能会减少 SSI。因此，我们在所有的病例中均使用含碘手术贴膜。
- 切口冲洗：术中应该使用碘伏水溶液进行手术切口的清洗。理想的使用量和使用方法还不清楚。虽然还没有确凿的证据表明需要在所有病例的冲洗液中添加抗生素，但已有越来越多的文献支持使用经过稀释的聚维酮碘溶液。我们有很多医生会在关闭切口前使用稀释的聚维酮碘溶液，但在我们的临床实践中对此还没有形成共识。

待解决的问题

- MRSA 筛查：治疗鼻腔携带 MRSA 推荐使用 2%的莫匹罗星(强烈推荐)，但最近的指南并未提及是否需要对所有 TJA 患者进行筛查，因此无法得出明确的结论。我们不推荐对患者常规进行术前筛查。
- 关节内注射：对于关节内注射伴有的污染风险是否可能导致继发性感染还没有明确的结论。虽然还没有文献发现黏弹性补充治疗、关节内注射止痛药和感染存在关联，但已有证据表明，注射皮质激素会增加PJI的风险。鉴于此，我们常规不会对3个月内曾有关节内激素注射史的患者实施择期TJA手术。

- 免疫抑制治疗：国际共识会议(International Consensus Meeting，ICM)推荐，应在术前根据药物的半衰期停用改善病情的抗风湿药物(disease-modifying antirheumatic drugs，DMARDs)，但WHO则推荐，无需常规停用DMARD(一般推荐)。我们则推荐，根据患者基础疾病的严重程度、用药的种类和感染风险来对每位患者进行个体化决策。
- 抗生素骨水泥：大多数指南没有特别提及这个问题，一些指南虽然涉及这个问题，但也未形成共识。我们对骨水泥中是否添加抗生素也未形成共识，每位医生的做法也不尽相同。
- 缝线的种类：CDC认为使用抗菌涂层缝线并无效果，但WHO则推荐使用三氯生涂层的缝线。由于成本的增加和证据的缺乏，我们不推荐使用三氯生涂层缝线。我们对大多数伤口同时使用编织缝线和单丝缝线来关闭切口。
- 伤口敷料：这个问题还没有得到解决。不同的指南基于低水平的证据得到的结论差异很大。WHO推荐不使用任何高级敷料(一般推荐)，我们会在大多数病例中使用封闭式敷料来包扎伤口。
- 输血：大部分的血液保护措施都有争议。异体血输血对SSI的可能副作用仍未明确。尽管在诸多国家和国际性共识中缺乏一致意见，但我们坚定认为，应该减少围术期失血和输血的可能，同时通过各个方面的措施来实现这一目标，包括：术前贫血筛查、常规使用脊髓麻醉和氨甲环酸、充分止血、可靠的外科技术以及严格的术后输血方案。

- 伤口并发症：患者伤口相关并发症一般不作为急症处理，应该在术前尽可能改善患者的身体状况。另外，这些指南并未对抗凝治疗和 SSI 的关系给出明确的结论，我们尽力通过谨慎处理软组织、充分止血、严密关闭伤口、防水敷料覆盖来减少伤口并发症。我们还强烈支持对大多数患者使用小剂量阿司匹林（81 mg 每日 2 次）来预防术后静脉血栓，这一做法已被证明具有良好的安全性和有效性，并能明显减少伤口并发症。

（译者：陈晓勇　审校：朱锦宇）

参考文献

1. Parvizi J, Gehrke T, Chen AF. Proceedings of the International consensus on periprosthetic joint infection. Bone Joint J. 2013;95:1450-2.
2. Surgical Site Infection (SSI) HAI CDC (Internet). https://www.cdc.gov/hai/ssi/ssi.html. (Last accessed 13 Feb 2017).
3. WHO Global guidclincs on the prevention of surgical site infection (Internet). WHO. http://www.who.int/gpsc/ssi-guidelines/en/. (Last accessed 13 Feb 2017).
4. Anderson DJ, Podgorny K, Berríos-Torres SI, et al. Strategies to prevent surgical site infections in acute care hospitals: 2014 update. Infect Control Hosp Epidemiol. 2014;35:605-27.
5. Leaper D, Burman-Roy S, Palanca A, et al. Prevention and treatment of surgical site infection: summary of NICE guidelines. BMJ. 2008;337:a1924.

第三部分

术中和术后的优化

编写负责人:Asim M Makhdom

第 25 章

术前皮肤准备:去除定植和抗菌法

(著者:Vinay Aggarwal, Anthony Tokarski)

当前的证据

传统观点认为,皮肤的正常寄生微生物和院内感染密切相关。近来的基因分型研究也发现,80%的医院获得性金黄色葡萄球菌感染由表皮寄居的细菌引起[1]。虽然手术抗菌技术的进步使得皮肤寄生菌造成的手术部位感染(surgical site infection, SSI)明显减少,但很多人依然认为,术前去除细菌定植和消毒措施的改进可以使感染的风险进一步降低[2]。

据(美国)疾病预防控制中心(Centers for Disease Control and Prevention,CDC)估计,SSI 已成为导致医院感染的第二大原因,约占美国每年 200 万院内感染病例中的 22%~25%[3-4]。有报道认为,骨科手术中的大多数手术部位感染主要源于手术开始时皮肤菌群直接种植[5-6],尤其是像 TJA 这样的择期"清洁"手术发生的人工关节假体周围感染(periprosthetic joint infection, PJI)表现得尤为明显。

无论是美国还是全球均对 PJI 的细菌谱进行了深入的研究,这些研究均认为,革兰氏阳性葡萄球菌属,尤其是金黄色葡萄球菌和凝固酶阴性的葡萄球菌,超过所有导致 PJI 病原菌的 50%[7-11]。还有研究发现,这些细菌中的大部分正常寄居在人体鼻腔内和鼻腔外皮肤上[12-13]。在人体的某些部位,表皮葡萄球菌几乎占皮肤正常菌群的90%，而耐甲氧西林金黄色葡萄球菌则可寄居在20%～40%的无症状健康人群中[14-16]。

长期以来，对于术前皮肤去除细菌定植的措施一直存在诸多争议。目前已有很多相关措施应用于临床。莫匹罗星软膏就常被用于减少鼻腔携带的耐甲氧西林金黄色葡萄球菌，但长期使用该药物则有可能导致耐药性的产生[13]。有大量关于TJA的文献对鼻腔细菌定植和去定植方法进行了研究。虽然很多学者认为金黄色葡萄球菌的定植会增加SSI的发生率，但现有研究中关于鼻腔细菌去定植效果的数据彼此间高度矛盾。这正是迄今为止各个医疗机构的术前准备方法有如此大差异的原因[17-21]。诸如“光照消毒(photodisinfection)”的非抗生素新型疗法还没有相关的临床证据[22]。

Rothman研究所的经验
1. 患者从术前2天开始每天用4%葡萄糖酸氯己定(chlorhexidine gluconate，CHG)和4%异丙醇(isopropyl alcohol)沐浴刷洗一次。
2. 不常规使用莫匹罗星软膏或其他方法对鼻腔的耐甲氧西林金黄色葡萄球菌(methicillin-resistant S. aureus，MRSA)进行去定植处理。
3. 皮肤消毒的方法有很多，例如含有iodine povacrylex的74%异丙醇溶液(有效碘0.7%)、含有2% CHG的70%异丙醇溶液，或者DuraPrep皮肤消毒剂。在所有的皮肤准备方案中，含酒精溶液最为常用，且易于干燥。
4. 在手术当日用电动剃发器去除毛发。
5. 外科医生的手消毒常用聚维酮碘、氯己定或含酒精消毒液刷洗。

除了要减少鼻腔内的细菌以外，对腋部、会阴等部位进行消毒对于减少SSI可能同样重要[23]。CDC推荐，为了确保术前准备的效果，应嘱患者至少在术前晚间用任一一种消毒液洗澡或沐浴[24]。在目前术前洗澡用的皂液和清洁剂中，对葡萄糖酸氯己定(chlorhexidine gluconate，CHG)类产品的研究最为深入。有研究认为，术前使用CHG沐浴去除皮肤残留细菌最为有效，但在对多个临床试验进行Cochran综述后发现，没有证据表明这种产品可

以有效预防 SSI[25-26]。目前还出现了该清洁剂的新产品,例如2%CHG 消毒刷。这种产品简化了洗澡的步骤,故而受到业界的关注[27-29]。

Mont 等发表了很多关于 CHG 消毒刷预防 TJA 术后 SSI 和深部感染的文章。他的团队在 2016 年发表的一篇回顾性研究中认为,使用围术期专用氯己定湿巾进行皮肤准备和对照组相比,可以明显减少全髋关节置换(total hip arthroplasty,THA)和全膝关节置换(total knee arthroplasty,TKA)术后的 PJI 发生率[30]。他们随后进行的一项随机对照研究证明了,使用标准化的 CHG 湿巾消毒和使用普通消毒巾相比,可以明显减少 PJI 的发生率(0.4%和 2.9%,$P=0.038$)[31]。这项纳入了 454 人的研究还发现,使用 CHG 湿巾消毒没有发生任何不良事件。

在手术室切开皮肤之前需要对皮肤进行消毒,可供选择的消毒剂包括:酒精、氯己定、碘伏、多氯苯氧氯酚(三氯生)、对氯间二甲苯酚。其作用机制、抗菌谱、常见制剂的起效时间详见表 25.1[2]。目前 CDC 的指南中并未对术前使用的最佳消毒剂进行推荐[24],但推荐使用 2%氯己定来预防导管相关性感染[32]。关于这些消毒剂利弊的争议将在后续内容中详细讨论。

表 25.1　手术室常见的皮肤消毒液

成分	作用机制	抗菌谱	起效时间
酒精	蛋白质变性	革兰氏阳性和阴性菌、分枝杆菌、结核杆菌、真菌和病毒	最快,但须干燥方起效
洗必泰	破坏细胞膜	对革兰氏阳性菌的效果优于革兰氏阴性菌、细菌和病毒	起效时间中等,效果确实且持久
碘伏	游离碘的氧化替代反应	对革兰氏阳性菌的效果优于革兰氏阴性菌、细菌、真菌和病毒	起效时间中等,持续时间很短

存在的争议

虽然术前皮肤细菌去定植措施可以减少皮肤上携带的细菌，但是否可以真正减少SSI发生率仍然存在争议。有两项分别关于普通外科和骨科患者的随机对照试验均发现皮肤负载的细菌明显减少，但这些措施和安慰剂比较，手术部位的金黄色葡萄球菌感染并无明显差异[33-34]。因此，一些学者认为，对手术患者常规筛查MRSA和去定植措施并无必要。另一方面，Bode等进行的一项随机对照试验发现，全身使用莫匹罗星消毒并以CHG沐浴可以将手术部位金黄色葡萄球菌的感染率由7.7%降至3.4%[23]。Tschudin-Sutter进行的基因试验却得到了相反的结论，他认为，在皮肤充分消毒后残留细菌完全不会导致SSI[35]。2017年的一篇meta分析认为，皮肤细菌去定植措施的意义不仅在于减少PJI风险本身，更具有广泛的积极作用。Cai等对前瞻性研究或随机对照试验等高水平证据分析后认为，术前皮肤使用氯己定去除细菌定植可以明显减少TJA患者人工关节假体周围感染的风险、翻修率和住院时间[36]。

术前皮肤消毒的讨论主要集中在消毒液单个成分的选择上。目前的证据显示，不管额外添加何种成分的消毒液，都要使用到酒精[37]。早在1990年，Gilliam进行的随机试验就发现，含有酒精的碘伏减少手术区域细菌群落数的效果要明显优于含水碘伏[38]。Darouiche等在2010年进行的一项具有重要意义的研究认为，CHG酒精消毒液的效果要优于单纯的聚维酮碘[3]，但此后很多研究均指出，聚维酮碘中没有使用酒精是上述研究的主要不足[39]。虽然近期一些研究认为，添加酒精可以增加碘伏的效果，但迄今为止还没有随机对照试验针对CHG酒精溶液和碘伏酒精溶液对预防PJI或SSI的抗菌效果进行比较[35,39]。酒精溶液的主要缺点是消毒后必须充分干燥，否则一旦使用电刀就有失火的风险[2-3]。

无论是美国还是世界其他地区，外科医生洗手方法差异很大。通常，CDC 推荐，佩戴无菌手套之前，使用抗菌皂刷手数分钟或使用含有酒精的长效洗手液[2]。使用粗糙洗手刷刷手的方法会造成皮肤干燥和激惹，理论上反而会增加感染的风险，因此其依从性不尽如人意。有一项针对连续 4387 例清洁和清洁-污染手术的病例的研究发现，新式无水免刷含酒精的抗菌洗手液和传统刷手法的 SSI 发生率分别为 2.44%和 2.48%，组间没有明显差异[40]。

关于术前是否去除毛发也存在不同意见，即使是被人们广为认可和接受的指南中的观点也经常变化。CDC 的指南认为，除非毛发会对术区和切口造成干扰，否则所有手术前均无需剃除毛发[24]。在剃除毛发时，推荐在术前使用电动剃发器，而不应使用刮胡刀片。Tanner 等发表的 meta 分析也同意，使用电动剃发器术后的手术部位感染比刀片更少[41]，但和之前文献不同的是，他们认为术前剃除毛发的时机和术后感染并无相关性[41]。

小结

需要注意的是，皮肤作为潜在致病菌的寄居场所常常被忽视，其天然屏障的功能在手术中也明显受到破坏，因此，它在术后感染中扮演的角色不可小视。通过使用 CHG 湿巾、莫匹罗星鼻腔拭子和含酒精消毒液等多模式的方法来进行围术期细菌去定植和术区准备已经逐渐成为减少感染风险的标准治疗措施。TJA 及其他所有手术前的皮肤准备过程需要医生、手术室人员及患者本人的充分沟通与通力合作才能实现。

（译者：陈晓勇　审校：朱锦宇）

参考文献

1. von Eiff C, Becker K, Machka K, et al. Nasal carriage as a source of *Staphylococcus aureus* bacteremia. Study Group. N Engl J Med. 2001;344:11-6.
2. Napolitano LM. Decolonization of the skin of the patient

and surgeon. Surg Infect. 2006;7:s-3-15.

3. Darouiche RO, Wall MJJ, Itani KMF, et al. Chlorhexidine-alcohol versus povidone-iodine for surgical-site antisepsis. N Engl J Med. 2010;362:18-26.
4. Hidron AI, Edwards JR, Patel J, et al. NHSN annual update: antimicrobial-resistant pathogens associated with healthcare-associated infections: annual summary of data reported to the National Healthcare Safety Network at the Centers for Disease Control and Prevention, 2006-2007. Infect Control Hosp Epidemiol. 2008;29:996-1011.
5. Lee J, Singletary R, Schmader K, et al. Surgical site infection in the elderly following orthopaedic surgery. Risk factors and outcomes. J Bone Joint Surg Am. 2006;88:1705-12.
6. Prokuski L. Prophylactic antibiotics in orthopaedic surgery. J Am Acad Orthop Surg. 2008;16:283-93.
7. Zimmerli W, Trampuz A, Ochsner PE. Prosthetic-joint infections. N Engl J Med. 2004;351:1645-54.
8. Del Pozo JL, Patel R. Clinical practice. Infection associated with prosthetic joints. N Engl J Med. 2009;361:787-94.
9. Fulkerson E, Valle CJD, Wise B, et al. Antibiotic susceptibility of bacteria infecting total joint arthroplasty sites. J Bone Joint Surg Am. 2006;88:1231-7.
10. Shuman EK, Urquhart A, Malani PN. Management and prevention of prosthetic joint infection. Infect Dis Clin North Am. 2012;26:29-39.
11. Aggarwal VK, Bakhshi H, Ecker NU, et al. Organism profile in periprosthetic joint infection: pathogens differ at two arthroplasty infection referral centers in Europe and in the United States. J Knee Surg. 2014;27:399-406.
12. Wertheim HFL, Vos MC, Ott A, et al. Risk and outcome of nosocomial *Staphylococcus aureus* bacteraemia in nasal carriers versus non-carriers. Lancet. 2004;364:703-5.
13. Perl TM, Golub JE. New approaches to reduce *Staphylococcus aureus* nosocomial infection rates: treating *S. aureus* nasal carriage. Ann Pharmacother. 1998;32:S7-16.
14. Davis CP. Normal flora. Medical Microbiology, 4th edition. Galveston: NCBI Bookshelf. http://www.ncbi.nlm.nih.gov/books/NBK7617/#A512. (Last accessed 26 March 2012.)
15. Kenner J, O'Connor T, Piantanida N, et al. Rates of carriage of methicillin-resistant and methicillin-susceptible *Staphy-*

lococcus aureus in an outpatient population. Infect Control Hosp Epidemiol. 2003;24:439-44.
16. Schwarzkopf R, Takemoto RC, Immerman I, et al. Prevalence of *Staphylococcus aureus* colonization in orthopaedic surgeons and their patients: a prospective cohort controlled study. J Bone Joint Surg Am. 2010;92:1815-9.
17. Ramos N, Stachel A, Phillips M, et al. Prior *Staphylococcus aureus* nasal colonization: a risk factor for surgical site infections following decolonization. J Am Acad Orthop Surg. 2016;24:880-5.
18. Sousa RJG, Barreira PMB, Leite PTS, et al. Preoperative *Staphylococcus aureus* screening/decolonization protocol before total joint arthroplasty-results of a small prospective randomized trial. J Arthroplasty. 2016;31:234-9.
19. Chen AF, Heyl AE, Xu PZ, et al. Preoperative decolonization effective at reducing staphylococcal colonization in total joint arthroplasty patients. J Arthroplasty. 2013;28:18-20.
20. Weiser MC, Moucha CS. The current state of screening and decolonization for the prevention of *Staphylococcus aureus* surgical site infection after total hip and knee arthroplasty. J Bone Joint Surg Am. 2015;97:1449-58.
21. Sporer SM, Rogers T, Abella L. Methicillin-resistant and methicillin-sensitive *Staphylococcus aureus* screening and decolonization to reduce surgical site infection in elective total joint arthroplasty. J Arthroplasty. 2016;31:144-7.
22. Bryce E, Wong T, Forrester L, et al. Nasal photodisinfection and chlorhexidine wipes decrease surgical site infections: a historical control study and propensity analysis. J Hosp Infect. 2014;88:89-95.
23. Bode LGM, Kluytmans JAJW, Wertheim HFL, et al. Preventing surgical-site infections in nasal carriers of *Staphylococcus aureus*. N Engl J Med. 2010;362:9-17.
24. Mangram AJ, Horan TC, Pearson ML, et al. Guideline for prevention of surgical site infection, 1999. Centers for Disease Control and Prevention (CDC) Hospital Infection Control Practices Advisory Committee. Am J Infect Control. 1999;27:97-132. (quiz 133-134; discussion 96.)
25. Kaiser AB, Kernodle DS, Barg NL, et al. Influence of preoperative showers on staphylococcal skin colonization: a comparative trial of antiseptic skin cleansers. Ann Thorac

Surg. 1988;45:35-8.

26. Webster J, Osborne S. Preoperative bathing or showering with skin antiseptics to prevent surgical site infection. Cochrane Database Syst Rev. 2007:CD004985.
27. Johnson AJ, Daley JA, Zywiel MG, et al. Preoperative chlorhexidine preparation and the incidence of surgical site infections after hip arthroplasty. J Arthroplasty. 2010;25:98-102.
28. Zywiel MG, Daley JA, Delanois RE, et al. Advance preoperative chlorhexidine reduces the incidence of surgical site infections in knee arthroplasty. Int Orthop. 2011;35:1001-6.
29. Eiselt D. Presurgical skin preparation with a novel 2% chlorhexidine gluconate cloth reduces rates of surgical site infection in orthopaedic surgical patients. Orthop Nurs. 2009;28:141-5.
30. Kapadia BH, Jauregui JJ, Murray DP, et al. Does preadmission cutaneous chlorhexidine preparation reduce surgical site infections after total hip arthroplasty? Clin Orthop Relat Res. 2016;474:1583-8.
31. Kapadia BH, Elmallah RK, Mont MA. A randomized, clinical trial of preadmission chlorhexidine skin preparation for lower extremity total joint arthroplasty. J Arthroplasty. 2016;31:2856-61.
32. O'Grady NP, Alexander M, Dellinger EP, et al. Guidelines for the prevention of intravascular catheter-related infections. Infect Control Hosp Epidemiol. 2002;23:759-69.
33. Perl TM, Cullen JJ, Wenzel RP, et al. Intranasal mupirocin to prevent postoperative *Staphylococcus aureus* infections. N Engl J Med. 2002;346:1871-7.
34. Kalmeijer MD, Coertjens H, van Nieuwland-Bollen PM, et al. Surgical site infections in orthopedic surgery: the effect of mupirocin nasal ointment in a double-blind, randomized, placebo-controlled study. Clin Infect Dis. 2002;35:353-8.
35. Tschudin-Sutter S, Frei R, Egli-Gany D, et al. No risk of surgical site infections from residual bacteria after disinfection with povidone-iodine-alcohol in 1014 cases: a prospective observational study. Ann Surg. 2012;255:565-9.
36. Cai Y, Xu K, Hou W, et al. Preoperative chlorhexidine reduces the incidence of surgical site infections in total knee and hip arthroplasty: a systematic review and meta-analy-

sis. Int J Surg. 2017;39:221-8.
37. Art G. Combination povidone-iodine and alcohol formulations more effective, more convenient versus formulations containing either iodine or alcohol alone: a review of the literature. J Infus Nurs. 2005;28:314-20.
38. Gilliam DL, Nelson CL. Comparison of a one-step iodophor skin preparation versus traditional preparation in total joint surgery. Clin Orthop Relat Res. 1990;258-60.
39. Swenson BR, Hedrick TL, Metzger R, et al. Effects of preoperative skin preparation on postoperative wound infection rates: a prospective study of 3 skin preparation protocols. Infect Control Hosp Epidemiol. 2009;30:964-71.
40. Parienti JJ, Thibon P, Heller R, et al. Hand-rubbing with an aqueous alcoholic solution vs. traditional surgical hand-scrubbing and 30-day surgical site infection rates: a randomized equivalence study. JAMA. 2002;288:722-7.
41. Tanner J, Woodings D, Moncaster K. Preoperative hair removal to reduce surgical site infection. Cochrane Database Syst Rev. 2006;CD004122.

第 26 章

手术室环境

（著者：Matthew Silijander）

当前的证据

空气层流系统

早在 1964 年，美国的手术室就开始使用空气层流（laminar air flow，LAF）系统[1]，它是通过单向、正压的气流将空气中的悬浮微粒吹离手术野，以此来减少空气中的微生物数量[2]。目前市面上有多种 LAF 系统。最常见的就是采用整个或部分天花板垂直向下输送气流的方式，超净空气由天花板送入后，再从地面附近的出口排出。持续的正压形成的“气帘”可以使得术野免受悬浮颗粒的影响。此外，还有一种水平式 LAF 系统。不过这种系统的效果会受到包括手术人员在内的障碍物的影响，使得气流无法通过手术台。LAF 系统中的高效颗粒空气过滤装置可以阻挡住空气中 99.97%的直径在 0.3 μm 以上的颗粒[3]，但也需要对过滤装置进行定期维护才能充分发挥作用。

Rothman 研究所的经验

1. 我们的所有手术室均采用了局部垂直空气层流系统。
2. 手术医生使用手术头盔、太空手术服，佩戴双层手套，并定期更换外层手套。
3. 术中使用加压通风保温系统来使患者保持正常体温。
4. 手术室严格限制进入，仅必要的人员可以进入。

Lidwell 早在 1982 年就报道了术后深部感染和空气微生物的

数量之间存在的直接关联[4]。很多研究也发现，LAF 系统不仅可以减少手术部位感染，还可以减少伤口和手术器械上的细菌数量[2,5-13]。一项多中心研究发现，仅靠 LAF 系统就可以使手术部位感染（surgical site infection，SSI）的发生率由 3.4％下降至 1.6％[4]。但也有人对手术室层流系统持保留意见。有研究在去除混杂因素后认为，空气层流系统没有任何保护作用[14-17]。Hooper 等在研究了新西兰关节注册系统的数据后，对于 LAF 系统和太空手术服对人工关节置换术后感染（periprosthetic joint infection，PJI）的影响进行了评估。他认为，LAF 系统和太空手术服不论是同时使用还是单独使用，均明显增加了早期感染的发生率[18]。德国[14]和美国[19]的研究同样发现 LAF 系统会导致感染率的增加。LAF 系统研究中的诸多混杂因素使得各个研究的结论彼此矛盾[20]，通过荟萃数据进行系统性分析也很难得出明确结论[21]。

有人认为，购买和安装这套设备的成本较高[18,22]，但如今与 10 年或 20 年前相比，LAF 系统的价格已经大幅下降。目前，LAF 的价格从 6 万美元到 9 万美元不等[?]，已经和治疗一例 PJI 的花费相当[23]。因此，在所有手术室安装 LAF 系统具有良好的成本效益。（美国）疾病预防控制中心（Centers for Disease Control and Prevention，CDC）认为，LAF 系统可能会减少 SSI 的发生率[24]。虽然他们并未特别推荐在 LAF 手术室进行关节置换手术，但他们就相关内容发布了如下指南：

CDC 指南[24]

- 走廊和邻近区域的空气流通保持持续正压。
- 每小时换气次数不少于 15 次，其中不少于 3 次应为新鲜空气。
- 通过合适的设备对所有再循环和新鲜空气进行过滤，其滤过率不得少于 90％。
- 手术室不应安装水平式的 LAF 系统，而应采用天花板送风、地面附近排风的垂直 LAF 系统。

紫外线

1936年,临床上就开始通过汞气灯发出的短波长(254 nm)紫外光线照射的方法来杀灭细菌[2]。据报道,无论使用[25-27]或不使用[28-31]空气层流系统,紫外线均可以明显降低感染率和细菌数量。Ritter等也发现,单独使用空气层流系统时的感染率为1.77%[26],而同时使用紫外线的情况下,感染率会明显降低至0.57%。但在紫外线下手术会让手术人员受到超过规定剂量6~28倍的有害照射[2]。长时间暴露于紫外线下与角膜热损伤、皮肤损伤和皮肤癌的发生密切相关[32]。虽然这种方法较为廉价,但暴露所带来的健康损害使得它无法在手术室日常使用。

CDC指南[24]

不要使用紫外线来预防手术部位感染。

手术室的人员流动

手术室的人员流动会增加污染的比例[33]。考虑到细菌主要脱落自皮肤表面[34-35],且脱落的速度高达每分钟10 000个细菌[5],所以手术室内的人员可能就是污染的主要来源。手术室内细菌数量和手术室内的人员直接相关[36]。当手术室内有5个人时的细菌数量是空房间时的34倍[37]。此外,人员流动的增加意味着要更加频繁地开门,这也会增加细菌的数量[13]。层流空气流通中的障碍物以及手术室门的开关等因素使得已过滤的空气和未经净化的空气混合共同形成了涡流[5,6,38]。

Rothman研究所曾报道,每次初次关节置换手术时,手术室门平均开关60次(0.65次/分钟);而每次关节翻修手术时,手术室门平均开关135次(0.84次/分钟)[39]。其中约35%发生在切皮之前。最常进出的人员为巡回护士和器械商代表。而在进入手术室的原因中,47%是毫无目的的。该研究说明,手术室中大多数人员的流动是可以减少的。如有可能,预计使用的假体也应该在手术前放在手术室,还要限制麻醉人员和手术辅助人员的流动[40]。

CDC 指南[24]

除了设备、人员和患者需要通过以外，保持手术室门的关闭，同时严格限制必要的人数。

手术服

手术室人员身上脱落的细菌是造成污染的重要来源[5,41]。虽然还没有研究证明，这些脱落的细菌和手术部位感染的发生直接相关，但仍需尽量减少任何造成感染的风险。因此，合适的手术服对于保护患者和手术人员的安全必不可少。

为了减少污染的可能，在 20 世纪 60 年代，John Charnley 首次将手术头盔和带有通风设备的手术服应用于手术中[42]。他认为，同时使用 LAF 系统和太空手术服，可以使感染率由 9%降至 1%[42]。如今美国的大多数关节置换手术中都使用了这种无菌太空手术服，再加上手术室 LAF 系统的双重保护，可以更进一步减少脱落细菌造成的污染[4,42-48]。Lidwell 等进行的一项多中心研究发现，使用传统的织物手术服的术后感染率比这种太空手术服要高 2.6 倍[4]。但一项来自新西兰国家关节注册中心的数据发现，同时使用太空服和 LAF 系统会增加感染率[18]。太空服的使用还有争议。手术口罩、护目镜、面罩、手术风帽和鞋套对医生本身的保护可能更甚于对患者的保护[40,49-55]。

不透水的手术单和隔离衣可以提供更进一步的保护屏障，已经成为所有手术的标准措施。Blom 等对细菌穿透不同类型手术单的情况进行了研究，结果发现，只有不可渗透的无纺布手术单可以起到充分的保护作用[56]。据发现，额外使用含碘手术单可以使患者皮肤上的细菌群落减少[57-60]或没有任何影响[61]。有研究认为，这种手术单可将伤口污染的比例从 15%降至 1.6%[60]。Boekel 等和 Marvil 等均发现，未消毒的足部用无菌弹力织物包裹会增加近端肢体污染的风险[62-63]。因此，在全关节置换的病例中，皮肤的无菌准备包括足部非常重要。

所有手术人员在刷手之后通常会佩戴无菌手套，从而发挥了隔绝细菌和体液的屏障作用。对备皮后的手套进行棉签培养，可以发现污染率达到了28.7%[64]。多中心研究的结果强烈推荐佩戴双层手套，并在术中常规更换手套以减少来自手术人员皮肤和黏膜造成的污染[65]。有研究对关节置换手术中双侧乳胶手套的破损情况进行了分析，结果发现，外层和内层手套的破损率分别为18.4%和8.4%[66]。正如预期的那样，手术时间的延长会明显增加手套破损的风险，3 h以上内层手套的破损率达到100%[67]。目前还没有手套更换频率的明确证据，双层手套和PJI之间也没有发现直接相关的证据[68-69]。一些人推荐每隔20 min就要更换手套[70]，但至少应该在铺巾后更换外层手套，手术医生至少应在使用了可能穿破手套的器械后就要更换手套。

设备及其表面

职业安全健康管理局(Occupational Safety and Health Administration，OSHA)要求所有接触体液和(或)其他传染性物质的表面都应清洗和消毒[71]。CDC的指南认为，对于没有肉眼可见污染痕迹的设备和地面也需要常规消毒的观点还缺乏足够的证据支持[24]。Dalstrom等报道，手术托盘打开后的污染率和暴露时间的长短密切相关，故推荐应以一块无菌布覆盖托盘，而这个方法已被明确证明可以起到保护作用[72]。Chosky等发现，无菌布覆盖器械托盘可以让细菌污染减少4倍[73]。Brown等也认为，应该在消毒和铺单之后再打开手术托盘[74]。

手术中的清洗用盆被多次证明会受到污染，因此可能成为SSI的潜在源头[74-77]。Anto等发现，择期关节置换手术中使用的清洗盆，细菌培养阳性率为23.8%[75]。放在盆中或附近的内植物和手术工具则不应该再用于术野当中[76]。吸引器头是另一个可能导致感染的污染源[64,78-81]，但不同研究中的污染率差异较大，其中污染率最高可达41%[80]。很多指南推荐，应每小时常规更换吸引器头，特别是时间较长的手术。全髋关节置换手术打开股骨髓腔之前也应进行更换[79-81]。

物理条件

Teijwani 等最近对 186 名骨科医生进行了调查，结果大多数医生认为手术时间的延长与感染率增加相关[82]。实际上，很多研究并未发现手术时间和感染之间存在关联[83-84]，但也有一些研究认为两者之间存在关联[85-87]。Peersman 等对同时使用 LAF 系统和太空手术服的 6120 例关节置换病例进行了回顾，结果发现在手术时间为 2.5 h 及以上的情况下感染风险明显增加[88]。Medicare 数据库和挪威关节注册数据也发现，PJI 风险的增加和手术时间的延长有关[89-90]。手术时间的延长往往和手术的复杂性有关，上述数据可能会受到这种混杂因素的影响[91]。

保持正常体温（36～38℃）也和手术部位感染密切相关。在体温小于 36℃时会因为氧分压降低和 T 细胞、中性粒细胞功能受损而使得感染率增加[92-94]。Scott 等进行的一项系统性回顾发现，保持正常体温有助于降低感染的风险[95]。很多较高证据等级的研究也支持这个结论[96-97]。术中可以通过加压通风保温（forced air warming，FAW）系统或保温毯来保持患者体温。McGovern 等认为，加压通风保温装置会增加 PJI 的发生率，因此不建议在骨科手术中使用[98]。但很多研究认为，即使在 LAF 手术室使用对流式空气保温系统也不会增加感染的风险[35,99-101]。基于 SSI 风险提出的支持或反对使用 FAW 系统的证据并不充分。

（译者：陈晓勇　审校：朱锦宇）

参考文献

1. Pfost J. A re-evaluation of laminar airflow in hospital operating rooms. Ashrae Trans. 1981;87:729-39.
2. Evans RP. Current concepts for clean air and total joint arthroplasty: laminar airflow and ultraviolet radiation: a systematic review. Clin Orthop Relat Res. 2011;469:945-53.
3. Friberg B. Ultraclean laminar airflow ORs. AORN J. 1998;67:

841-51.

4. Lidwell O, Lowbury E, Whyte W, et al. Effect of ultraclean air in operating rooms on deep sepsis in the joint after total hip or knee replacement: a randomised study. Br Med J (Clin Res Ed). 1982;285:10-14.
5. Ritter MA. Operating room environment. Clin Orthop Relat Res. 1999;369:103-9.
6. Salvati E, Robinson R, Zeno S, et al. Infection rates after 3175 total hip and total knee replacements performed with and without a horizontal unidirectional filtered air-flow system. J Bone Joint Surg Am. 1982;64:525-35.
7. Knobben B, Van Horn J, Van der Mei H, et al. Evaluation of measures to decrease intra-operative bacterial contamination in orthopaedic implant surgery. J Hosp Infect. 2006;62:174-80.
8. Pasquarella C, Sansebastiano G, Ferretti S, et al. A mobile laminar airflow unit to reduce air bacterial contamination at surgical area in a conventionally ventilated operating theatre. J Hosp Infect. 2007;66:313-9.
9. Talon D, Schoenleber T, Bertrand X, et al. Performances of different types of airflow system in operating theatre. Ann Chir. 2006;131(5):316-21. Epub 2006 Mar 6.
10. Sossai D, Dagnino G, Sanguineti F, et al. Mobile laminar air flow screen for additional operating room ventilation: reduction of intraoperative bacterial contamination during total knee arthroplasty. J Orthop Traumatol. 2011;12: 207-11.
11. Stocks GW, O'Connor DP, Self SD, et al. Directed air flow to reduce airborne particulate and bacterial contamination in the surgical field during total hip arthroplasty. J Arthroplasty. 2011;26:771-6.
12. Andersson AE, Petzold M, Bergh I, et al. Comparison between mixed and laminar airflow systems in operating rooms and the influence of human factors: experiences from a Swedish orthopedic center. Am J Infect Control. 2014;42:665-9.
13. Smith EB, Raphael IJ, Maltenfort MG, et al. The effect of laminar air flow and door openings on operating room contamination. J Arthroplasty. 2013;28:1482-5.
14. Brandt C, Hott U, Sohr D, et al. Operating room ventilation with laminar airflow shows no protective effect on the

surgical site infection rate in orthopedic and abdominal surgery. Ann Surg. 2008;248:695-700.

15. Breier A-C, Brandt C, Sohr D, et al. Lamina airflow ceiling size: no impact on infection rates following hip and knee prosthesis. Infect Control Hosp Epidemiol. 2011;32:1097-102.
16. Da Costa AR, Kothari A, Bannister GC, et al. Investigating bacterial growth in surgical theatres: establishing the effect of laminar airflow on bacterial growth on plastic, metal and wood surfaces. Ann Royal Coll Surg Engl. 2008;90:417-9.
17. Franco JA, Baer H, Enneking WF. Airborne contamination in orthopedic surgery: evaluation of laminar air flow system and aspiration suit. Clin Orthop Relat Res. 1977;122:231-43.
18. Hooper G, Rothwell A, Frampton C, et al. Does the use of laminar flow and space suits reduce early deep infection after total hip and knee replacement? Bone Joint J. 2011;93:85-90.
19. Miner AL, Losina E, Katz JN, et al. Deep infection after total knee replacement: impact of laminar airflow systems and body exhaust suits in the modern operating room. Infect Control Hosp Epidemiol. 2007;28:222-6.
20. Alijanipour P, Heller S, Parvizi J. Prevention of periprosthetic joint infection: what are the effective strategies? J Knee Surg. 2014;27:251-8.
21. Merollini KM, Zheng H, Graves N. Most relevant strategies for preventing surgical site infection after total hip arthroplasty: guideline recommendations and expert opinion. Am J Infect Control. 2013;41:221-6.
22. Gastmeier P, Breier A-C, Brandt C. Influence of laminar airflow on prosthetic joint infections: a systematic review. J Hosp Infect. 2012;81:73-8.
23. Parvizi J, Pawasarat IM, Azzam KA, et al. Periprosthetic joint infection: the economic impact of methicillin-resistant infections. J Arthroplasty. 2010;25:103-7.
24. Mangram AJ, Horan TC, Pearson ML, et al. Committee HICPA. Guideline for prevention of surgical site infection, 1999. Am J Infect Control. 1999;27:97-134.
25. Berg M, Bergman B, Hoborn J. Ultraviolet radiation compared to an ultra-clean air enclosure. Comparison of air bacteria counts in operating rooms. Bone Joint J. 1991;73:811-5.

26. Ritter MA, Olberding EM, Malinzak RA. Ultraviolet lighting during orthopaedic surgery and the rate of infection. J. Bone Joint Surg. 2007;89:1935-40.
27. Taylor G, Bannister G, Leeming J. Wound disinfection with ultraviolet radiation. J Hosp Infect. 1995;30:85-93.
28. Lowell JD, Kundsin RB, Schwartz CM, et al. Ultraviolet radiation and reduction of deep wound infection following hip and knee arthroplasty. Ann N Y Acad Sci. 1980;353:285-93.
29. Berg M, Bergman B, Hoborn J. Shortwave ultraviolet radiation in operating rooms. Bone Joint J. 1989;71:483-5.
30. Hart D, Postlethwait R, Brown Jr IW, et al. Postoperative wound infections: a further report on ultraviolet irradiation with comments on the recent (1964) national research council cooperative study report. Ann Surg. 1968;167:728-43.
31. Moggio M, Goldner JL, McCollum DE, et al. Wound infections in patients undergoing total hip arthroplasty: ultraviolet light for the control of airborne bacteria. Arch. Surg. 1979;114:815-23.
32. Sylvain D, Tapp L. UV-C exposure and health effects in surgical suite personnel: health hazard evaluation report: HETA 2007-0257-3082. http://www. cdc. gov/niosh/hhe/reports/pdfs/2007-0257-3082. pdf. (Last accessed 31 January 2010).
33. Andersson AE, Bergh I, Karlsson J, et al. Traffic flow in the operating room: An explorative and descriptive study on air quality during orthopedic trauma implant surgery. Am J Infect Control. 2012;40:750-5.
34. Ritter MA. Surgical wound environment. Clin Orthop Relat Res. 1984;190:11-13.
35. Tumia N, Ashcroft G. Convection warmers—a possible source of contamination in laminar airflow operating theatres? J Hosp Infect. 2002;52:171-4.
36. Ayliffe G. Role of the environment of the operating suite in surgical wound infection. Rev Infect Dis. 1991;13:S800-S04.
37. Ritter MA, Eitzen H, French ML, et al. The operating room environment as affected by people and the surgical face mask. Clin Orthop Relat Res. 1975;111:147-50.
38. Young RS, O'Regan DJ. Cardiac surgical theatre traffic: time

for traffic calming measures? Interac Cardiovasc Thorac Surg. 2010;10:526-9.

39. Panahi P, Stroh M, Casper DS, et al. Operating room traffic is a major concern during total joint arthroplasty. Clin Orthop Relat Res. 2012;470:2690-4.
40. Rezapoor M, Parvizi J. Prevention of periprosthetic joint infection. J Arthroplasty. 2015;30:902-7.
41. Rao N, Cannella B, Crossett LS, et al. A preoperative decolonization protocol for *Staphylococcus aureus* prevents orthopaedic infections. Clin Orthop Relat Res. 2008;466:1343-8.
42. Charnley J. Postoperative infection after total hip replacement with special reference to air contamination in the operating room. Clin Orthop Relat Res. 1972;87:167-87.
43. Dharan S, Pittet D. Environmental controls in operating theatres. J Hosp Infect. 2002;51:79-84.
44. Owers K, James E, Bannister G. Source of bacterial shedding in laminar flow theatres. J Hosp Infect. 2004;58:230-2.
45. Nelson J. Five years experience with operating room clean rooms and personnel-isolator systems. Med Instrum. 1975;10:277-81.
46. Lidwell OM. Clean air at operation and subsequent sepsis in the joint. Clin Orthop Relat Res. 1986;211:91-9.
47. Nelson JP, Glassburn AR Jr, Talbott RD, et al. The effect of previous surgery, operating room environment, and preventive antibiotics on postoperative infection following total hip arthroplasty. Clin Orthop Relat Res. 1980;147:167-9.
48. Blomgren G, Hambraeus A, Malmborg A-S. The influence of the total body exhaust suit on air and wound contamination in elective hipoperations. J Hosp Infect. 1983;4:257-68.
49. Mitchell N, Hunt S. Surgical face masks in modern operating rooms—a costly and unnecessary ritual? J Hosp Infect. 1991;18:239-42.
50. Tunevall T, Jörbeck H. Influence of wearing masks on the density of airborne bacteria in the vicinity of the surgical wound. Eur J Surg (Acta Chir). 1992;158:263-6.
51. Tunevall TG. Postoperative wound infections and surgical face masks: a controlled study. World J Surg. 1991;15:383-7.

52. Dineen P, Drusin L. Epidemics of postoperative wound infections associated with hair carriers. Lancet. 1973;302:1157-9.
53. Humphreys H, Marshall R, Ricketts V, et al. Theatre overshoes do not reduce operating theatre floor bacterial counts. J Hosp Infect. 1991;17:117-23.
54. Weightman N, Banfield K. Protective over-shoes are unnecessary in a day surgery unit. J Hosp Infect. 1994;28:1-3.
55. Parvizi J, Gehrke T, Chen A. Proceedings of the international consensus on periprosthetic joint infection. Bone Joint J. 2013;95:1450-2.
56. Blom A, Estela C, Bowker K, et al. The passage of bacteria through surgical drapes. Ann Royal Coll Surg Engl. 2000;82:405-7.
57. Kramer A, Assadian O, Lademann J. Prevention of postoperative wound infections by covering the surgical field with iodine-impregnated incision drape (Ioban® 2). GMS Krankenhaushyg Interdiszip, 2010;5.
58. Dewan P, Van Rij A, Robinson R, et al. The use of an iodophor-impregnated plastic incise drape in abdominal surgery—a controlled clinical trial. ANZ J Surg. 1987;57:859-63.
59. Lewis D, Leaper D, Speller D. Prevention of bacterial colonization of wounds at operation: comparison of iodine-impregnated ('Ioban') drapes with conventional methods. J Hosp Infect. 1984;5:431-7.
60. Fairclough J, Johnson D, Mackie I. The prevention of wound contamination by skin organisms by the pre-operative application of an iodophor impregnated plastic adhesive drape. J Int Med Res. 1986;14:105-9.
61. Webster J, Alghamdi A. Use of plastic adhesive drapes during surgery for preventing surgical site infection. Cochrane Database Syst Rev. 2013.
62. Boekel P, Blackshaw R, Van Bavel D,et al. Sterile stockinette in orthopaedic surgery: a possible pathway for infection. ANZ J Surg. 2012;82:838-43.
63. Marvil SC, Tiedeken NC, Hampton DM, et al. Stockinette application over a non-prepped foot risks proximal contamination. J Arthroplasty. 2014;29:1819-22.
64. Davis N, Curry A, Gambhir A, et al. Intraoperative bacterial contamination in operations for joint replacement. J Bone Joint Surg Br. 1999;81:886-9.

65. Tokars JI, Culver DH, Mendelson MH, et al. Skin and mucous membrane contacts with blood during surgical procedures: risk and prevention. Infect Control Hosp Epidemiol. 1995;16:703-11.
66. Demircay E, Unay K, Bilgili MG, et al. Glove perforation in hip and knee arthroplasty. J Orthop Sci. 2010;15:790-4.
67. Sanders R, Fortin P, Ross E, et al. Outer gloves in orthopaedic procedures. Cloth compared with latex. J Bone Joint Surg Am. 1990;72:914-7.
68. Tanner J, Parkinson H. Double gloving to reduce surgical cross-infection. Cochrane Library, 2006.
69. Carter AH, Casper DS, Parvizi J, et al. A prospective analysis of glove perforation in primary and revision total hip and total knee arthroplasty. J Arthroplasty. 2012;27:1271-5.
70. Al-Maiyah M, Bajwa A, Finn P, et al. Glove perforation and contamination in primary total hip arthroplasty. Bone Joint J. 2005;87:556-9.
71. Safety O, Administration H. Occupational exposure to bloodborne pathogens: final rule. Federal Register. 1991;56:64004-182.
72. Dalstrom DJ, Venkatarayappa I, Manternach AL, et al. Time-dependent contamination of opened sterile operating-room trays. J Bone Joint Surg Am. 2008;90:1022-5.
73. Chosky S, Modha D, Taylor G. Optimisation of ultraclean air. J Bone Joint Surg Br. 1996;78:835-7.
74. Brown A, Taylor G, Gregg P. Air contamination during skin preparation and draping in joint replacement surgery. J Bone Joint Surg Br. 1996;78:92-4.
75. Anto B, McCabe J, Kelly S, et al. Splash basin bacterial contamination during elective arthroplasty. J Infect. 2006;52:231-2.
76. Baird RA, Nickel FR, Thrupp LD, et al. Splash basin contamination in orthopaedic surgery. Clin Orthop Relat Res. 1984;187:129-33.
77. Glait SA, Schwarzkopf R, Gould S, et al. Is repetitive intraoperative splash basin use a source of bacterial contamination in total joint replacement? Orthopedics. 2011;32:e546-e9.
78. Givissis P, Karataglis D, Antonarakos P, et al. Suction during orthopaedic surgery. How safe is the suction tip? Acta

Orthop Belg. 2008;74:531-3.
79. Mulcahy D, McCormack D, McElwain J. Intraoperative suction catheter tip contamination. J Royal Coll Surg Edinburgh. 1994;39:371-3.
80. Robinson A, Drew S, Anderson J, et al. Suction tip contamination in the ultraclean-air operating theatre. Ann Royal Coll Surg Engl. 1993;75:254-6.
81. Greenough C. An investigation into contamination of operative suction. Bone Joint J. 1986;68:151-3.
82. Tejwani NC, Immerman I. Myths and legends in orthopaedic practice: are we all guilty? Clin Orthop Relat Res. 2008;466:2861-72.
83. Gordon SM, Culver DH, Simmons BP, et al. Risk factors for wound infections after total knee arthroplasty. Am J Epidemiol. 1990;131:905-16.
84. Syahrizal A, Kareem B, Anbanadan S, et al. Risk factors for infection in total knee replacement surgery at hospital Kuala Lumpur. Med J Malays. 2001;56:5-8.
85. Escalante A, Beardmore T. Risk factors for early wound complications after orthopedic surgery for rheumatoid arthritis. J Rheumatol. 1995;22:1844-51.
86. Morris CD, Sepkowitz K, Fonshell C, et al. Prospective identification of risk factors for wound infection after lower extremity oncologic surgery. Ann Surg Oncol. 2003;10: 778-82.
87. Wymenga AB, van Horn JR, Theeuwes A, et al. Perioperative factors associated with septic arthritis after arthroplasty: prospective multicenter study of 362 knee and 2,651 hip operations. Acta Orthop Scand. 1992;63:665-71.
88. Peersman G, Laskin R, Davis J, et al. Infection in total knee replacement: a retrospective review of 6489 total knee replacements. Clin Orthop Relat Res. 2001;392:15-23.
89. Kurtz SM, Ong KL, Lau E, et al. Prosthetic joint infection risk after TKA in the Medicare population. Clin Orthop Relat Res. 2010;468:52-6.
90. Småbrekke A, Espehaug B, Havelin L, et al. Operating time and survival of primary total hip replacements an analysis of 31,745 primary cemented and uncemented total hip replacements from local hospitals reported to the Norwegian Arthroplasty Register 1987–2001. Acta Orthop Scand. 2004;75:524-32.

91. Zhu Y, Zhang F, Chen W, et al. Risk factors for periprosthetic joint infection after total joint arthroplasty: a systematic review and meta-analysis. J Hosp Infect. 2015;89:82-9.
92. Sheffield CW, Sessler DI, Hopf HW, et al. Centrally and locally mediated thermoregulatory responses alter subcutaneous oxygen tension. Wound Repair Regen. 1996;4:339-45.
93. Clardy CW, Edwards KM, Gay JC. Increased susceptibility to infection in hypothermic children: possible role of acquired neutrophil dysfunction. Pediatr Infect Dis J. 1985;4:379-82.
94. Van Oss C, Absolom D, Moore L, et al. Effect of temperature on the chemotaxis, phagocytic engulfment, digestion and O_2 consumption of human polymorphonuclear leukocytes. J Reticuloendothel Soc. 1980;27:561-5.
95. Scott EM, Buckland R. A systematic review of intraoperative warming to prevent postoperative complications. AORN J. 2006;83:1090-113.
96. Kurz A, Sessler DI, Lenhardt R. Perioperative normothermia to reduce the incidence of surgical-wound infection and shorten hospitalization. N Engl J Med. 1996;334:1209-16.
97. Melling AC, Ali B, Scott EM, et al. Effects of preoperative warming on the incidence of wound infection after clean surgery: a randomised controlled trial. Lancet. 2001;358:876-80.
98. McGovern P, Albrecht M, Belani K, et al. Forced-air warming and ultra-clean ventilation do not mix. J Bone Joint Surg Br. 2011;93:1537-44.
99. Sessler DI, Olmsted RN, Kuelpmann R. Forced-air warming does not worsen air quality in laminar flow operating rooms. Anesth Analg. 2011;113:1416-21.
100. Huang JK, Shah EF, Vinodkumar N, et al. The Bair Hugger patient warming system in prolonged vascular surgery: an infection risk? Crit Care. 2003;7:R13.
101. Zink RS, Iaizzo PA. Convective warming therapy does not increase the risk of wound contamination in the operating room. Anesth Analg. 1993;76:50-3.

第 27 章

切口贴膜

（著者：Alvin Ong，Asim M Makhdom）

当前的证据

切口贴膜或手术巾设计用于防止手术部位免受皮肤表面微生物的侵犯，至今已有 50 多年的历史。在使用时，贴膜应和皮肤贴合良好，以防止空气或液体在膜下聚集于切口边缘而造成手术切口的污染[1]。French 等对手术中和实验室条件下使用手术贴膜时伤口内的微生物情况进行了评估，并和手术布巾进行了比较。结果发现，手术布巾组的伤口深部微生物污染率为 60%，而切口保护膜组的污染率只有 6%。作者因此认为，手术贴膜在保持无菌方面具有明显优势[2]。Fairclough 等报道，髋关节手术的患者使用手术贴膜可以使切口污染率从 15%降至 1.6%[3]。切口保护膜的其他优势还包括：① 直接与皮肤粘贴；② 透明但很少反光；③ 薄但不易撕坏；④ 有弹性，活动肢体时不会增加皮肤张力。

Rothman 研究所的经验
1. 所有的全关节置换手术均使用含碘切口保护膜。
2. 对碘过敏的病例使用不含抗菌剂的切口保护膜。

在依次使用酒精和含酒精的碘伏溶液对皮肤消毒时，应等其完全干燥后再贴膜，这样才能实现贴膜和皮肤有效黏附。术前使用 DuraPrep 这样的皮肤消毒液也可以增加手术贴膜的黏附性，而增加

手术贴膜对皮肤的贴附力可能会减少伤口污染[4]。

有报道认为，使用皮肤贴膜会导致皮肤脱套伤[5]。这种情况会出现在揭去贴膜的时候。术者必须充分意识到可能导致这种并发症的危险因素，包括皮肤菲薄的高龄患者、长期使用激素、未经控制的糖尿病和营养消耗的患者。

注意事项
1. 在使用含酒精的皮肤消毒液后，要确保切口保护膜和皮肤紧密贴合。 2. 对脆弱的皮肤禁止使用切口保护膜，以免撕下保护膜时造成损伤。

总之，切口保护膜不仅在手术开始时提供无菌术野，还能将细菌固定在手术单下，减少手术部位污染的风险。此外，新近研发的含碘切口保护膜对皮肤和手术部位具有抗菌保护作用，故能进一步减少污染的可能。虽然还没有研究能够证明这种贴膜可以减少 PJI 的风险，但其具有容易获取、价格低廉且易于使用的特点，因此，我们推荐在所有的初次和翻修关节置换手术中使用。

存在的争议

但也有一些研究对切口贴膜预防手术部位细菌污染的效果提出了质疑。下面列举的 3 项研究即认为切口贴膜并不存在上述作用。

- Chiu 等在 1993 年对 120 例急性髋关节骨折的手术病例进行了报道[6]。所有病例随机分为 2 组，即切口贴膜组(n=65)和无切口贴膜组(n=55)，组间其他因素保持均衡一致。在关闭伤口之前以棉签从皮肤附近取样本进行微生物培养，结果切口贴膜组有 4 例培养结果为阳性，无切口贴膜组只有 1 例为阳性，两组的术后伤口感染率没有差异。因此，作者对切口贴膜是否能预防伤口污染提出了质疑。
- Alexander 等对 3 项连续对照随机临床试验中的 1324 例病例进行了报道，以评价切口贴膜预防伤口感染的效果[7]。在使用70%酒精或含2%碘的90%酒精消毒皮肤，1 min后再以聚酯抗微生物切口贴膜覆盖手术区，此时清洁伤口的感染率为1.3%，全部伤口的感染率为2.5%。这和标准的聚乙烯吡咯酮碘消毒10 min的结果相当，后者的清洁伤口感染率和全部伤口感染率分别为1.3%和2.3%。初步研究表明，在术中将聚酯抗微生物切口贴膜和皮肤分离会使术后感染率增加6倍。因此，在预防切口贴膜从皮肤分离的时候，贴膜的设计和使用方法是需要着重考虑的问题。

- Webster和Alghamdi进行的Cochrane综述表明，使用手术贴膜患者出现手术部位感染的比例明显高于未使用手术贴膜的患者[8]。该综述纳入的其中5项研究对3082名患者使用手术贴膜和未使用手术贴膜的结果进行了比较，还有2项研究对1113名患者使用含碘贴膜和未使用贴膜的效果进行了比较，含碘手术贴膜对手术部位感染率没有任何影响。作者认为，没有证据显示塑料手术贴膜可以减少手术部位感染率。甚至有证据表明，这可能会导致感染率增加。

（译者：陈铭璁　审校：陈晓勇）

参考文献

1. Ha'eri GB. The efficacy of adhesive plastic incise drapes in preventing wound contamination. Int Surg. 1983;68:31-2.
2. French ML, Eitzen HE, Ritter MA. The plastic surgical adhesive drape: an evaluation of its efficacy as a microbial barrier. Ann Surg. 1976;184:46-50.
3. Fairclough JA, Johnson D, Mackie I. The prevention of wound contamination by skin organisms by the pre-operative application of an iodophor impregnated plastic adhesive drape. J Int Med Res. 1986;14:105-9.
4. Jacobson C, Osmon DR, Hanssen A, et al. Prevention of

wound contamination using DuraPrep solution plus Ioban 2 drapes. Clin Orthop Relat Res. 2005;439:32-7.

5. Liu Y, Nandi S, Skaife T, et al. Skin avulsion injuries with use of adhesive surgical drapes. J Knee Surg. 2013;26:S120-2.
6. Chiu KY, Lau SK, Fung B, et al Plastic adhesive drapes and wound infection after hip fracture surgery. Aust N Z J Surg. 1993;63:798-801.
7. Alexander JW, Aerni S, Plettner JP. Development of a safe and effective one-minute preoperative skin preparation. Arch Surg. 1985;120:1357-61.
8. Webster J, Alghamdi AA. Use of plastic adhesive drapes during surgery for preventing surgical site infection. Cochrane Database Syst Rev. 2007;17:CD006353.

第 28 章

预防性使用抗生素

（著者：Nora Almadani，Asim M Makhdom）

当前的证据

感染是全膝或全髋关节置换术的严重并发症，会导致恢复期延长、功能障碍甚至死亡。术前抗生素应用可明显提高现代关节置换术的安全性。全身预防性使用抗菌药物（systemic antibiotic prophylaxis，SAP）成为骨科内植物手术（包括全关节置换术）的标准措施已有 30 年历史[1-3]。自切皮开始直至手术结束，维持组织内的有效浓度是外科预防性使用抗生素的关键。研究表明，切口关闭时抗生素未达到有效抑菌浓度会直接增加手术切口感染（SSI）的发生率。因此，2014 年 WHO 发布各部指南均一致推荐术前预防性使用抗生素[4-6]。

人工关节假体周围感染最常见致病菌为革兰氏阳性菌（金黄色葡萄球菌、表皮葡萄球菌、β-溶血性链球菌）及革兰氏阴性杆菌。关节置换术切口周围感染的另一致病因素为假体惰性表面形成的包含金黄色葡萄球菌、表皮葡萄球菌的生物膜。生物膜会导致耐药性并使得抗生素难以渗透（见第 5 章）[7-8]。美国医药卫生协会（American Society of Health System Pharmacists）公布，术前感染预防的最常用方案为头孢唑林；其次为联用头孢唑林和庆大霉素；再次为三代头孢菌素[9]。克林霉素和万古霉素可覆盖关节置换术后感染的大部分病原菌，如 β-溶血性链球菌。虽然某些情况下，克林霉素可替代万古霉素，考虑到克林霉素可导致艰难梭菌性肠炎，因此，我们研究所对青霉素过敏的患者使用万古霉素。

对于 MRSA、SSI 高发的医疗机构以及 MRSA 定植的患者（包括医务工作者、疗养院患者、透析患者以及曾经历过 MRSA 暴发感染的医疗机构人员），应将万古霉素单独或联合头孢唑林作为预防性使用抗生素的常规方案[10-11]。单独使用万古霉素不能很好地覆盖甲氧西林敏感的金黄色葡萄球菌，此时应联用头孢菌素[12]。

Rothman 研究所的经验
1. 所有行人工关节置换的患者在切开皮肤前 30 min 给予头孢唑啉。
2. 耐甲氧西林金黄色葡萄球菌感染史、医护人员、疗养院患者和肾透析患者均在切皮前 1 h 静脉给予头孢唑林和万古霉素。
3. 仅对青霉素过敏的患者单独使用万古霉素。
4. 预防性抗生素的使用不超过术后 24 h。

关于给药时机，术前超过 120 min 预防性使用抗菌药物的患者，其切口感染率远高于术前 120 min 内使用抗菌药物的患者[13]。但通过对相关研究数据进行统计后发现，对于 120 min 内使用抗菌药物进行感染预防的患者，术前 60～120 min 和术前 30～60 min 使用抗菌药物，切口感染发病率在统计学上无显著性差异[14]。另外，若全膝关节置换术中使用止血带，抗菌药物应在止血带充气之前使用。应特别注意部分药物应缓慢给药（如喹诺酮类及万古霉素），万古霉素的滴注时间不应短于 1 h，以减少低血压、胸痛、红颈/红人综合征等不良反应的发生[15]。临床医生应了解各种抗菌药物的半衰期，从而确保手术过程中患者血清和组织内抗菌药物维持在有效浓度[10]。

关节置换围术期，预防性使用抗菌药物的时长目前仍存在争议。在 2009 年，美国骨科医师学会患者安全委员会发布了围术期抗菌药物预防性使用指南，包括：术前抗生素的单次剂量、手术时间延长或失血过多时的术中追加剂量，以及术后给药时应在切口关闭后 24 h 内停止给药[16]。越来越多的数据及临床诊疗指南并不支持围术期感染预防超过 24 h。最近一项随机对照研究的结果同样支持预防性使用的时间不超过 24 h 的观点。这项研究纳入了 358 例接受了全髋关节置换术、全膝关节置换术以及髋关节骨折内固定的患者，术后使用萘夫西林或头孢唑林 24 h 或 7 天，结果发现，其切口周围感染发病率之间并无显著性差异。另外，没有相关证据支持要将抗生素使用到拔除引流管或导尿管为止[17]。

（译者：郭安运　审校：陈晓勇）

参考文献

1. Gans I, Jain A, Sirisreetreerux N, et al. Current practice of antibiotic prophylaxis for surgical fixation of closed long bone fractures: a survey of 297 members of the Orthopaedic Trauma Association. Patient Saf Surg. 2017;11:2.
2. Global Guidelines for the Prevention of Surgical Site Infection. I. World Health Organization. http://apps.who.int/iris/bitstream/10665/250680/1/9789241549882-eng.pdf?ua=1. (Last accessed 16 April 2017.)
3. Dhammi IK, Ul Haq R, Kumar S. Prophylactic antibiotics in orthopedic surgery: controversial issues in its use. Indian J Orthop. 2015;49:373-6.
4. Anderson DJ, Podgorny K, Berrìos-Torres SI, et al. Strategies to prevent surgical site infections in acute care hospitals: 2014 update. Infect Control Hosp Epidemiol. 2014;35:605-27.
5. Goldmann DA, Hopkins CC, Karchmer AW, et al. Cephalothin prophylaxis in cardiac valve surgery. A prospective, double-blind comparison of two-day and six-day regimens J Thorac Cardiovasc Surg. 1977;73:470-9.
6. Zelenitsky SA, Ariano RE, Harding GKM, et al. Antibiotic pharmacodynamicsin surgical prophylaxis: an association between intraoperative antibiotic concentrations and efficacy. Antimicrob Agents Chemother. 2002;46:3026-30.
7. Dale WB, Dellinger EP, Olsen KM, et al. Clinical practice guidelines for antimicrobial prophylaxis in surgery. Am J

Health Syst Pharm. 2013;70:195-283.
8. Meehan J, Jamali AA, Nguyen H. Prophylactic antibiotics in hip and knee arthroplasty. J Bone Joint Surg Am. 2009; 91:2480-90.
9. Rafati M, Shiva A, Ahmadi A, et al. Adherence to American society of health-system pharmacists surgical antibiotic prophylaxis guidelines in a teaching hospital. J Res Pharm Pract. 2014;3:62-6. https://www.ncbi.nlm.nih.gov/pmc/articles/PMC4124682/. (Last accessed 16 April 2017.)
10. Woods RK, Dellinger EP. Current guidelines for antibiotic prophylaxis of surgical wounds. Am Fam Physician. 1998;57:2731-40.
11. W. Bratzler Dale, M. Houck Peter (for the Surgical Infection Prevention Guidelines Writers Workgroup). Antimicrobial prophylaxis for surgery: an advisory statement from the National Surgical Infection Prevention Project. Clin Infect Dis. 2004;38:1706-15.
12. Antimicrobial prophylaxis in surgery. Med Lett Drugs Ther. 2001;43:92-7.
13. Classen DC, Evans RS, Pestotnik SL, et al. The timing of prophylactic administration of antibiotics and the risk of surgical-wound infection. N Engl J Med. 1992;326:281-6.
14. van Kasteren ME, Mannien J, Ott A, et al. Antibiotic prophylaxis and the risk of surgical site infections following total hip arthroplasty: timely administration is the most important factor. Clin Infect Dis. 2007;44:921-7.
15. Southorn PA, Plevak DJ, Wright AJ, et al. Adverse effects of vancomycin administered in the perioperative period. Mayo Clin Proc. 1986;61:721-4.
16. American Academy of Orthopaedic Surgeons. Orthopaedic infection prevention and control: an emerging new paradigm. http://www.aaos.org/research/committee/ptsafety/PS_SE_2009.pdf. (Last accessed 16 April 2017.)
17. American Academy of Orthopaedic Surgeons. Information statement: recommendations for the use of intravenous antibiotic prophylaxis in primary total joint arthroplasty. www.aaos.org/about/papers/advistmt/1027.asp (Last accessed 16 April 2017.)

第 29 章

疑似尿路感染患者的检查

（著者：Nora Almadani，Asim M Makhdom）

当前的证据

尿路感染（urinary tract infection，UTI）是最为常见的医疗相关不良事件，也是关节置换术后的主要院内并发症[1]。留置尿管是导致 UTI 的主要危险因素，也和菌血症的发生有关。尤其是在术后早期，尿路感染的进展会引起血源性感染，使细菌在假体表面种植，并随之产生人工关节假体周围感染（periprosthetic joint infection，PJI）[2-5]。

尿液培养仍然是 UTI 筛查的金标准[6]。Simati 等发现，尿液试纸检查可以在一定程度上提高确定或排除女性 UTI 诊断的准确性[7]。虽然亚硝酸盐试验和白细胞酯酶试验均可提高 UTI 诊断的准确性，但前者的阳性结果比后者更有意义。如果亚硝酸盐试验和白细胞酯酶试验均为阴性，UTI 的可能性下降 40%～60%[8]。但亚硝酸盐或白细胞酯酶的颜色都会随时间的延长发生变化，因此必须迅速完成对定量和定性结果的判读。有时病史及临床表现提示

> **Rothman 研究所的经验**
>
> 1. 术前筛查时需进行尿液分析和试纸检测。
> 2. 结果阳性时进一步行病原体培养，并给予相应的抗生素治疗。
> 3. 我们医院还没有关于取消手术的相关临床指南，但应根据不同情况进行个体化处理。

感染，但尿培养为阴性。在这种情况下，很多研究结果认为尿液分析是排除 UTI 最有效的手段，尤其是试纸检查和尿液培养同时为阴性的时候[9]。

> **注意事项**
>
> 1. 浑浊尿液的培养常提示细菌的存在，但也会伴有杂菌生长。
> 2. 快速试纸检测上的亚硝酸盐和白细胞酯酶的条带颜色会随时间而发生变化，因此必须迅速进行定量和定性结果的判读。

很多研究发现，未预防性使用抗菌药物是导致菌尿症的明确危险因素[10]。对于既往有泌尿系手术史、排尿困难或尿频病史等存在术中尿路感染风险的高危患者，特别推荐预防性使用抗生素[11]。AAOS 推荐体内有髋或膝关节假体的患者在接受泌尿系手术前 1 h 预防性使用 500 mg 环丙沙星。

有很多抗生素可用于 UTI 的治疗，包括：阿莫西林或头孢菌素等 β-内酰胺类药物、甲氧苄氨嘧啶-磺胺甲基异噁唑（TMP-SMX）。β-内酰胺类抗生素的使用时间通常为 1 周，TMP-SMX 的使用时间为 3 天[12-16]。

在 Rothman 研究所，每位接受膝关节或髋关节置换术的患者都要在术前进行尿液检查，当尿液检查结果提示感染，实验室就会立即对尿液样本进行培养。例如尿液分析时出现白细胞酯酶阳性、白细胞升高、亚硝酸盐阳性时就要对尿液进行细菌培养。这样可以最大程度避免污染尿液样本而出现杂菌或者白细胞小于 $10\ 000/mm^3$ 的情况。

尿液培养阳性的患者即需要接受口服抗生素治疗，治疗结束后再行人工关节置换术。在院期间，如果患者没有症状，则无需做进一步的尿液检查或培养。Rothman 研究所目前还没有专门关于取消手术的临床指南，这需要根据患者具体情况进行个体化评估，但未经治疗的 UTI 则可能是推迟手术的指征。

存在的争议

对于明确诊断菌尿并需要最终按照UTI治疗的细菌计数标准尚无定论。通常的标准为有症状患者每毫升尿液中$>10^3$或10^4菌落形成单位(CFU),或无症状患者每毫升尿液中$>10^5$CFU。临床医生仍应根据检出的病原体、相关症状和所使用的尿液培养方法来确定是否需要进行相应处理[17-18]。

有一项大型研究对治疗无症状尿路感染是否会减少菌血症及人工关节假体细菌种植进行了评估,结果发现,菌尿治疗组患者的关节感染率并不少于未治疗组。他们推测,无症状菌尿更可能是一种提示感染风险的征象,而不是感染的直接原因。另一项研究对无症状菌尿的发生率和无症状菌尿出现PJI的发生率进行了回顾分析,结果发现,术前的无症状菌尿并不是髋关节置换患者出现感染远行播散的原因[19-22]。

(译者:陈晓勇　审校:朱锦宇)

参考文献

1. Gupta K, Trautner B. Urinary tract infection in the clinic. Ann Intern Med Suppl. 2012;156.
2. François Stéphan, Hugo Sax. Reduction of urinary tract infection and antibiotic use after surgery: a controlled, prospective, before-after intervention study. Clin Infect Dis. 2006;42:1544-51.
3. Koulouvaris P, Sculco P. Relationship between perioperative urinary tract infection and deep infection after joint arthroplasty. Clin Orthop Relat Res. 2009;467:1859-67.
4. Miller AG, Mc Kenzie J, Greenky M, et al. Spinal anesthesia: should everyone receive a urinary catheter?: a randomized, prospective study of patients undergoing total hip arthroplasty. J Bone Joint Surg. 2013;95:1498-503.
5. Pulido L, Ghanem E, Joshi A, et al. Periprosthetic joint infection: the incidence, timing, and predisposing factors. Clin Orthop Relat Res. 2008;466:1710-5.

6. Nicolle LE. Catheter related urinary tract infection. Drugs Aging. 2005;22:627-39.
7. Simati B, Briegsman W, Safranek S. Dipstick urinalysis for the diagnosis of acute UTI. Am Fam Physician. 2013;87(online). http://www.aafp.org/afp/2013/0515/od2.html [Accessed 28.02.17].
8. Lachs MS, Nachamkin I, Edelstein PH, et al. Spectrum bias in the evaluation of diagnostic tests: lessons from the rapid dipstick test for urinary tract infection. Ann Intern Med. 1992;117:135-40.
9. Talan DA, Stamm WE, Hooton TM, et al. Comparison of ciprofloxacin (7 days) and trimethoprimsulfamethoxazole (14 days) for acute uncomplicated pyelonephritis in women: a randomized trial. JAMA. 2000;283:1583-90.
10. EAU (European Association of Urology) Guidelines on Urological Infections. European Association of Urology. 2010.
11. Bratzler DW, Dellinger EP, Olsen KM, et al. Clinical Practice Guidelines for Antimicrobial Prophylaxis in Surgery. Am J Health Syst Pharm. 2013,70:195-283.
12. Nicolle LE, Bradley S, Colgan R, et al. Infectious Diseases Society of America. Infectious Diseases Society of America guidelines for the diagnosis and treatment of asymptomatic bacteriuria in adults. Clin Infect Dis. 2005;40:643-54.
13. Holtom P, Leveillee RJ, Patzakis MJ, et al. Antibiotic prophylaxis for urological patients with total joint replacements. AAOS/AUA Advisory Statement. 2002.
14. Antibiotic prophylaxis for surgery. Med Lett. 2006;4:83-8.
15. Little P, Moore MV, Turner S, et al. Effectiveness of five different approaches in management of urinary tract infection: randomised controlled trial. Brit Med J. 2010;340.
16. Rehmani, R. Accuracy of the Urine Dipstick Test to Predict Urinary Tract Infections in the Emergency Department. J Ayub Med Coll Abbottabad. 2004;16:4-7.
17. R. Pickard (Chair), R. Bartoletti, T.E. Bjerklund-Johansen, et al. Guidelines Associates: Guidelines on Urological Infections. European Association of Urology. 2015.
18. Maderazo EG, Judson S, Pasternak H. Late infections of total joint prostheses: a review and recommendations for prevention. Clin Orthop Relat Res. 1988;229:131-42.
19. Koulovaris P, Sculco P, Finerty E, et al. Relationship between

perioperative urinary tract infection and deep infection after joint arthroplasty. Clin Orthop Relat Res. 2009;467: 1859-67.

20. Glynn M, Sheehan J. The significance of asymptomatic bacteriuria in patients undergoing hip/knee arthroplasty. Clin Orthop Relat Res. 1984;185:151-4.
21. R. Sousa, E. Muñoz-Mahamud, J. Quayle, et al. Is asymptomatic bacteriuria a risk factor for prosthetic joint infection? Clin Infect Dis. 2014;59:41-7.
22. Cordero-Ampuero J, González-Fernández E, Martínez-Vélez D, et al. Are antibiotics necessary in hip arthroplasty with asymptomatic bacteriuria? Seeding risk with/without treatment. Clin Orthop Relat Res. 2013;471:3822-9.

第30章

全关节置换术中的冲洗

（著者：Matthew Silijander）

当前的证据

迄今为止，还没有关于全关节置换初次和翻修术中冲洗的明确标准。现有的证据都是来自针对开放性骨折冲洗方法的实验室研究和创伤方面的文献[1-6]。目前的文献认为，使用盐水或者聚维酮碘进行冲洗的效果要优于抗生素盐水、清洁剂和其他腐蚀性液体[5,7,8]。有一项前瞻性队列研究发现，使用聚维酮碘稀释液浸泡伤口 3 min，可以让髋、膝关节置换手术后急性感染减少 6 倍[7]。关于脊柱和普通外科手术的文献也发现了类似的结果[9-11]，但最近的一项研究认为，聚维酮碘可能对成骨细胞增殖和功能产生负面影响[12]。动物体外试验发现，使用聚维酮碘超过 1 min 以上，就会产生具有剂量依赖的软骨毒性。这可能是单髁置换或不置换髌骨的全膝关节置换手术需要考虑的问题[13]。

基础研究发现，氯己定溶液（chlorhexidine gluconate，CHG）仅需 2%浓度就可以有效冲洗耐甲氧西林金黄色葡萄球菌感染的钛内植物[14-15]。人工关节手术中应用 CHG 主要局限在皮肤准备的阶段，但目前市场上的 CHG 浓度为 0.05%，当把这种溶液用于体内时，可能对周围组织造成损伤[16]。即使仅有 0.02%的浓度，也会对人体成纤维细胞产生细胞毒性[8]。虽然没有发现 0.05%的 CHG 会对伤口愈合或肉芽组织生长产生负面影响[17]，但在体内时低于此浓度则可能无效[18]。未来还需要对CHG的潜在毒性作用进行更为深入的研究。

其他的溶液包括过氧化氢,当其与聚维酮碘和杆菌肽合用时能减少翻修病例的感染率[19],但在体外试验中[20],双氧水(过氧化氢)会产生细胞毒性,甚至因空气栓塞导致的心搏骤停也可见诸报道[21]。还有研究发现,双氧水还会对钛制假体产生腐蚀作用,并且侵蚀羟基磷灰石[22]。极少有证据支持将添加抗生素的溶液用于初次或翻修手术的术中冲洗[3,5]。另外,和局部使用抗生素相比,抗菌剂可作用于大部分病原菌,且不会导致耐药菌的问题[23]。表30.1中列出了一些常用的冲洗溶液。

Rothman研究所的经验
1. 在初次植入假体后使用3.5 ml/L的必妥碘(betadine)稀释液进行冲洗。 2. 感染关节的清创冲洗至少使用9 L加入多黏菌素或杆菌肽的生理盐水。

表30.1 常见冲洗液的优缺点

冲洗液	优点	缺点
聚维酮碘	价格便宜,对耐甲氧西林金黄色葡萄球菌有效,大多数手术室均可获得	高浓度下对软骨细胞、成纤维细胞和成骨细胞有毒性
氯己定	用于皮肤准备和钛制假体时的杀菌效果最优。用于皮肤准备的效果优于其他消毒剂[24]	尚无相关骨科研究证实其体内安全性 病例报告和动物模型提示存在细胞毒性
杆菌肽/新霉素/多黏菌素+新霉素	已证实对细胞或组织没有毒性	结论尚不统一。大多数文献认为缺乏有效性
次氯酸钠(Dakin溶液)	高效杀菌剂	对钛制假体有腐蚀作用;具有细胞毒性
过氧化氢	高效杀菌剂	对钛制假体有腐蚀作用;具有细胞毒性

（续表）

冲洗液	优点	缺点
橄榄油皂	对周围组织没有毒性；和生理盐水的效果相当；部分研究认为其效果优于其他溶液	输送装置有菌；没有文献支持可用于人工关节手术

冲洗液的输送装置包括球形注射器或脉冲冲洗枪。Anglen 等认为，使用动力冲洗装置去除金属内植物上细菌的效果会比球形注射器增加 100 倍[25]。该研究还发现，在冲洗液中加入抗生素并不会明显改善冲洗的效果。Hargrove 等认为，使用脉冲冲洗枪减少人工关节假体周围感染的效果可能优于球形注射器[26]。有实验室研究对低压冲洗和高压冲洗感染犬胫骨的效果进行了比较，结果发现低压冲洗的效果优于高压冲洗[6]。低压冲洗的这种优势不仅在于对组织损伤较小，还在于其不会将细菌扩散至非污染区域[27]。这种装置用于关节置换手术的效果尚不明确，相比之下，更推荐动力冲洗装置（无论高压还是低压），认为其要优于球形注射器。

存在的争议

- 根据目前的文献，抗生素溶液冲洗并无效果。虽然这种冲洗液在其他骨科手术中经常使用，但并没有骨科文献支持。
- 创伤文献的证据认为可以使用皂液，但在人工关节手术中效果未知，且其输送装置无法实现无菌，因此限制了其应用[3-5,14]。
- 普通外科的冲洗液常用于全关节置换手术，但其中一些可能会影响骨长入或伤口愈合，故使用时应谨慎[1,2,5,10,16,22]。

（译者：陈晓勇　审校：朱锦宇）

参考文献

1. Kaysinger KK, Nicholson NC, Ramp WK, et al. Toxic effects of wound irrigation solutions on cultured tibiae and osteoblasts. J Orthop Trauma. 1995;9:303-11.
2. Lineaweaver W, McMorris S, Soucy D, et al. Cellular and bacterial toxicities of topical antimicrobials. Plast Reconstr Surg. 1985;75:394-6.
3. Anglen JO. Comparison of soap and antibiotic solutions for irrigation of lower-limb open fracture wounds. A prospective, randomized study. J Bone Joint Surg Am. 2005; 87:1415-22.
4. Conroy BP, Anglen JO, Simpson W, et al. Comparison of castile soap, benzalkonium chloride, and bacitracin as irrigation solutions for complex contaminated orthopaedic wounds. J Orthop Trauma. 1999;13:332-7.
5. Crowley D, Kanakaris N, Giannoudis P. Irrigation of the wounds in open fractures. Bone Joint J. 2007;89:580-5.
6. Bhandari M, Adili A, Schemitsch EH. The efficacy of low-pressure lavage with different irrigating solutions to remove adherent bacteria from bone. J Bone Joint Surg Am. 2001;83:412-9.
7. Brown NM, Cipriano CA, Moric M, et al. Dilute betadine lavage before closure for the prevention of acute postoperative deep periprosthetic joint infection. J Arthrop. 2012;27:27-30.
8. Van Meurs S, Gawlitta D, Heemstra K, et al. Selection of an optimal antiseptic solution for intraoperative irrigation. J Bone Joint Surg Am. 2014;96:285-91.
9. Cheng M-T, Chang M-C, Wang S-T, et al. Efficacy of dilute betadine solution irrigation in the prevention of postoperative infection of spinal surgery. Spine. 2005;30:1689-93.
10. Chundamala J, Wright JG. The efficacy and risks of using povidone-iodine irrigation to prevent surgical site infection: an evidence-based review. Can J Surg. 2007;50:473-81.
11. Chang F-Y, Chang M-C, Wang S-T, et al. Can povidone-iodine solution be used safely in a spinal surgery? Eur Spine J. 2006;15:1005-14.
12. Newton Ede MP, Philp AM, Philp A, et al. Povidone-iodine has a profound effect on in vitro osteoblast proliferation

and metabolic function and inhibits their ability to mineralize and form bone. Spine (Phila Pa 1976). 2016;41:729-34.

13. von Keudell A, Canseco JA, Gomoll AH. Deleterious effects of diluted povidone-iodine on articular cartilage. J Arthroplasty. 2013;28:918-21.
14. Schwechter EM, Folk D, Varshney AK, et al. Optimal irrigation and debridement of infected joint implants: an in vitro methicillin-resistant *Staphylococcus aureus* biofilm model. J Arthroplasty. 2011;26:109-13.
15. Smith DC, Maiman R, Schwechter EM, et al. Optimal irrigation and debridement of infected total joint implants with chlorhexidine gluconate. J Arthrop. 2015;30:1820-2.
16. Douw C, Bulstra S, Vandenbroucke J, et al. Clinical and pathological changes in the knee after accidental chlorhexidine irrigation during arthroscopy. J Bone Joint Surg-Brit. 1998;80:437-40.
17. Best A, Nixon M, Taylor G. Brief exposure of 0.05% chlorhexidine does not impair non-osteoarthritic human cartilage metabolism. J Hosp Infect. 2007;67:67-71.
18. George J, Klika AK, Higuera CA. Use of chlorhexidine preparations in total joint arthroplasty. J Bone Joint Infect. 2017;2:15-22.
19. Kosashvili Y, Backstein D, Safir O, et al. Dislocation and infection after revision total hip arthroplasty: comparison between the first and multiply revised total hip arthroplasty. J Arthroplasty. 2011;26:1170-5.
20. Asada S, Fukuda K, Nishisaka F, et al. Hydrogen peroxide induces apoptosis of chondrocytes; involvement of calcium ion and extracellular signal-regulated protein kinase. Inflamm Res. 2001;50:19-23.
21. Timperley A, Bracey D. Cardiac arrest following the use of hydrogen peroxide during arthroplasty. J Arthroplasty. 1989;4:369-70.
22. Shigematsu M, Kitajima M, Ogawa K, et al. Effects of hydrogen peroxide solutions on artificial hip joint implants. J Arthrop. 2005;20:639-46.
23. Russell A. Antibiotic and biocide resistance in bacteria: introduction. J Appl Microbio. 2002;92(s1).
24. Darouiche RO, Wall Jr MJ, Itani KM, et al. Chlorhexidine-

alcohol versus povidone-iodine for surgical-site antisepsis. N Engl J Med. 2010;362:18-26.

25. Anglen JO, Apostoles S, Christensen G, et al. The efficacy of various irrigation solutions in removing slime-producing *Staphylococcus*. J Orthop Trauma. 1994;8:390-6.
26. Hargrove R, Ridgeway S, Russell R, et al. Does pulse lavage reduce hip hemiarthroplasty infection rates? J Hosp Infect. 2006;62:446-9.
27. Hassinger SM, Harding G, Wongworawat MD. High-pressure pulsatile lavage propagates bacteria into soft tissue. Clin Orthop Relat Res. 2005;439:27-31.

第 31 章

骨水泥和抗生素

（著者：Claudio Diaz Ledezma）

当前的证据

抗生素骨水泥的原理

在全关节置换（total joint arthroplasty，TJA）术中使用抗生素骨水泥（antibiotic impregnated bone cement，AIBC）主要为了预防和治疗人工关节假体周围感染（periprosthetic joint infection，PJI）。采用抗生素骨水泥来治疗 PJI 已经在临床上广泛采用，但将 AIBC 用于预防则可能造成耐药菌的出现和治疗费用的增加，因而还存在较多的争议。

聚甲基丙烯酸甲酯（PMMA，即骨水泥）不仅可以起到结构性支撑、连接假体和宿主骨的作用[1]，还可以使抗生素从其表面、微孔和裂隙处局部释放[2]。用于骨水泥的抗生素需要具备以下条件：① 在骨水泥发热情况下保持稳定；② 具备良好的扩散和洗脱特性；③ 不易出现过敏或细胞毒性反应；④ 与其他抗生素合用时具备协同效应。

Rothman 研究所的经验
1. AIBC 常用于初次手术。 2. 大部分人工关节假体周围感染采用二期翻修。 3. 最常将 3 g 万古霉素和 3.6 g 妥布霉素加入 40 g PMMA（*Palacos R*，*Zimmer Inc*）作为占位器使用，并采用真空搅拌为佳。 4. 大多数再次植入的 THA 假体多为非骨水泥型，TKA 的翻修手术则尽可能使用 AIBC 固定。

可用于骨水泥的抗生素

有多种抗生素可以和骨水泥混合后使用,主要包括:庆大霉素、妥布霉素、头孢呋辛[3]、万古霉素、哌拉西林/他唑巴坦[4]、克林霉素[5]。其他可供选择的抗生素还包括:头孢唑啉、环丙沙星、加替沙星、左氧氟沙星、利奈唑胺、利福平[6]。有一项动物实验对不同的抗生素骨水泥组合方案进行了比较,其中包括头孢唑啉(4.5 g/40 g 骨水泥粉)、环丙沙星(6 g /40 g 骨水泥粉)、克林霉素(6 g/40 g 骨水泥粉)、替卡西林(12 g/40 g 骨水泥粉)、妥布霉素(9.8 g/40 g 骨水泥粉)和万古霉素(4 g/40 g 骨水泥粉),结果发现,克林霉素、万古霉素和妥布霉素可以更好地洗脱进入骨和肉芽组织[7]。

在美国,AIBC 已经由食品药品监督管理局(Food and Drug Administration,FDA)批准并已商业化生产(详见表 31.1)。但需要注意的是,FDA 仅批准其用于感染彻底清创后的二期翻修术。这意味着,表 31.1 所列之外的其他抗生素组合和剂量就需要在手术中手动搅拌。徒手搅拌 AIBC 的方法详见图 31.1 A~F。

表 31.1 目前已获 FDA 批准并在美国上市的 AIBC

产品	公司	批准日期	批号	抗生素
Palacos R 庆大霉素骨水泥	Biomet	2003 年 12 月 17 日	K030086	庆大霉素
Smartset GHV 庆大霉素骨水泥	Depuy 骨科	2004 年 2 月 5 日	K033563	庆大霉素
Versabond AB 骨水泥	Smith & Nephew	2004 年 4 月 29 日	K022688	庆大霉素
Cemex Genta 骨水泥 Cemex Genta 系统骨水泥	Exactech	2004 年 5 月 10 日	K033596	庆大霉素
Refobacin-Palacos G	Heraeus Kulzer	2004 年 5 月 25 日	K031673	庆大霉素
DePuy 1 庆大霉素骨水泥改进型和 Smartset GMV Endurance 庆大霉素骨水泥	Depuy 骨科	2004 年 7 月 1 日	K041656	庆大霉素

(续表)

产品	公司	批准日期	批号	抗生素
SmartMix 预充填搅拌系统	Depuy 骨科	2004 年 10 月 22 日	K042591	庆大霉素
Palacos IV+G	Heraeus Kulzer	2005 年 7 月 7 日	K050854	庆大霉素
Palamed G	Heraeus Kulzer	2005 年 7 月 7 日	K050855	庆大霉素
DePuy CMW 1 庆大霉素骨水泥	Depuy 骨科	2005 年 11 月 22 日	K053002	庆大霉素
预充填 Smartset HV 骨水泥的 SmartMix Cemvac 系统	Depuy 骨科	2006 年 1 月 6 日	K053445	庆大霉素
DePuy CMW 2 和 CMW 3 庆大霉素骨水泥	Depuy 骨科	2006 年 6 月 8 日	K061144	庆大霉素
Simplex P SpeedSet 妥布霉素骨水泥	Howmedica Osteonics	2007 年 2 月 26 日	K063857	妥布霉素
Smartset GMV 庆大霉素骨水泥	Depuy 骨科	2008 年 5 月 14 日	K081163	庆大霉素
Cobalt MV 庆大霉素(aka Cobalt G-MV)骨水泥	Biomet	2009 年 10 月 27 日	K092150	庆大霉素
Cemex Genta 系统和 Genta 快速系统	Tecres Spa	2009 年 11 月 24 日	K092773	庆大霉素
Spacer-K, Spacer-G, Spacer-S	Tecres Spa	2011 年 9 月 20 日	K101356	庆大霉素

FDA 产品批号数据库详见 http://www.accessdata.fda.gov/scripts/cdrh/cfdocs/cfPMN/pmn.cfm?start_search=1&Panel=&ProductCode=MBB&KNumber=K&Model=&Applicant=&DeviceName=&Type=&ThirdPartyReviewed=off&ClinicalTrials=off&ExpeditedReview=&Decision=&DecisionDateFrom=&DecisionDateTo=&IVDProducts=off&CombinationProducts=off&PAGENUM=25

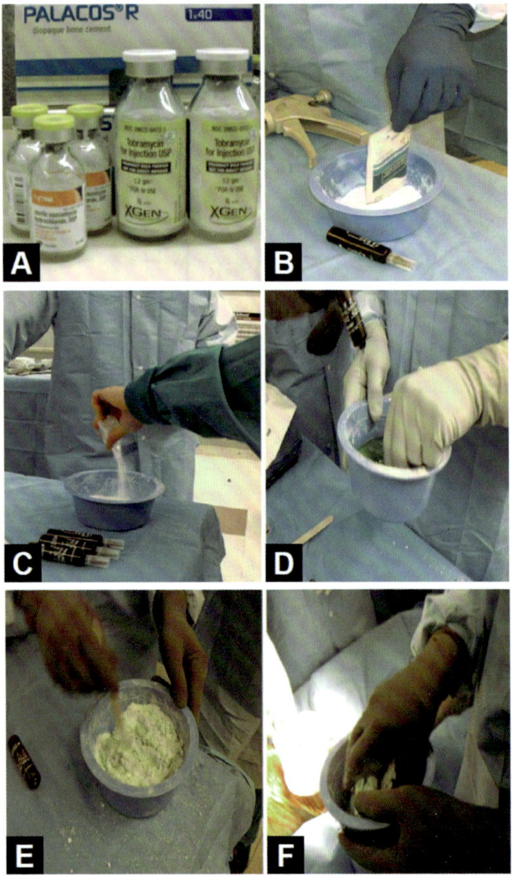

图 31.1　A～D 抗生素骨水泥的制备。(A) 准备好制备抗生素骨水泥的相关材料。在我们研究所,通常将 40 g 骨水泥(1 包)+3 g 万古霉素+2.4 g 妥布霉素进行混合。当用于制作膝关节占位器时,则需要使用 3 包骨水泥。(B) 将骨水泥粉末倒入塑料碗中,注意保持无菌。(C) 由台下护士打开包装并加入抗生素粉末。(D) 于抗生素/骨水泥粉末混合物中加入聚合物溶液。(E) 将粉末和溶液搅拌均匀,注意搅拌的时间以及真空和手动搅拌的差别(详见厂商说明)。(F) 将粉末和聚合物液体混合均匀,需注意真空搅拌和手动搅拌情况下骨水泥硬化的时间有所不同(详见产品说明)。(F) 用手完成搅拌直至其呈现绿色均匀的面团样性状,当骨水泥不再黏附手套时即可使用

AIBC 的抗菌特性取决于各种因素，即使用的抗生素类型、病原菌等。还有一些因素会受到术者的影响（例如搅拌时使用真空装置）。

AIBC 在初次骨水泥型全关节置换中的应用

来自注册系统的数据认为，AIBC 在初次骨水泥型 TJA 中可以获得满意的效果[8]。尽管如此，临床上还未将之作为标准的治疗手段[9]。根据 Cummins 等建立的 Markov 模型发现[10]，骨水泥价格便宜（不到 650 美元），对于小于 71 岁的患者，抗生素骨水泥具有良好的效价比。他们还认为，如果抗生素骨水泥不能让深部感染率降低 70%以上，那么就不再具有性价比的优势[10]。

有一项 meta 分析对抗生素骨水泥在初次 THA 中的效果进行了分析，结果发现其可以让术后感染率下降约 50%[11]。相关证据支持在初次 TKA 中使用 AIBC，尤其适用于糖尿病患者[3,12]。但也有很多报道认为，将 AIBC 用于初次 TJA 手术并无任何优势[13-14]。McDonald 等在 2010 年进行了一项随机对照试验，对使用 Simplex P 妥布霉素骨水泥和 Simplex P 骨水泥的 8800 例初次 TKA 病例进行了比较（临床试验注册编号：NCT01079559；http://clinicaltrials.gov/ct2/show/record/NCT01079559），比较了术后 6 周、3 个月、12 个月、24 个月时的感染率。研究的次要结局是效价比。这项临床试验的结果将为我们提供更具说服力的证据。

AIBC 在 PJI 治疗中的应用

无论是一期翻修还是二期翻修，很多作者都支持将 AIBC 用于 PJI 的治疗。在一期翻修时，可根据致病菌的特点（包括抗生素耐药性等）选择相应的抗生素加入骨水泥[15]。在二期翻修中，则将 AIBC 制作成固定型或关节型占位器或串珠。这种占位器可以起到良好的过渡作用，利于改善假体再次植入后的效果[16]，也是临床上最受推崇的做法[17]。也有报道认为串珠能比占位器释放出更多的抗生素。Rothman 研究所的大多数医生会选择 Palacos

(Zimmer Inc.)骨水泥,这种骨水泥会为局部药物的释放提供一个更为理想的载体[18]。

占位器的制备方法很多,既有商品化的占位器,也可自行手工制作。Anagnostakos 等建议[19]:① 商品化的占位器可能优于手工制作的占位器;② 当术者要同时加入氨基糖苷类和糖肽类抗生素时,因后者的释放效果欠佳,故需加入更高的剂量;③ 两种抗生素的剂量不可超过骨水泥重量的10%,否则会影响占位器的力学特性[19]。

> **注意事项**
>
> 1. 目前使用的大多数抗生素骨水泥还经过大规模的临床试验认可。
> 2. 对于初次关节置换手术是否使用抗生素骨水泥还未形成全球共识。
> 3. 对于二期翻修假体使用骨水泥固定是否可以发挥抗生素潜在优势仍无定论。

二期翻修再次植入假体时,术者在选择使用骨水泥还是非骨水泥固定的时候,需要考虑是否要局部应用抗生素。虽然还没有形成最终的结论,但目前的临床数据提示,选择非骨水泥型假体进行THA同样可以获得良好的清除率[20]。但对于既往感染的髋关节二期翻修病例,AIBC则可以让感染率降低约40%[11]。同时,目前的证据也支持将AIBC用于TKA假体再次植入手术[21]。

AIBC的缺点

文献报道中关于抗生素骨水泥的缺点包括:① 抗生素添加后会导致骨水泥的力学特性下降[22];② 急性肾衰竭[23]以及③ 超敏反应[4]。Springer 等对34例感染的TKA翻修病例样本进行了研究,所用占位器中万古霉素剂量平均10.5 g(3~16 g),庆大霉素剂量平均12.5 g(3.6~19.2 g),他们认为,在感染膝关节翻修的占位器中加入高剂量的万古霉素和庆大霉素是安全的,且未出现明显的全身性副作用。但我们研究所使用了抗生素占位器后出现了一些全身毒性反应的病例。

另一个无法回避的问题就是抗生素耐药性的产生[22]。正是为了避免出现耐药菌的可能，不应将万古霉素作为预防感染的一线药物[24]。

存在的争议

- FDA 已经批准了含有庆大霉素和妥布霉素这两种抗生素的骨水泥产品，其他类似的抗生素骨水泥产品尚未通过临床试验认可。
- AIBC 使用真空搅拌的方式可以获得更好的力学性能，可能在初次全关节置换手术中更具优势[25]。但由于水泥多孔性的增加会相应改善洗脱特性，在 PJI 病例中主要使用手动搅拌的方式，尤其在制作占位器时更是如此。
- 全球的关节注册数据均认为可将 AIBC 用于初次 THA 和 TKA 手术，但出于成本的考虑，且尚无前瞻性随机临床试验结论的支持，临床上还未将之作为所有骨水泥型初次髋、膝关节置换的标准治疗手段。
- THA 感染二期翻修使用假体的固定方式还没有最终的定论。非骨水泥固定时局部缺少抗生素的保护。在 TKA 感染的二期翻修中使用 AIBC 则是相对合理的选择。

（译者：陈晓勇　审校：朱锦宇）

参考文献

1. Wenke JC, Owens BD, Svoboda SJ, et al. Effectiveness of commercially-available antibiotic-impregnated implants. J Bone Joint Surg Br. 2006;88:1102-4.
2. Jaeblon T. Polymethylmethacrylate: properties and contemporary uses in orthopaedics. J Am Acad Orthop Surg. 2010;18(5):297-305.
3. Chiu FY, Chen CM, Lin CF, et al. Cefuroxime-impregnated cement in primary total knee arthroplasty: a prospective, randomized study of three hundred and forty knees. J Bone

Joint Surg Am. 2002;84-A:759-62.
4. Song EK, Seon JK, Jeong MS. Delayed-type hypersensitivity reaction to piperacillin/tazobactam in a patient with an infected total knee replacement. J Bone Joint Surg Br. 2010;92:1596-9.
5. Fink B, Vogt S, Reinsch M, et al. Sufficient release of antibiotic by a spacer 6 weeks after implantation in two-stage revision of infected hip prostheses. Clin Orthop Relat Res. 2011;469:3141-7.
6. Anguita-Alonso P, Rouse MS, Piper KE, et al. Comparative study of antimicrobial release kinetics from polymethylmethacrylate. Clin Orthop Relat Res. 2006;445:239-44.
7. Adams K, Couch L, Cierny G, et al. In vitro and in vivo evaluation of antibiotic diffusion from antibiotic-impregnated polymethyl methacrylate beads. Clin Orthop Relat Res. 1992;244-52.
8. Dunbar MJ. Antibiotic bone cements: their use in routine primary total joint arthroplasty is justified. Orthopedics. 2009;32.
9. Soo Hoo NF, Lieberman JR, Farng E, et al. Development of quality of care indicators for patients undergoing total hip or total knee replacement. BMJ Qual Saf. 2011;20:153-7.
10. Cummins JS, Tomek IM, Kantor SR, et al. Cost-effectiveness of antibiotic-impregnated bone cement used in primary total hip arthroplasty. J Bone Joint Surg Am. 2009;91:634-41.
11. Parvizi J, Saleh KJ, Ragland PS, et al. Efficacy of antibiotic-impregnated cement in total hip replacement. Acta Orthop. 2008;79:335-41.
12. Chiu FY, Lin CF, Chen CM, et al. Cefuroxime-impregnated cement at primary total knee arthroplasty in diabetes mellitus. A prospective, randomised study. J Bone Joint Surg Br. 2001;83:691-5.
13. Gandhi R, Razak F, Pathy R, et al. Antibiotic bone cement and the incidence of deep infection after total knee arthroplasty. J Arthroplasty. 2009;24:1015-8.
14. Namba RS, Chen Y, Paxton EW, et al. Outcomes of routine use of antibiotic-loaded cement in primary total knee arthroplasty. J Arthroplasty. 2009;24:44-7.
15. Sofer D, Regenbrecht B, Pfeil J. Early results of one-stage septic revision arthroplasties with antibiotic-laden cement. A clinical and statistical analysis. Orthopaed. 2005;34:

592-602.
16. Hsieh PH, Shih CH, Chang YH, et al. Two-stage revision hip arthroplasty for infection: comparison between the interim use of antibiotic-loaded cement beads and a spacer prosthesis. J Bone Joint Surg Am. 2004;86-A:1989-97.
17. Anagnostakos K, Wilmes P, Schmitt E, et al. Elution of gentamicin and vancomycin from polymethyl methacrylate beads and hip spacers in vivo. Acta Orthop. 2009;80:193-7.
18. Stevens CM, Tetsworth KD, Calhoun JH, et al. An articulated antibiotic spacer used for infected total knee arthroplasty: a comparative in vitro elution study of Simplex and Palacos bone cements. J Orthop Res. 2005;23:27-33.
19. Anagnostakos K, Furst O, Kelm J. Antibiotic-impregnated PMMA hip spacers: current status. Acta Orthop. 2006;77:628-37.
20. Fink B, Grossmann A, Fuerst M, et al. Two-stage cementless revision of infected hip endoprostheses. Clin Orthop Relat Res. 2009;467:1848-58.
21. Leone JM, Hanssen AD. Management of infection at the site of a total knee arthroplasty. Instr Course Lect. 2006;55:449-61.
22. Jiranek WA, Hanssen AD, Greenwald AS. Antibiotic-loaded bone cement for infection prophylaxis in total joint replacement. J Bone Joint Surg Am. 2006;88:2487-500.
23. Dovas S, Liakopoulos V, Papatheodorou L, et al. Acute renal failure after antibiotic-impregnated bone cement treatment of an infected total knee arthroplasty. Clin Nephrol. 2008;69:207-12.
24. Hanssen AD, Osmon DR. The use of prophylactic antimicrobial agents during and after hip arthroplasty. Clin Orthop Relat Res. 1999:124-38.
25. Meyer J, Piller G, Spiegel CA, et al. Vacuum-mixing significantly changes antibiotic elution characteristics of commercially available antibiotic-impregnated bone cements. J Bone Joint Surg Am. 2011;93:2049-56.

第 32 章

血液保护

（著者：Christopher P Bechtel，Daniel Baquet）

目前的证据

血液保护的主要目的在于减少患者输注异体血的可能。（美国）疾病预防控制中心（Center for Disease Control and Prevention，CDC）指南和很多研究都将术后异体血输血作为手术部位感染（surgical site infection，SSI）和人工关节假体周围感染（prosthetic joint infection，PJI）的危险因素[1-2]。血红蛋白小于 13 g/dl[3]，男性、Charlson 合并症指数大于 3、献血史、全身麻醉[4]、手术时间长[5]均是初次全关节置换（primary total joint arthroplasty，TJA）患者围术期失血的预测因子。为了最大程度减少输血的风险，不仅在术前，更要在整个围术期实施血液保护措施。

> **Rothman 研究所的经验**
>
> 1. 所有患者在术前都要进行贫血的筛查，如果血红蛋白小于 9 g/dl 就要推迟手术。
> 2. 我们不推荐常规进行预存式自体储血。
> 3. 推荐对所有患者按照体重静脉给予氨甲环酸（tranexamic acid，TXA），除非有明确的血管栓塞风险的患者则局部给予 TXA。
> 4. 没有周围血管病变的患者行全膝关节置换术时常规使用止血带。
> 5. 我们主张对所有 TJA 患者常规给予区域麻醉，除非患者有凝血疾病伴有国际标准化比值（international normalized ratio，INR）升高或没有在术前停用抗血小板或抗凝药物。

术前贫血的筛查和治疗

术前贫血最常见的原因就是缺铁性贫血和慢性疾病性贫血[6]。为明确贫血的病因，应进行标准的实验室检查后再给予适当的治疗。铁蛋白和全血细胞计数分类等实验室检查有助于选择治疗方案[7]。术前纠正贫血可以减少术后输血、住院日和 90 天再入院率[7-9]。因此，应在术前尽可能治疗贫血，并将血红蛋白恢复到正常或接近正常的水平。补充铁剂、叶酸和促红细胞生成素是有效治疗 TJA 患者贫血、减少输血的非侵入性方法[10-11]。但我们研究所和美国国内的其他医疗机构一样不使用预存式自体储血，因为这会导致术前贫血，血液的采集和储存也非常昂贵，相当一部分患者的自体血也并未派上用场[9]。

围术期措施

血液回收系统

对关节外科医生来说，血液回收机是避免异体血输血的一种安全、节约资源和相对廉价的方法。TJA 患者使用的主要适应证就是全髋关节翻修手术的失血量达到患者预估血容量的 20%以上或患者拒绝输血，但同意回输术中收集的血液（如耶和华见证人等特殊宗教信仰人群）。血液回收的禁忌证包括存在活动性感染[12]或金属沉着病[13]。另外，回收的血液中不可混入抗生素冲洗液或碘伏，否则可能导致细胞溶解或患者体内抗生素或碘伏浓度过高等严重后果[14]。

区域麻醉

有大量的研究支持 TJA 使用区域麻醉，其在减少深静脉血栓（deep vein thrombosis，DVT）、肺栓塞（pulmonary embolism，PE）、术中出血、输血需要以及缩短住院日方面有明显的优势[15-21]。此外，Hu 等对 21 项比较 TJA 患者使用区域麻醉和全身麻醉的随机临床试验进行了 meta 分析，结果提示，区域麻醉在减少手术持续时间、输血需要、术后恶心呕吐、PE和DVT发生率方面的效果更优[22]。区域麻醉的主要副作用包括低血压、运动神经阻滞、尿潴留、皮肤瘙痒,以及非常罕见的硬脊膜穿通和神经损伤[23-24]。目前,操作方法和药物剂量方面的改良已经极大降低了这些并发症的发生率。

注意事项
1. 应避免在活动性感染或金属病患者的髋关节翻修手术中使用血液回收装置。 2. 应在闭合伤口后,使用敷料和绷带包扎前去除止血带,以避免不可预期的并发症。 3. 口服氨甲环酸可能造成恶心、腹泻和胃痉挛。静脉给药过快则有可能导致低血压。

止血带

止血带对减少TKA术后失血和异体血输血的效果仍有很大争议。Tai等进行了一项meta分析,对全膝关节置换(total knee arthroplasty,TKA)术中使用止血带的8项随机对照试验和3项高质量前瞻性研究的数据进行了分析。他们发现,TKA术中使用止血带不仅不会减少失血量,还会增加血栓并发症的可能[25]。来自Smith和Hing的另一项meta分析也认为,TKA术中使用止血带在减少输血方面没有任何优势[26]。另一方面,Alcelik等对10项随机对照试验进行的meta分析却发现,TKA术中使用止血带确实可以减少失血且不会增加血栓并发症的风险[27]。关于放松止血带的时间,来自Rama等的meta分析认为,初次TKA早期放松止血带进行止血处理反而会增加失血量,而在伤口缝合完毕后再放松止血带又会增加术后早期并发症而面临再次手术的风险[28]。

氨甲环酸

氨甲环酸(Tranexamic acid,TXA)是赖氨酸的合成衍生物,因其具有抗纤维蛋白溶解的作用,已被广泛用于全关节置换手术[29]。它既可以静脉注射、关节内注射,也可以采用口服或局部使用。静脉使用 TXA 可以使髋、膝关节初次和翻修手术的失血量和异体血输血明显减少[30-32]。Alshryda 等对 19 项研究进行了 meta 分析，其中 18 项研究经静脉注射，1 项研究经口服，1 项研究经局部给药。他们发现，超过 4 g 的高剂量 TXA 可以明显减少异体血输血且不会增加血栓并发症的风险[31]。Sukei 等则对 TXA 在初次全髋关节置换中的作用进行了评价[32]，他们在对 11 项临床研究进行 meta 分析后发现，TXA 同样可以减少全髋关节置换的失血量和异体血输血。相关数据的分析也并未发现氨甲环酸会导致血栓栓塞、感染或其他并发症发生率出现任何增长。Noordin 等的研究发现，TXA 还能降低髋关节翻修的输血率[33]。Phillips 等同样认为，术中血液回收的同时使用 TXA 与髋关节翻修输血率的降低密切相关[34]。

即使在微创 TKA[35]或使用其他血液保护策略[36]的情况下，使用 TXA 也能减少失血量和需要输血的可能。此外，关节内注射 TXA(500 mg/5 ml)还可使单侧 TKA 的失血量和输血率明显降低[37]。由于已有太多的文献支持使用 TXA，我们强烈推荐在 TJA 术中通过某种途径使用 TXA。使用 TXA 的禁忌证包括：严重肾衰竭、急性血管内凝血、血栓栓塞性疾病(包括既往血栓栓塞性卒中、心肌梗死或静脉血栓形成等病史)、癌症进展期。

存在的争议

- 正如前所述，虽然 TKA 翻修术中常规使用失血带，但这对于减少失血量和异体血输血的效果仍有争议。
- 已经有越来越多的文献支持静脉使用 TXA，甚至被认为可用于血栓形成的高危患者。虽然部分医生认为，可以不考虑合并症情况，全部患者均可静脉使用 TXA，但 Rothman 研究所总体上还是认为这类患者应该局部给予 TXA。

(译者：陈晓勇 审校：朱锦宇)

参考文献

1. CDC and HICPAC Draft Guideline for Prevention of Surgical Site Infection. Health Infect Control Pract Advis Comm. 2013. <http://www.cdc.gov/hicpac/pdf/mm/HICPACMeeting Minutes03-14_15-2013.pdf.>.
2. Innerhofer P, Klingler A, Klimmer C, et al. Risk for postoperative infection after transfusion of white blood cell-filtered allogeneic or autologous blood components in orthopedic patients undergoing primary arthroplasty. Transfusion. 2005; 191:103-10.
3. Faris PM, Spence RK, Larholt KM, et al. The predictive power of baseline hemoglobin for transfusion risk in surgery patients. Orthopedics. 1999;22:s135-40.
4. Park JH, Rasouli MR, Mortazavi SMJ, et al. Predictors of perioperative blood loss in total joint arthroplasty. J Bone Joint Surg Am. 2013;95:1777-83.
5. Campbell DA, Henderson WG, Englesbe MJ, et al. Surgical site infection prevention: the importance of operative duration and blood transfusion—results of the First American College of Surgeons-National Surgical Quality Improvement Program Best Practices Initiative. J Am Coll Surg. 2008;207:810-20.
6. Enko D, Wallner F, von-Goedecke A, et al. The impact of an algorithm-guided management of preoperative anemia in perioperative hemoglobin level and transfusion of major orthopedic surgery patients. Anemia. 2013;2013:641876. doi: 10.1155/2013/641876. Epub 2013 Mar 27.
7. Kotze A, Carter LA, Scally AJ. Effect of a patient blood management programme on preoperative anaemia, transfusion rate, and outcome after primary hip or knee arthroplasty: a quality improvement cycle. Br J Anaesth. 2012;108:943-52.
8. Goodnough LT, Maniatis A, Earnshaw P, et al. Detection, evaluation, and management of preoperative anaemia in the elective orthopaedic surgical patient: NATA guidelines. Br J Anaesth. 2011;106:13-22.
9. Martinez V, Cherif K, Judet T, et al. Transfusion strategy for primary knee and hip arthroplasty: impact of an algorithm to lower transfusion rates and hospital costs. Br J Anaesth. 2007;99:794-800.

10. Delasotta LA, Frank ML, Blair JL, et al. The use of Epoetin-α in revision knee arthroplasty. Adv Orthop. 2012;2012: 595027. pp. 5
11. Spahn DR. Anemia and patient blood management in hip and knee surgery: a systematic review of the literature. Anesthesiology. 2010;113:482-95.
12. Wollinsky KH, Oethinger M, Büchele M, et al. Autotransfusion-bacterial contamination during hip arthroplasty and efficacy of cefuroxime prophylaxis. Acta Orthop Scand. 1997;68:225-30.
13. Simonian PT, Robinson RP. Titanium contamination of recycled Cell Saver in revision hip arthroplasty. J Arthroplasty. 1995;10:83-6.
14. Esper SA, Waters JH. Intra-operative cell savage: a fresh look at the indications and contraindications. Blood Transfus. 20011;9:139-47.
15. Modig J, Hjelmstedt A, Sahlstedt B, et al. Comparative influences of epidural and general anaesthesia on deep venous thrombosis and pulmonary embolism after total hip replacement. Acta Chir Scand. 1981;147:125-30.
16. Modig J, Borg T, Karlstrom G, et al. Thromboembolism after total hip replacement: role of epidural and general anesthesia. Anesth Analg. 1983;62:174-80.
17. Modig J, Maripuu E, Sahlstedt B. Thromboembolism following total hip replacement: a prospective investigation of 94 patients with emphasis on the efficacy of lumbar epidural anesthesia in prophylaxis. Reg Anesth. 1986;11:72-9.
18. Davis FM, Laurenson VG, Gillespie WJ, et al. Deep vein thrombosis after total hip replacement: a comparison between spinal and general anaesthesia. J Bone Joint Surg Br. 1989;71:181-5.
19. Sharrock NE, Haas SB, Hargett MJ, et al. Effects of epidural anesthesia on the incidence of deep-vein thrombosis after total knee arthroplasty. J Bone Joint Surg Am. 1991;73: 502-6.
20. Jørgensen LN, Rasmussen LS, Nielsen PT, et al. Anti-thrombotic efficacy of continuous extradural analgesia after knee replacement. Br J Anaesth. 1991;66:8-12.
21. Nielsen PT, Jørgensen LN, Albrecht-Beste E, et al. Lower thrombosis risk with epidural blockade in knee arthroplasty. Acta Orthop Scand. 1990;61:29-31.

22. Hu S, Zhang ZY, Hua YQ, et al. A comparison of regional and general anaesthesia for total joint replacement of the hip and knee: a meta-analysis. J Bone Joint Surg Br. 2009;91: 935-42.
23. Gedney JA, Liu EH. Side-effects of epidural infusions of opioid bupivacaine mixtures. Anaesthesia. 1998;53:1148-55.
24. Moraca RJ, Sheldon DG, Thirlby RC. The role of epidural anesthesia and analgesia in surgical practice. Ann Surg. 2003;238:663-73.
25. Tai TW, Lin CJ, Jou IM, et al. Tourniquet use in total knee arthroplasty: a meta-analysis. Knee Surg Sports Traumatol Arthrosc. 2011;19:1121-30.
26. Smith TO, Hing CB. Is a tourniquet beneficial in total knee replacement surgery? A meta-analysis and systematic review. Knee. 2010;17:141-7.
27. Alcelik I, Pollock RD, Sukeik M, et al. A comparison of outcomes with and without a tourniquet in total knee arthroplasty: a systematic review and meta-analysis of randomized controlled trials. J Arthroplasty. 2012;27:331-40.
28. Rama KR, Apsingi S, Poovali S, et al. Timing of tourniquet release in knee arthroplasty. Meta-analysis of randomized, controlled trials. J Bone Joint Surg: Am. 2007;89:699-705.
29. Dunn CJ, Goa KL. Tranexamic acid: a review of its use in surgery and other indications. Drugs. 1999;57:1005-32.
30. Ho KM, Ismail H. Use of intravenous tranexamic acid to reduce allogeneic blood transfusion in total hip and knee arthroplasty: a meta-analysis. Anaesth Intensive Care. 2003;31:529-37.
31. Alshryda S, Sarda P, Sukeik M, et al. Tranexamic acid in total knee replacement: a systematic review and meta-analysis. J Bone Joint Surg Br. 2011;93:1577-85.
32. Sukeik M, Alshryda S, Haddad FS, et al. Systematic review and meta-analysis of the use of tranexamic acid in total hip replacement. J Bone Joint Surg Br. 2011;93:39-46.
33. Noordin S, Waters TS, Garbuz DS, et al. Tranexamic acid reduces allogenic transfusion in revision hip arthroplasty. Clin Orthop Relat Res. 2011;469:541-6.
34. Phillips SJ, Chavan R, Porter ML, et al. Does salvage and tranexamic acid reduce the need for blood transfusion in revision hip surgery? J Bone Joint Surg Br. 2006;88:1141-2.

35. Lin PC, Hsu CH, Chen WS, et al. Does tranexamic acid save blood in minimally invasive total knee arthroplasty? Clin Orthop Relat Res. 2011;469:1995-2002.
36. Alvarez JC, Santiveri FX, Ramos I, et al. Tranexamic acid reduces blood transfusion in total knee arthroplasty even when a blood conservation program is applied. Transfusion. 2008;48:519-25.
37. Roy SP, Tanki UF, Dutta A, et al. Efficacy of intra-articular tranexamic acid in blood loss reduction following primary unilateral total knee arthroplasty. Knee Surg Sports Traumatol Arthrosc. 2012;20:2495-501.

第 33 章

伤口闭合和引流管的使用

（著者：Asim M Makhdom）

当前的证据

关节置换手术中最容易被忽视的就是伤口的闭合。全髋和全膝关节置换术后有必要通过正确的闭合伤口来避免术后感染。

可吸收缝线和不可吸收缝线

可吸收缝线通常由聚合物材料制成，可在体内发生水解作用而发生降解。由于聚合结构不同，可吸收缝线在体内保持强度的时间也有所差异。例如一种叫 Vocryl 的乙交酯和丙交酯的共聚物在体内会发生水解反应，使其在术后 3 周时强度下降 50%，术后 5 周时缝线的全部强度已基本消失，3 个月时则被完全吸收。另一方面，聚二恶烷酮（PDS）缝线的强度会在术后 4 周下降 50%，完全吸收则要等 6 个月。可吸收缝线可以完全水解，并最大程度减少慢性组织激惹和异物反应的机会。关节置换术中最常使用这些缝线，其可以通过足够的强度来帮助组织愈合。

Rothman 研究所的经验
1. 所有医生在初次髋、膝关节置换术中均采用可吸收缝线分层、严密地缝合伤口。
2. 缝合皮肤的方式取决于手术医生的习惯。
3. 为了减少细菌附着的可能，对于所有的感染病例均使用单丝缝线。

当需要长时间的强度来确保组织愈合时，就需要使用不可吸收

缝线。当关节置换术中的一些张力较高的伤口需要进行加强缝合时,最常用到不可吸收缝线。不可吸收缝线的主要缺点在于会引起组织的异物反应,常常会形成包裹。另外,同时正由于这种缝线的不可吸收性,在理论上可能成为细菌长期寄居的场所。

只有极少数研究对可吸收缝线和不可吸收缝线进行了比较。Al-Abdullah 等[1]对 7 项比较两种缝线在缝合创伤性割伤和手术伤口效果的研究进行了 meta 分析,他们发现两种缝线在感染、伤口裂开和美观方面没有统计学差异。

单丝缝线和多丝缝线

单丝缝线:由单股刚性材料制成,其表面非常光滑,可以轻松穿过组织而没有明显的摩擦力。因为这种缝线表面结构简单,故在一定程度上具有抵抗细菌寄居的能力。但有很多医生认为单丝缝线不易使用,这主要和它具有明显结构记忆的特性而不易弯曲有关。同时还因为这种缝线较低的柔软度和摩擦力,所以在使用时必须打更多的线结才能避免松脱。

多丝缝线:采用多股缝线材料编织而成,这就使得缝线的抗张强度和柔软度明显提高。因为多丝缝线的摩擦力增加且打结切实而易于操作,很多医生通常倾向选择多丝缝线。但这种缝线较为复杂的表面结构又会增加细菌寄居的可能。因此,很多医生在遇到可能污染或污染的伤口时会避免使用多丝缝线。

为数不多的一些比较单丝缝线和多丝缝线的研究认为,两者的主要差别在于细菌寄居的倾向不同。Shuhaiber 等[2]和 Henry-Stanley 等[3]的研究均认为,细菌在多丝缝线上的附着能力明显强于单丝缝线。在缝线材料上亦可见到生物膜的形成,多丝缝线材料上的细菌数量是单丝缝线的 3～10 倍。正因为如此,在感染的情况下,很多医生在缝合伤口的各层组织时会倾向于选择单丝缝线。

抗菌缝线

带有抗菌物质的多丝缝线的问世旨在减少伤口感染的可能。Vicryl Plus(Ethicon)缝线表面带有三氯生的涂层,因而可以避免细菌的附着和积聚。有很多体外试验[4]和动物试验[5-6]证明了三氯生涂层的缝线确实可以阻止细菌的附着、定植和生长。

但关于抗菌涂层缝线效果的临床试验却结果各异。有很多前瞻性对照试验对抗菌涂层缝线在儿童肝胆手术[7-8]和开腹手术[9]中效果进行了评价,结果发现确实可以显著减少术后感染。其他关于肠道手术[10]和心脏手术[11]的研究却发现,三氯生涂层缝线的术后感染率和普通缝线没有差别。目前为止,尚无足够的数据支持将抗菌涂层缝线常规用于关节置换手术的伤口缝合。

倒刺缝线

倒刺缝线可以连续缝合且无需打结,已越来越多地用于人工关节置换术后伤口的缝合。这种缝线上可见和线轴呈一定角度的连续倒刺,这种倒刺可以在允许缝线穿透组织的同时避免缝线在组织内回缩。此外,随着缝线在组织内固定点的增多,在理论上可以使组织张力分布更为均匀。支持者认为,这种缝线的操作极为便利且提高了手术效率。反对者则对于连续缝合对伤口缝合的可靠性存有顾虑。

Nett 等[12]通过膝关节尸体标本的研究认为,关节缝合采用倒刺缝线可以获得比普通缝线更好的密闭性。Eickmann 和 Quane 等[13]进行的回顾性分析发现,采用双针倒刺缝线的 178 例膝关节置换手术时间比普通缝线减少了 10 min,且没有出现并发症。Levin 等[14]也证明,940 例膝关节初次和翻修手术使用

> **注意事项**
>
> 1. 如果没有严密缝合伤口会导致渗液,并最终发展为人工关节假体周围感染。
> 2. 双针倒刺缝线缝合需要使用特殊的方法,否则可能导致伤口裂开。

双针倒刺缝线具有良好的有效性和安全性。但是，Wright 等[15]则认为倒刺缝线操作时应保持谨慎，在他们使用倒刺缝线的 161 例膝关节初次置换病例中有 3 例发生了关节腔裂开。

倒刺缝线相比普通缝线具有减少手术时间等诸多优势，且在关节置换手术中很少有出现相关并发症的报道。值得注意的是，倒刺缝线的缝合方法和普通缝线有所不同，因此，我们推荐医生在将之用于人工关节手术之前进行相应技术的练习。

引流管的使用

一项纳入了 18 项研究的 meta 分析[16]对髋、膝关节置换患者伤口引流的效果进行了评价，最终的数据显示，是否引流对伤口感染、血肿形成和因伤口并发症的再手术率没有任何影响。但伤口引流患者的输血率更高，同时伤口引流患者也更需要大量敷料包扎。两组患者的肢体肿胀、静脉血栓形成和住院时间同样没有任何差异。很多其他的研究也获得了类似的结果[17]，很少有证据支持在初次全髋、膝关节置换手术中常规放置引流，但可能存在有一部分术后出血的高危患者，放置引流管可能会让这部分人群受益，但目前这方面还没有循证医学的推荐。

关于使用引流的争议如下：

- 拔除引流的最佳时间仍不清楚。理论上，伤口引流会在置管 24～48 h 后停止，此时就应拔除引流管[18-19]。但一些作者认为，应该提前拔除引流管[20]。
- 人工膝关节置换采用低压引流（50 mmHg），在减少失

Rothman 研究所的经验
1. 一些医生会在髋、膝关节假体周围感染的翻修手术中使用引流。引流管置于浅表组织或深层组织均可。 2. 决定哪些患者需要放置引流根据医生个人的判断。一般来说，那些广泛软组织剥离而易于形成伤口血肿的患者通常需要放置引流。 3. 通常在术后 24～48 h 拔除引流管，长时间放置引流管可能会增加感染的风险。

血方面和高压引流(700 mmHg)相比似乎没有任何优势[21]。

(译者:张晓南　审校:陈晓勇)

参考文献

1. Al-Abdullah T, Plint AC, Fergusson D. Absorbable versus nonabsorbable sutures in the management of traumatic lacerations and surgical wounds: a meta-analysis. Pediatr Emerg Care. 2007;23:339-44.
2. Shuhaiber H, Chugh T, Burns G. In vitro adherence of bacteria to sutures in cardiac surgery. J Cardiovasc Surg (Torino). 1989;30:749-53.
3. Henry-Stanley MJ, Hess DJ, Barnes AM, et al. Bacterial contamination of surgical suture resembles a biofilm. Surg Infect (Larchmt). 2010;11:433-9.
4. Masini BD, Stinner DJ, Waterman SM, et al. Bacterial adherence to suture materials. J Surg Educ. 2011;68:101-4.
5. Marco F, Vallez R, Gonzalez P, et al. Study of the efficacy of coated Vicryl plus antibacterial suture in an animal model of orthopedic surgery. Surg Infect (Larchmt). 2007;8:359-65.
6. Ming X, Rothenburger S, Nichols MM. In vivo and in vitro antibacterial efficacy of PDS plus (polidioxanone with triclosan) suture. Surg Infect (Larchmt). 2008;9:451-7.
7. Justinger C, Schuld J, Sperling J, et al. Triclosan-coated sutures reduce wound infections after hepatobiliary surgery—a prospective non-randomized clinical pathway driven study. Langenbecks Arch Surg. 2011;396:845-50.
8. Renko M, Paalanne N, Tapiainen T, et al. Triclosan-containing sutures versus ordinary sutures for reducing surgical site infections in children: a double-blind, randomised controlled trial. Lancet Infect Dis. 2017;17:50-7.
9. Justinger C, Moussavian MR, Schlueter C, et al. Antibacterial [corrected] coating of abdominal closure sutures and wound infection. Surgery. 2009;145:330-4.
10. Baracs J, Huszar O, Sajjadi SG, et al. Surgical site infections after abdominal closure in colorectal surgery using triclosan-coated absorbable suture (PDS Plus) vs. uncoated

sutures (PDS II): a randomized multicenter study. Surg Infect (Larchmt). 2011;12:483-9.

11. Isik I, Selimen D, Senay S, et al. Efficiency of antibacterial suture material in cardiac surgery: a double-blind randomized prospective study. Heart Surg Forum. 2012;15:E40-5.
12. Nett M, Avelar R, Sheehan M, et al. Water-tight knee arthrotomy closure: comparison of a novel single bidirectional barbed self-retaining running suture versus conventional interrupted sutures. J Knee Surg. 2011;24:55-9.
13. Eickmann T, Quane E. Total knee arthroplasty closure with barbed sutures. J Knee Surg. 2010;23:163-7.
14. Levine BR, Ting N, Della Valle CJ. Use of a barbed suture in the closure of hip and knee arthroplasty wounds. Orthopedics. 2011;34:e473-5.
15. Wright RC, Gillis CT, Yacoubian SV, et al. Extensor mechanism repair failure with use of bidirectional barbed suture in total knee arthroplasty. J Arthroplasty. 2012;27:1413.e1-4.
16. Parker MJ, Roberts CP, Hay D. Closed suction drainage for hip and knee arthroplasty. A meta-analysis. J Bone Joint Surg Am. 2004;86-A:1146-52.
17. Parker MJ, Livingstone V, Clifton R, et al. Closed suction surgical wound drainage after orthopaedic surgery. Cochranc Database Syst Rev. 2007;(3):CD001825.
18. Walker J. Patient preparation for safe removal of surgical drains. Nurs Stand. 2007;21:39-41
19. Drinkwater CJ, Neil MJ. Optimal timing of wound drain removal following total joint arthroplasty. J Arthroplasty. 1995;10:185-9.
20. Ares O, Seijas R, Hernandez A, et al. Knee arthroplasty and bleeding: when to remove drainages. Knee Surg Sports Traumatol Arthrosc. 2013;21:393-7.
21. Calvo R, Martínez-Zapata MJ, Urrútia G, et al. Low- vs. high-pressure suction drainage after total knee arthroplasty: a double-blind randomized controlled trial. J Adv Nurs. 2012;68:758-66.

第 34 章

术后预防性使用抗生素

（著者：Fabio Orozco，Asim M Makhdom）

当前的证据

人工关节置换术后感染不同时间段均可发生。根据感染发生时间的不同，可分为早发感染（术后 3 月内），迟发感染（术后 3～24 个月）和晚发感染（术后 24 个月后）。关节感染可由直接污染的手术切口或菌血症引起，也可继发于口腔、泌尿道、皮肤和软组织感染[1]。某些医疗操作具有引起菌血症的高风险，这会增加关节置换患者感染的可能。美国骨科医师学会（AAOS）目前推荐，人工关节置换术后患者此后终身在接受血管、头颈部、妇产和泌尿生殖手术前均需进行抗生素预防[2]。

Rothman 研究所的经验
1. 由于各种证据彼此矛盾，Rothman 研究所没有关于口腔操作前预防性应用抗生素的标准方案。 2. 一些外科医生建议在关节置换后 2 年内都要进行口腔操作的抗生素预防。 3. 如果是预防性使用抗生素，推荐剂量包括：术前 1 h 给予克林霉素 600 mg、阿莫西林 2 g、红霉素 800 mg 或多西环素 100 mg。 4. 泌尿生殖或胃肠道手术：在操作前 1 h 静脉给予庆大霉素 80 mg 加氨苄青霉素 2 g。

在需要口腔操作的抗生素预防且患者不会对青霉素过敏的情况下，可在术前 1 h 口服 2 g 头孢氨苄、头孢拉定或阿莫西林。如果患者不对青霉素过敏但不能口服药

物,可在术前 1 h 肌内注射或静脉注射 1 g 头孢唑林或 2 g 氨苄青霉素。如果患者对青霉素过敏,可在术前 1 h 口服或静脉注射 600 mg 克林霉素[2-3]。

AAOS 还提出以下建议:人工关节置换术后患者在进行血管外科手术前 1 h 应静脉注射头孢唑林 1～2 g 或万古霉素 1 g。骨科手术前 1 h 静脉注射头孢唑林 1～2 g、头孢呋辛 1.5 g 或万古霉素 1 g。接受食管、胃十二指肠或胆道手术的患者应在手术开始前 1 h 静脉注射头孢唑林 1～2 g。结直肠手术的患者应服用甲硝唑 1 g。AAOS 建议在结直肠手术前应会诊明确抗生素的使用时机。在涉及头颈部的手术中,应在手术前 1 h 静脉注射头孢唑林 1～2 g或静脉注射克林霉素 600～900 mg,同时静脉注射 1.5 mg/kg 庆大霉素。在进行妇产科手术的患者,应在手术前 1 h 静脉注射头孢西丁 1～2 g,静脉注射头孢唑林 1～2 g 或静脉注射氨苄青霉素/舒巴坦 3 g。最后,AAOS 建议,进行泌尿生殖系统手术的患者在术前 1 h 口服环丙沙星 500 mg 或静脉注射环丙沙星 400 mg[2]。

存在的争议

2003 年,美国口腔学会(ADA)和 AAOS 共享了相同的抗生素预防建议。2011 年 AAOS 更改了指南,但 ADA 继续遵循之前的指南。ADA 建议 2 年内接受过关节置换术的所有患者,在接受有菌血症风险的口腔手术之前,都应预防性使用抗生素。2 年后,仅在有免疫缺陷、既往有人工关节假体周围感染、营养不良、血友病、胰岛素依赖型糖尿病和恶性肿瘤病史的患者中才预防性使用[3]。ADA 认为,AAOS 没有临床证据支持所有人工关节置换术后患者需要终身使用抗生素,而持续使用抗生素可能导致该人群的耐药性增加[4]。2013 年,ADA 和 AAOS 发布了人工关节置换术后患者口腔操作前预防性使用抗生素的临床实践指南(clinical practice guidelines,CPG),取代了 AAOS 的早期指南[5]。

新的CPG包含了3条新建议:

1. 医生应考虑改变长期以来为有骨科植入物患者在口腔操作前预防性使用抗生素的做法。
2. 使用口服抗生素预防人工关节假体周围感染(PJI)及其证据等级尚无定论。
3. 关于保持口腔良好卫生的共识声明。

美国胃肠内窥镜学会不建议对接受胃肠镜检查的人工关节置换术后患者预防性使用抗生素。该学会指出,在他们的回顾性研究中,只有两例化脓性关节炎的报道,并得出结论人工关节假体周围感染的发生是极为罕见的[6]。

(译者:吴小庆　审校:陈晓勇)

参考文献

1. Shurman EK, Urquhart A, Malani P. Management and prevention of prosthetic joint infection. Infect Dis Clin North Am. 2012;29-38 (PUBMED Web 31 March 2012).
2. American Academy of Orthopaedic Surgeons. Information statement: antibiotic prophylaxis for bacteremia in patients with joint replacements, <www.aaos.org/about/papers/advistmt/1033.asp> (Last accessed 31 March 2012).
3. American Dental Association and American Academy of Orthopaedic Surgeons. Antibiotic prophylaxis for dental patients with total joint replacements. J Am Dent Assoc. 2003;134:895-8 (PUBMED Web 31 March 2012).
4. Garg A. Debate rages over antibiotic prophylaxis in patients with total joint replacements. Dent Implantol. Update 2011; 33-5 (PUBMED Web 31 March 2012).
5. Jevsevar DS, Abt E. The new AAOS-ADA clinical practice guideline on Prevention of Orthopaedic Implant Infection in Patients Undergoing Dental Procedures. J Am Acad Orthop Surg. 2013;21:195-7.
6. Banerjee S, Shen B. Antibiotic Prophylaxis for GI Endoscopy. Gastrointest Endosc. 2008;791-8 (PUBMED Web 31 March 2012).

第四部分

感染的诊断

编写负责人:Christopher P Bechtel

第 35 章

实验室诊断和分子生物学标志

(著者:Majd Tarabichi)

介绍

人工关节假体周围感染(periprosthetic joint infection,PJI)的诊断充满了挑战的陷阱。尽管我们竭尽全力,但还是未能获得一个真正的“金标准”。如同 2011 年骨骼肌肉感染学会(MSIS)结合临床和实验室诊断标准所建立的全新 PJI 定义一样,2013 年的国际共识会议仅将其进一步进行了修订。其中所涉及的检查项目既有目前广泛使用、经过实践检验的有效指标,也包括将在后续章节中讨论的对提高 PJI 诊断阳性率有帮助的新型检查手段。

> **Rothman 研究所的经验**
>
> 1. 对于进行翻修手术的患者进行 ESR 和 CRP 检测。
> 2. 只要 ESR 和(或)CRP 指标上升,则需进行患侧关节穿刺培养。
> 3. 我们不推荐在 PJI 筛查阶段采用血细胞计数(complete blood count,CBC)方法。
> 4. 术中革兰氏染色或术中冰冻切片并非我们的主要参考指标。

当前的证据

红细胞沉降率(ESR)和 C 反应蛋白(CRP)

ESR 和 CRP 长久以来便作为 PJI 诊断的筛查工具,同时也是美国骨科医师协会(AAOS)所推荐的感染筛查方式[1]。除了花费低廉和检查方法简便之外,这两项检查对于深部组织感染具有很高的敏感性,这对于PJI患者早期处理中的危险因素分层和治疗具有十分重要的意义[2]。

当前的证据显示,ESR和CRP两项检查结果相互结合参考对于"排除"PJI的诊断有帮助[1,3-4]。然而,有限的证据显示CRP在确定PJI诊断方面比ESR更可靠。对于仅有的两项结合应用ESR和CRP诊断PJI的研究显示,PJI患者中ESR和CRP中至少有一项阳性的敏感度为96%~100%。而当两项均为阳性能够确诊PJI的特异度为79%~93%[5-6]。AAOS指南中指出,在膝关节置换术后可疑PJI的患者中,如果存在ESR或CRP阳性,则应进行关节穿刺检查[1]。而对髋关节置换术后患者的血清学检查考量则较为复杂,其与患者术前关节周围感染发生可能性的高低和是否已经准备再次行手术治疗等因素有关[1]。

ESR和CRP作为感染诊断指标的缺点也显而易见——受到年龄、性别,以及身体其他部位炎症或感染因素的影响,诊断的特异度较低[4,7]。例如,在为炎症性关节疾病患者,如类风湿关节炎患者进行关节置换治疗时,ESR和CRP的指标因为受到原发类风湿疾病的影响会持续保持在一个较高的水平[7-8]。还有很多临床并发症也会导致术后ESR和CRP指标上升,目前尚缺乏将此类患者与PJI患者区分开的文献证据。此外,ESR(mm/h)和CRP(mg/dl)的正常值在不同临床实验室也不尽相同,目前学术界尚未就诊断PJI的临界值达成共识[1]。

目前关节外科界对于如何界定此两项检查的最佳数值界限,以作为分期关节翻修手术假体再植入时机的判定标准充满极大的兴趣。遗憾的是,迄今为止,仅有少量研究探究了此问题。目前的研究显示ESR和CRP无法作为预测术后感染控制的最佳指标,在分期PJI治疗过程中,无法在旷置术后预测感染是否可以被控制成功[9-10]。导致这个缺陷的一个很重要的原因是,在关节置换术后患者中ESR和CRP会持续升高2个月左右,这导致无法在术后通过此两项指标早期分辨出可疑 PJI 患者[11-12]。

白细胞和中性粒细胞

血清白细胞计数和中性粒细胞百分比在诊断多种系统性和局灶性感染时非常有效，然而在 PJI 的诊断中却没有什么价值。存在假体相关深部感染的患者中，仅仅有约 15%的患者会出现血清白细胞计数升高。白细胞计数对于 PJI 诊断的敏感度和特异度均非常低[13-14]。因此，现在越来越多的专家不再建议在 PJI 的诊断中使用这些指标。

最新进展

生物标志物

有众多关于使用生物标志物进行 PJI 诊断的研究，这些测试可以分辨炎症或感染，并且适用于其他一些疾病的诊断。因此，学术界对找寻一个 PJI 特异性的生物标志物很感兴趣[15]。目前已有多个生物标志物被研究，其中，关节液的 α-防御素和白细胞酯酶被认为是最为准确的，且已进入常规临床应用阶段。

白细胞酯酶试纸

由于具有高度准确性、易于获得、价格低廉，以及可以迅速读出结果等优势，白细胞酯酶（leukocyte esterase，LE）测试受到极大关注。国际共识会议修订 PJI 诊断标准时将 LE 作为次要标准写入其中，就是对其重要性的很好的肯定[16]。很多课题都将使用 LE 做出 PJI 诊断的准确性定为研究核心，研究结果不断重复地证明 LE 在 PJI 诊断中具有高度敏感度和特异度。一项近期的荟萃分析显示，其汇总敏感度和特异度分别为 0.81 和 0.97[17]。考虑到此项检查便宜且为容易获得的尿液试纸（用尿液试纸检查关节液），我们对于所有关节穿刺筛查 PJI 的患者常规进行此项检查，并且所有患者在进行翻修手术的术中也要进行此项检查。

应用白细胞酯酶试纸进行检测的一个缺陷是,关节液内的细胞碎片可能导致滑液变色,潜在地影响检测结果。可以在检测前先将样本离心以减少这种影响[18]。

应用白细胞酯酶试纸进行检测最显著的优势是,可以在数分钟内得到结果。考虑到其相对较高的准确性和检测的便捷性,我们强烈推荐在髋膝关节穿刺的样本中首先应用此项检查。当ESR和CRP检测结果提示感染可能性时,随即便应行关节穿刺和LE检测。我们的研究显示,ESR/CRP和LE检测之间存在协同变化的趋势,这些检测若显示相同变化趋势便可迅速确定或排除PJI的诊断[19]。

α防御素

α防御素是一种由激活的中性粒细胞分泌的抗菌肽,是对感染先天性的免疫反应[20],是目前为止对于诊断PJI准确性最高的检测方式[17]。这种检测的另外一个优势是,结果判读十分简单,仅分为阳性或阴性两种情况[21]。然而,此项检测费用昂贵,仅应将其应用于诊断不明确病例。还有一个需要外科医师注意的问题,即此项检测的实用性。因为目前仅仅在北美地区,此项检测在实验室内方可获得100%的敏感度和96%的特异度[17]。全球市场上商品化的α防御素检测的敏感度和特异度均显著低于实验室数据。因此,临床医师需要明确区分两种检测条件[22-24]。

血清D-二聚体

由于现有的血清生物学标志物检测PJI方法具有超高的敏感度,因此成为理想的筛查实验方法。然而,其有限的特异度使得PJI诊断的确立存在一些难度。另外,它在翻修手术再次植入假体前判断感染是否完全被清除时并不十分准确。从动物实验中发现,标志纤溶活性的关节液D-二聚体在化脓性关节炎中明显上升[25]。我们研究所正在进行一项纳入245名患者的研究,探寻D-二聚体能否作为PJI诊断和判断假体再植入时感染是否被完全清除的指标。研究显示，血清 D-二聚体的敏感度为 88%、特异度为 92%，而 ESR 和 CRP 的则分别为 84%和 47%。5 名于假体再植入时 ESR、CRP 正常，但 D-二聚体升高的患者中，有 2 例手术失败。现在我们对于所有可能存在感染或需要两阶段翻修再次植入假体的患者，均进行血清 D-二聚体检测。

培养及分子生物学方法

尽管上述方法为 PJI 的诊断提供了重要的数据支持，然而单纯确定或排除感染并不能为医师提供最佳的临床外科治疗或抗菌治疗路径。掌握关于感染病原微生物及其耐药性的知识进行有针对性的抗菌治疗才是感染处理的最重要方面。然而不幸的是，培养需要获得游离的病原微生物，而内植物相关的感染，如 PJI，则是由形成生物膜的病原微生物所致，它们以此逃避检测。这一点可以被大量培养阴性的 PJI 病例所证明（27%～55%）[2,26-29]。

通过研究发现解决这一问题的主要方法是应用聚合酶链式反应（PCR）进行检测。虽然 PCR 比传统的培养方法更容易发现 PJI 时的病原微生物，但较高的假阳性率限制了它的应用。此外，单物种 PCR 或多重 PCR 均只能检测一定范围内的病原微生物，因此很多病原微生物并不能被检测出来[30]。广谱 PCR 可以检测出细菌中那些高度保守的片段。然而，这种方法每次仅能检测一种细菌，因此多重感染将无法被完全检测[31]。

新一代测序（NGS），即高通量测序，为破解这一窘境提供了出路。NGS 技术可以对给定样本进行全 DNA 测序，从而提供关于此样本各种微生物的定量数据。据 Rothman 研究所正在进行的一项研究显示，超过 80%的培养阴性的 PJI 病例均可通过 NGS 检测到病原菌，因此 NGS 检查目前已经成为我们对于培养阴性病例的常规检测手段。

存在的争议

革兰氏染色和冰冻切片

尽管术中实时检测对于 PJI 的诊断和治疗策略的制订具有理论上的优势,但不少文献的研究均对其可靠性提出了质疑。目前临床可行的此类检测主要为革兰氏染色和组织冰冻切片。在对相关研究进行分析后,AAOS 强烈反对在翻修手术中常规应用革兰氏染色排除 PJI 诊断的这一做法[1,32-33]。此方法对于 PJI 诊断的敏感度低于 50%。相反地,AAOS 指南强烈推荐在翻修手术时还未明确 PJI 诊断的病例中使用假体周围组织冰冻切片检测[1]。这些复杂病例情况包括,术前血清 ESR/CRP 检测、关节穿刺引流液培养、关节液白细胞计数和中性粒细胞计数等检查结果均不明确的患者。如前所述,对于术中组织冰冻切片的快速正确解读有助于关节外科医师在术中做出正确判断,尤其是对于那些需要再次植入假体的病例尤为有利。MSIS 推荐术中组织冰冻切片观察时,5 个高倍视野(400×)下,每个高倍视野中大于 5 个中性粒细胞作为阳性诊断标准[34]。如果所在医疗机构没有进行组织冰冻切片检查的设备或者相关病理学医师未经过专项培训的话,这项检查的优势将无法体现。最近的研究显示,组织冰冻切片检测 PJI 的敏感度可能没有我们预期的高,仅有 74%[35]。

(译者:杨重飞　审校:朱锦宇)

参考文献

1. Parvizi J, Della Valle CJ. AAOS Clinical Practice Guideline: diagnosis and treatment of periprosthetic joint infections of the hip and knee. J Am Acad Orthop Surg. 2010;18:771-2.
2. Spangehl MJ, Masri BA, O'Connell JX, et al. Prospective analysis of preoperative and intraoperative investigations for the diagnosis of infection at the sites of two hundred and two revision total hip arthroplasties. J Bone Joint Surg Am. 1999;81:672-83.

3. Sanzén L, Carlsson AS. The diagnostic value of C-reactive protein in infected total hip arthroplasties. J Bone Joint Surg Br. 1989;71:638-41.
4. Osei-Bimpong A, Meek JH, Lewis SM. ESR or CRP? A comparison of their clinical utility. Hematol Amst Neth. 2007;12:353-7.
5. Schinsky MF, Della Valle CJ, Sporer SM, et al. Perioperative testing for joint infection in patients undergoing revision total hip arthroplasty. J Bone Joint Surg Am. 2008;90:1869-75.
6. Greidanus NV, Masri BA, Garbuz DS, et al. Use of erythrocyte sedimentation rate and C-reactive protein level to diagnose infection before revision total knee arthroplasty. A prospective evaluation. J Bone Joint Surg Am. 2007;89:1409-16.
7. Shih LY, Wu JJ, Yang DJ. Erythrocyte sedimentation rate and C-reactive protein values in patients with total hip arthroplasty. Clin Orthop. 1987;(238):238-46.
8. Fink B, Makowiak C, Fuerst M, et al. The value of synovial biopsy, joint aspiration and C-reactive protein in the diagnosis of late peri-prosthetic infection of total knee replacements. J Bone Joint Surg Br. 2008;90:874-8.
9. Mortazavi SMJ, Vegari D, Ho A, et al. Two-stage exchange arthroplasty for infected total knee arthroplasty: predictors of failure. Clin Orthop. 2011;469:3049-54.
10. Kusuma SK, Ward J, Jacofsky M, et al. What is the role of serological testing between stages of two-stage reconstruction of the infected prosthetic knee? Clin Orthop. 2011;469:1002-8.
11. Bilgen O, Atici T, Durak K, et al. C-reactive protein values and erythrocyte sedimentation rates after total hip and total knee arthroplasty. J Int Med Res. 2001;29:7-12.
12. Larsson S, Thelander U, Friberg S. C-reactive protein (CRP) levels after elective orthopedic surgery. Clin Orthop Relat Res. 1992;(275):237-42.
13. Jahoda D. Clinical Strategy for the treatment of deep infection of hip arthroplasty. In: Kienapfel H, Kühn K-D (Eds). Infected Implant. Germany: Springer Medizin Verlag Heidelberg. 2009. pp. 27-42.
14. Toossi N, Adeli B, Huang R, et al. Diagnosis of periprosthetic joint infection: abandon serum white blood cell count and differential. 2012;27:51-4.

15. Deirmengian C, Kardos K, Kilmartin P, et al. Diagnosing periprosthetic joint infection: has the era of the biomarker arrived? Clin Orthop. 2014;472:3254-62.
16. Parvizi J, Gehrke T. International Consensus Group on periprosthetic joint infection. Definition of periprosthetic joint infection. J Arthroplasty. 2014;29:1331.
17. Wyatt MC, Beswick AD, Kunutsor SK, et al. The alpha-defensin immunoassay and leukocyte esterase colorimetric strip test for the diagnosis of periprosthetic infection: a systematic review and meta-analysis. J Bone Joint Surg Am. 2016;98:992-1000.
18. Parvizi J, Jacovides C, Antoci V, et al. Diagnosis of periprosthetic joint infection: the utility of a simple yet unappreciated enzyme. J Bone Joint Surg Am. 2011;93:2242-8.
19. Tarabichi M, Fleischman AN, Shahi A, et al. Interpretation of leukocyte esterase for the detection of PJI based on serological markers. J Arthroplasty. 2017;32:S97-100.
20. Lehrer RI, Lu W. α-Defensins in human innate immunity. Immunol Rev. 2012;245:84-112.
21. Deirmengian C, Kardos K, Kilmartin P, et al. Combined measurement of synovial fluid α-Defensin and C-reactive protein levels: highly accurate for diagnosing periprosthetic joint infection. J Bone Joint Surg Am. 2014;96:1439-45.
22. Suda AJ, Tinelli M, Beisemann ND, et al. Diagnosis of periprosthetic joint infection using alpha-defensin test or multiplex-PCR: ideal diagnostic test still not found. Int Orthop. 2017;41(7):1307-13.
23. Sigmund IK, Holinka J, Gamper J, et al. Qualitative α-defensin test (Synovasure) for the diagnosis of periprosthetic infection in revision total joint arthroplasty. Bone Joint J. 2017; 99-B:66-72.
24. Kasparek MF, Kasparek M, Boettner F, et al. Intraoperative diagnosis of periprosthetic joint infection using a novel alpha-defensin lateral flow assay. J Arthroplasty. 2016;31:2871-4.
25. Ribera T, Monreal L, Armengou L, Ríos J, Prades M. Synovial fluid D-dimer concentration in foals with septic joint disease. J Vet Intern Med. 2011;25:1113-7.
26. Baré J, MacDonald SJ, Bourne RB. Preoperative evaluations in revision total knee arthroplasty. Clin Orthop. 2006; 446:40-4.

27. Gallo J, Kolar M, Dendis M, et al. Culture and PCR analysis of joint fluid in the diagnosis of prosthetic joint infection. New Microbiol. 2008;31:97-104.
28. Gomez E, Cazanave C, Cunningham SA, et al. Prosthetic joint infection diagnosis using broad-range PCR of biofilms dislodged from knee and hip arthroplasty surfaces using sonication. J Clin Microbiol. 2012;50:3501-8.
29. Shanmugasundaram S, Ricciardi BF, Briggs TWR, et al. Evaluation and management of periprosthetic joint infection-an international, multicenter study. HSS J. 2014;10:36-44.
30. Jacovides CL, Kreft R, Adeli B, et al. Successful identification of pathogens by polymerase chain reaction (PCR)-based electron spray ionization time-of-flight mass spectrometry (ESI-TOF-MS) in culture-negative periprosthetic joint infection. J Bone Joint Surg Am. 2012;94:2247-54.
31. Hartley JC, Harris KA. Molecular techniques for diagnosing prosthetic joint infections. J Antimicrob Chemother. 2014;69:i21-4.
32. Ghanem E, Ketonis C, Restrepo C, et al. Periprosthetic infection: where do we stand with regard to Gram stain? Acta Orthop. 2009;80:37-40.
33. Spangehl MJ, Masterson E, Masri BA, et al. The role of intraoperative Gram stain in the diagnosis of infection during revision total hip arthroplasty. J Arthroplasty. 1999;14:952-6.
34. Parvizi J, Zmistowski B, Berbari EF, et al. New definition for periprosthetic joint infection: from the Workgroup of the Musculoskeletal Infection Society. Clin Orthop. 2011;469:2992-4.
35. Kwiecien G, George J, Klika AK, et al. Intraoperative frozen section histology: matched for Musculoskeletal Infection Society criteria. J Arthroplasty. 2017;32:223-7.

第 36 章

关节穿刺

(著者:Jonathan R Danoff)

当前的证据

关节穿刺引流对于人工关节假体周围感染(PJI)的诊断至关重要[1]。根据美国骨科医师学会(AAOS)临床实践指南,膝关节置换术后患者如果 ESR 和(或)CRP 升高时需进行穿刺引流检查。由于髋关节穿刺引流术具有显著的术后并发症和较高的假阳性率,其他更多的方法被推荐用于可疑髋关节 PJI 的检查[2]。然而,无论是髋还是膝,当发生 PJI 的可能性与最初的培养结果不相符时,应重复进行关节穿刺引流检测[1]。

方法

已有多种关于髋、膝关节穿刺的技术被介绍,每一种均有其独特的优缺点[3]。穿刺引流需在无菌条件下进行。由于局麻药物具有杀菌作用,因此亦不可使用局部麻醉,否则可能得到假阴性的结果[4]。膝关节最常使用的穿刺方法是,关节镜手术中的外上方入路[5]。

- 髋关节穿刺引流术通常使用前或外侧入路,在 X 线或者超声引导下进行。由于超声引导下穿刺无需将患者暴露于放射线之下,价格也较为便宜,并且可以准确地定位关节液位置,因此越来越多的医疗机构倾向于使用超声引导下髋关节穿刺引流术。各种造影剂均因为具有杀菌活性和导致潜在假阴性的可能，因此应避免在关节穿刺引流中使用[2]。

- “干抽”在临床实践中经常遇到，目前尚无最佳解决方案。文献中推荐的方法包括，重新放置针头位置，重新穿刺，屈曲、内旋、外展髋关节[6-7]。一些技术细节被认为可以提高穿刺所得关节液的量[8]，生理盐水灌洗是目前被推荐的一种。然而，一些研究者认为灌洗液并不能代表关节液，因此并不支持这种做法[7,9-10]。
- 无论使用何种方式，穿刺引流样本均应尽快转移接种至实验室的相应培养基上，延迟接种将会导致诸如厌氧菌等特殊病原微生物培养的敏感度降低[2]。

Rothman 研究所的经验
1. 髋关节穿刺引流通常在 X 线或超声引导下采用前方入路进行。 2. 髋关节外侧穿刺入路仅在前方组织存在蜂窝织炎时方使用。 3. 不推荐对髋关节进行无引导的盲穿。

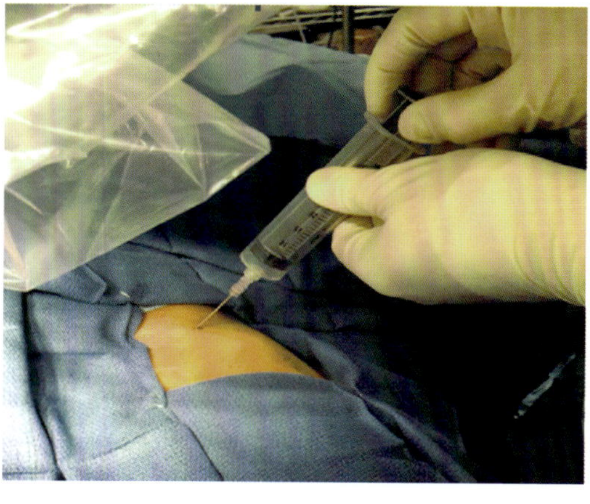

前入路髋关节穿刺技术

患者平卧位,髋关节伸直外旋,进针点选在髂前上棘(ASIS)垂线与大转子水平线交点处。此交点大概在股动脉外侧3cm的位置。穿刺针头向后内侧呈60°指向髋关节,穿刺直至针头触及骨或金属后停止,轻轻回撤针头,然后进行抽吸。

外侧入路髋关节穿刺技术

患者平卧,髋关节伸直内旋,双侧膝关节分开,双足踇趾接触。穿刺进针点位于大转子前方,指向头内侧耻骨联合和髂前上棘(ASIS)之间的点,穿刺直至针头触及骨或金属后停止。

检查

关节液通常进行白细胞计数、分类和微生物培养。其他有助于PJI诊断的关节液检查方法包括:白细胞酯酶、关节液C反应蛋白,以及聚合酶链反应等分子生物学方法[11]。额外进行关节囊活检和关节穿刺相比并无进一步益处[12]。外科医师需要牢记,关节穿刺造成的损伤可能由于血液污染关节液样本导致白细胞计数假性升高。以往使用在脑脊液样本分析中的校正公式被认为有助于预防PJI病例关节穿刺标本出现假阳性[13]。经过校正的结果应该结合其他数据进行判读,尤其在这些结果与患者整体情况并不一致的情况下更应如此。

> **注意事项**
>
> 1. 穿刺部位不应经过蜂窝织炎的部位。
> 2. 如果培养检测出临床罕见的病原微生物,或感染可能性与初次培养结果不相符合时,则需要进行再次穿刺复查。
> 3. 即使经过严格无菌操作,仍然可能出现假阳性的结果。
> 4. 关节穿刺前至少停用抗生素2周。

存在的争议

- 诸如关节液 CRP 这样的辅助检测对于 PJI 诊断的作用目前尚未明确。
- 仍然缺乏证据对感染危险因素进行分层，仍然缺乏证据评估不同患者之间 PJI 发生的可能性。这些信息对于正确确定关节穿刺引流术适应证或在临床临界情况下重复进行关节穿刺引流术尤为有用。

（译者：杨重飞　审校：朱锦宇）

参考文献

1. Della Valle C, Parvizi J, Bauer TW, et al. for American Academy of Orthopaedic Surgeons. American Academy of Orthopaedic Surgeons clinical practice guideline on: the diagnosis of periprosthetic joint infections of the hip and knee. J Bone Joint Surg Am. 2011;93:1355-7.
2. Ali F, Wilkinson JM, Cooper JR, et al. Accuracy of joint aspiration for the preoperative diagnosis of infection in total hip arthroplasty. J Arthroplasty. 2006;21:221-6.
3. Malfair D. Therapeutic and diagnostic joint injections. Radiol Clin North Am. 2008;46:439-53.
4. Schmidt RM, Rosenkranz HS. Antimicrobial activity of local anesthetics: lidocaine and procaine. J Infect Dis. 1970; 121:597-607.
5. Jackson DW, Evans NA, Thomas BM. Accuracy of needle placement into the intra-articular space of the knee. J Bone Joint Surg Am. 2002;84-A:1522-7.
6. Tigges S, Stiles RG, Meli RJ, Roberson JR. Hip aspiration: a cost-effective and accurate method of evaluating the poten tially infected hip prosthesis. Radiology. 1993;189: 485-8.
7. Lachiewicz PF, Rogers GD, Thomason HC. Aspiration of the hip joint before revision total hip arthroplasty. Clinical and laboratory factors influencing attainment of a positive culture. J Bone Joint Surg Am. 1996;78:749-54.
8. Brandser EA, El-Khoury GY, FitzRandolph RL. Modified

technique for fluid aspiration from the hip in patients with prosthetic hips. Radiology. 1997;204:580-2.

9. Spangehl MJ, Masri BA, O'Connell JX, Duncan CP. Prospective analysis of preoperative and intraoperative investigations for the diagnosis of infection at the sites of two hundred and two revision total hip arthroplasties. J Bone Joint Surg Am. 1999;81:672-83.
10. Barrack RL, Harris WH. The value of aspiration of the hip joint before revision total hip arthroplasty. J Bone Joint Surg Am. 1993;75:66-76.
11. Parvizi J, Zmistowski B, Berbari EF, et al. New definition for periprosthetic joint infection: from the Workgroup of the Musculoskeletal Infection Society. Clin Orthop Relat Res. 2011;469:2992-4.
12. Williams JL, Norman P, Stockley I. The value of hip aspiration versus tissue biopsy in diagnosing infection before exchange hip arthroplasty surgery. J Arthroplasty. 2004;19:582-6.
13. Ghanem E, Houssock C, Pulido L, et al. Determining "true" leukocytosis in bloody joint aspiration. J Arthroplasty. 2008;23:182-7.

第 37 章

人工关节假体周围感染的影像学诊断

（著者：Nachum B Stollman，Ronald A Pitt）

当前的证据

影像学诊断方法对于人工关节假体周围感染（prosthetic joint infection，PJI）的判定是最具有争议的。争议的焦点在于每种影像学诊断方法的有效性和其花费的金钱及其他方面之间的效益。由于感染导致的相邻骨组织和软组织病理学改变均伴随着炎症的发生。与感染相关的特定变化是可预测的，但这种变化并非特定。本章讨论的每一种影像学形态均试图探索炎症过程中能够将感染与其他病理变化区分开来的独特属性。需要明确的是，不应该单独使用影像学方法作为确定或者否定 PJI 诊断的证据。影像学诊断仅仅是用来帮助临床医师增加或者降低 PJI 诊断确立可能性的一种工具，通常在术前计划时用来帮助确定手术时机[1-2]。

> **Rothman 研究所的经验**
>
> 1. 对于每一个关节置换术后疼痛的患者均进行 X 线平片的检查。
> 2. 由于在感染患者中的诊断价值不高，因此骨扫描并不作为一项常规检查。
> 3. FDG-PET 在诊断无法明确时应用。代表性情况为，ESR 和 CRP 无法明确诊断，并且穿刺无法获得关节液时。
> 4. 核磁共振（MRI）目前不用于关节置换术后感染的评估。

X 线平片

对于任何关节置换术后疼痛的患者的检查多半都是由各种标

准位置的X线平片检查开始。在理想状况下,随时间推移的定期随访X线片可以用来比较关节及其周围组织的细微变化。X线片上随时间推移的假体位置改变往往提示假体松动的发生[3];然而,仅有1%～2%的假体松动是由于PJI所致,无菌性松动才是最常见原因。骨溶解(特别是骨内膜扇形骨溶解)、骨膜下成骨和经骨皮质窦道形成等影像学表现多提示感染存在。其中,仅有骨膜下成骨和经骨皮质窦道形成是感染的特异性表现[4]。尽管此两种表现为特异性改变,但即便是在晚期感染的患者中也少出现[5]。X线平片是至关重要的检查项目,尤其对于排除诸如假体植入失败和假体周围骨折等其他潜在引起疼痛的病因。

CT检查

CT扫描可以显示假体周围骨组织的细节改变,尤其是当采用技术手段减少了金属导致的硬化伪影之后。然而,在鉴别X线平片上与典型感染相同的骨性改变时,却存在一定局限性。一项研究显示,感染病例的骨膜反应发生率仅为16%[6]。CT扫描结合关节造影术用来评估假体周围液体是否与关节相通。假体周围异常的包裹性积液或存在通向皮肤的窦道均提示PJI的存在[7]。考虑到CT检查花费和射线暴露剂量,通常不把CT扫描作为关节置换后感染的检查方法。目前对于双能CT的研究发现其可能具有进一步降低假体金属伪影并提高软组织和骨髓显像的功能。

超声

超声最主要用于检查关节周围渗出、关节周围积液和进行髋关节穿刺引导。内部回声增强提示细胞成分存在,但这是非特异性表现,也可以见于无菌情况下。若发现骨膜下脓肿则可以诊断急性骨髓炎。然而,这种情况并不是总与PJI相关联,并且由于病患个人体质和病损位置的不同也较易漏诊。此外,邻近软组织脓肿易被误诊为骨膜下脓肿[8]。对于超声检测最常见的问题在于,检测结果和可重复性高度依赖检查者的技能水平和熟练程度。

核素扫描

核素扫描(例如骨扫描)包括将具有放射性的标志物注入患者血液,标志物自行与特定靶结合,然后采用体外成像的方法确定标志物的体内位置。骨扫描被用于包括感染在内的多种骨病的临床检测已有数十年。标志物附着于某种病理过程中的特异性载体上用于检测。

一个常见的骨扫描标志物为锝 99m 标记的双膦酸盐。由于活跃的骨细胞摄取双膦酸盐,因此这类化合物对于骨代谢活跃的部位具有很强的亲和力。镓 67 扫描也较为常用,因为镓作为铁的类似物在急性期定位于炎症部位。大部分骨扫描为“三相扫描”。三相骨扫描包括:① 标志物注射后即刻扫描,称为血流相;② 标志物注射 5 min 后,称为血池相;③ 标志物注射 2～4 h,称为骨相。此三相扫描可以将软组织感染与骨感染区分开。最后一次扫描可以鉴别出体内活跃的骨代谢。

> **注意事项**
>
> 1. X 线平片很少能够显示确定感染诊断的改变。
> 2. CT 扫描对于感染诊断的确立程度并不比 X 线片高。
> 3. 骨扫描的费用和射线暴露剂量均较高,并且诊断的准确性也不及其他一些现实可行的检测方法。
> 4. 标记白细胞扫描的敏感度＜50%。
> 5. FDG-PET 并非所有医疗机构均能开展,并且价格昂贵(几乎达到 MRI 费用的 3 倍)。

meta 分析显示,锝-99m 标记的双膦酸盐骨扫描准确率为 75.5%,敏感度为 85.4%,特异度为 75.2%[9-10]。有研究发现,Ga-67 骨三相扫描提高了骨扫描的准确性,但仍然无法和其他方法相比[11-12]。其主要问题在于无法区分松动、其他炎症和感染。骨扫描是排除感染最为有效的筛查工具,但由于其特异度较低,不能依据阳性结果来确诊 PJI。

另外一种骨扫描方法是使用体外标记(锝-99m 或铟)自体白

细胞的方法(如,标记白细胞扫描)。放射性标记的白细胞被重新输回患者体内,这些细胞将趋向并环绕在感染病灶周围。标记白细胞注射后6～24 h进行扫描检查白细胞浓度聚集的部位。不幸的是,这种方法的准确性因为血流向假体周围慢性感染部位汇聚而变得不够精确[9]。文献报道的敏感度可低至43.5%[12]。白细胞也在正常骨髓中聚集,这种聚集经常受到骨科内植金属材料的影响而改变。因此,很难将感染相关的白细胞聚集与正常骨髓组织中的白细胞异常聚集相区分[13-14]。

一种使用锝-99m硫胶体标记的骨髓显像显著提高了PJI诊断的准确性。当示踪剂分布相似或一致时,会因为骨髓异常而发生摄取;当标记的白细胞摄取显像和对应的骨髓显像不一致时即可预测感染存在。因此,标记白细胞骨髓扫描图像是目前对于假体周围感染(PJI)诊断最准确的检测方法,准确率达到或超过90%[14]。多种新型示踪剂被开发出来,但目前尚未有大规模证据证明可以采用这些新型示踪剂[8,13]。

FDG-PET扫描

正电子断层扫描使用与代谢强度相关的示踪剂。最常使用的示踪剂是与细胞葡萄糖代谢相关的FDG。由于在感染相关炎症病程中葡萄糖代谢增强,因此这种特殊的示踪剂有助于感染的诊断[15]。FDG中的氟可以被骨组织摄取,在骨代谢增强的区域显影。示踪剂被注射入患者体内后,随即使用正电子断层扫描确定示踪剂浓度增加的位置。由于此项检查是三维立体的,因此FDG-PET特别适合骨科内植物周围感染的诊断。早期的meta分析发现其敏感度为94.1%,特异度为87.3%[10]。然而近期的meta分析显示FDG-PET和PET/CT对于下肢PJI诊断的敏感度和特异度均为86%[8]。研究还发现,此项检查较白细胞标记的核素扫描或骨三相扫描的准确性显著提高[16-17]。然而,尽管与其他核素扫描检查相比较而言FDG-PET具有明显的高检出率,美国骨科医师学会(AAOS)还是在其临床指南中给予此项检查弱推荐。事实上,该指南对于所有使用核素扫描检查人工关节假体周围感染均定为弱推荐[4]。

核磁共振

磁共振(MRI)检查在骨骼肌肉系统感染的诊断方面具有十分成功的应用[10],在排除骨髓炎方面具有高的阴性预测值[8]。初始表现,在感染发生 2 天时由于骨髓水肿,磁共振检查即可发现 T1 加权像信号减弱,脂肪抑制 T2 加权像信号升高;骨膜反应和相邻软组织水肿随后相继发生[8]。多数研究发现,当体内存在金属内植物时,MRI 检查较骨扫描准确性高,但较 FDG-PET 检查准确性低[10]。事实上,使用 MRI 评估人工关节假体周围感染的文献十分有限。随着金属减影序列 MRI 的广泛应用,未来对于使用核磁共振诊断感染的需求越来越强烈。由于缺乏有效证据,AAOS 人工关节假体周围感染工作小组自 2010 年至今尚未能对 MRI 的诊断作用做出推荐[4]。

存在的争议

- 骨扫描作为一项微创、廉价的检查在人工关节假体周围感染诊断中的作用被严重忽略。
- FDG-PET 是一项高度专业化的检查,需要有经验的核医学科医师对结果进行正确解读。此外,扫描仪设备本身多局限于三级以上的医疗机构。PET 检查的高花费也是阻止其大规模应用的障碍,其费用几乎达到骨扫描或 MRI 检查的 3 倍[9]。综上,FDG-PET 在 PJI 诊断中的应用被大大限制。在 ESR 和 CRP 检测结果不能确诊,且无法获得关节液时,如果有条件进行 PET 检查,将对诊断是否存在 PJI 有帮助。

(译者:杨重飞　审校:朱锦宇)

参考文献

1. Watt I, Boldrik S, van Langelaan E, et al. The radiology assistant: hip: arthroplasty. Radiology Assistant 2006. http://www.radiologyassistant.nl/en/p431c8258e7ac3/hip-arthroplasty.html. (Last accessed 28 April 2017.)
2. Zimmerli W, Trampuz A, Ochsner P. Prosthetic-joint infections. N Engl J Med. 2004;351:1645-54.
3. Taljanovic M, Jones M, Hunter T, et al. Joint arthroplasties and prostheses. RadioGraphics. 2003;23:1295-314.
4. Parvizi J, Della Valle C. AAOS clinical practice guideline: diagnosis and treatment of periprosthetic joint infections of the hip and knee. Am Acad Orthop Surg. 2010;18:771-2.
5. Callaghan J, Rosenberg A. The Adult Hip, 2nd edition Philadelphia (etc.): Lippincott Williams & Wilkins. 2006. p. 1263.
6. Cyteval C, Hamm V, Sarrabère M, et al. Painful infection at the site of hip prosthesis: ct imaging. Radiology. 2002;224:477-83.
7. Roth T, Maertz N, Parr J, et al. CT of the hip prosthesis: appearance of components, fixation, and complications. RadioGraphics. 2012;32:1089-107.
8. Palestro C. Radionuclide imaging of musculoskeletal infection: a review. J Nucl Med. 2016;57:1406-12.
9. Hsu W, Hearty T. Radionuclide imaging in the diagnosis and management of orthopaedic disease. J Am Acad Orthop Surg. 2012;20:151-9.
10. Prandini N, Lazzeri E, Rossi B, et al. Nuclear medicine imaging of bone infections. Nucl Med Commun. 2006;27:633-44.
11. Levitsky K, Hozack W, Balderston R, et al. Evaluation of the painful prosthetic joint: relative value of bone scan, sedimentation rate, and joint aspiration. J Arthroplasty. 1991;6:237-44.
12. Nagoya S, Kaya M, Sasaki M, et al. Diagnosis of periprosthetic infection at the hip using triple-phase bone scintigraphy. J Bone Joint Surg Br. 2008;90-B:140-4.
13. Love C, Tomas M, Marwin S, et al. Role of nuclear medicine in diagnosis of the infected joint replacement. RadioGraphics. 2001;21:1229-38.
14. Palestro C, Love C, Tronco G, et al. Role of radionuclide

imaging in the diagnosis of postoperative infection. RadioGraphics. 2000;20:1649-60.
15. Love C, Tomas M, Tronco G, et al. FDG PET of infection and inflammation. RadioGraphics. 2005;25:1357-68.
16. Pill S, Parvizi J, Nelson C, et al. The role of FDG-PET imaging in diagnosing periprosthetic infection after total hip arthroplasty. J Arthroplasty. 2006;21:308.
17. Reinartz P. Radionuclide imaging of the painful hip arthroplasty: positron-emission tomography versus triple-phase bone scanning. J Bone Joint Surg Br. 2005;87-B:465-70.

第 38 章

培养的原则

（著者：Christopher P Bechtel，
Gregory K Deirmengian）

当前的证据

病原微生物培养在人工关节假体周围感染（periprosthetic joint infection，PJI）中的作用至关重要。确定致病微生物以及针对其有效的抗生素，成为是否能够成功清除并治愈感染的关键因素。

取材

最常作为 PJI 诊断采样和培养来源的为：关节液、术中深部组织和（或）假体拭子、深部组织样本。

关节液穿刺

当术前高度临床怀疑感染时，或具有感染影像学依据时，或 CRP 和 ESR 升高时，需要给予关节穿刺抽液，进行培养和白细胞计数以及分类计数[1-2]。时刻需要高度警惕，临床怀疑胜过任何血液测验的结果。如果临床高度怀疑 PJI，无论 ESR 和 CRP 是否正常，均需要进行关节穿刺引流。

关节液在 PJI 诊断中的敏感度范围变化很大，在髋关节中为 0.50～0.93[3-5]。培养阴性的患者中约有 20％存在 PJI 感染；因此，阴性培养结果并不能排除 PJI 的可能性[6]。关节液穿刺引流培养对于 PJI 的诊断并不适合作为一项筛查手段，而是可以作为一项确证实验[1,3,7]。为了提升关节穿刺引流液培养结果的阳性率，术前至少需要提前 2 周停用抗生素[2-3]。值得注意的是，一些适应力极强的病原微生物可能在随意短暂应用抗生素后数月仍然存活且无法培养出来。

在我们研究所，膝关节穿刺引流是在办公室的清洁区进行的。髋关节穿刺引流需要 X 线或超声引导。首先使用酒精喷剂或擦剂进行皮肤消毒，随后使用碘伏进行消毒后自然晾干。培养瓶口事先用酒精擦拭消毒，最大程度防止关节液转移时的污染。经皮穿刺抽吸关节液后更换新的针头，再将取得的关节液注入培养瓶中，这同样可以最大程度地减少污染，同时也降低了假阳性率。

Rothman 研究所的经验

1. CRP 和 ESR 升高的患者必须要术前行关节穿刺抽吸检查。
2. 对于所有样本均进行厌氧、需氧、抗酸杆菌（AFB）和真菌培养。
3. 我们推荐术中在临近骨与假体界面的深部组织中取 3～5 份组织标本。
4. 取出样本不可用手触摸，而需转移至无菌培养器皿中，以最大程度防止样本污染。
5. 由于与深部组织相比，培养拭子的敏感度、特异度、阴性预测值和阳性预测值都较低，因此我们不推荐使用培养拭子进行病原菌的鉴别。
6. 与血琼脂培养基和肉汤培养基相比，关节液培养于血培养瓶中时的敏感度更高。
7. 深部组织常规培养 5 日，当考虑为难培养病原体时可将培养时间延长至 14 日。

深部组织标本

深部组织标本采集对于 PJI 病例中病原体的鉴别具有至关重要的作用。准确的诊断有赖于仔细收集翻修术时假体周围组织标本。尽管目前各种研究对于取样本数多少尚存争议[8-9]，但美国骨科医师学会和骨骼肌感染协会的现行指南均推荐获取 3～5 个样本用于培养[10-11]。我们建议样本取材于病变最明显的部位，最好是在骨与假体界面相邻的组织中取材。为了最大程度地减少样本污染可能，在我们医院术中取得的组织样本会使用无菌器械直接传递出手术台置入无菌样本存储罐中,随即立刻送实验室进行培养。

培养拭子

皮肤和深部组织拭子目前都不被推荐。拭子样本与组织或关节液样本相比具有一些明显的劣势。一些病原微生物并不能像其在关节液中存活一样在拭子上存活,并且无法由拭子上转移至培养板中进行革兰氏染色。拭子更容易被污染,并且不利于多种病原微生物共同生长,容易导致更多的假阴性或假阳性结果[11]。在我们医院进行的一项研究显示,在败血症患者中,深部组织培养的阳性率为93%,而拭子的培养阳性率仅为70%[12]。同时,这项研究还分别发现了深部组织培养的敏感度为93%、特异度为98%、阳性预测值为93%、阴性预测值为98%,而拭子培养的敏感度为70%、特异度为89%、阳性预测值为68%、阴性预测值为90%[13]。

培养时间

PJI诊断的培养最佳时间一直是一个有争议的话题。通常采用5日培养[13]。然而,一些研究显示,延长培养时间有助于得到更加精确的结果。Schäfer等[14]的研究显示,有26.4%的患者在培养14日时显示为感染,而培养7日时显示未见感染。这项研究还发现,样本是否受到污染与培养时间的长短并无明确关系。较短时间的培养无法确诊发现那些由于难以培养的细菌引发的PJI。Butler-Wu等[13]的研究发现,通过13日的培养可以鉴定出翻修时的痤疮丙酸杆菌。当需氧和厌氧培养时间均延长时,确定感染的患者显著增多。

关节液的血培养瓶培养

获得的假体周围组织和关节液样本通常都转移至血琼脂培养板或肉汤培养基中培养,但一些研究显示使用血培养瓶接种术中取得的关节液样本可以提高培养敏感性[15-16]。研究显示,关节液接种至血培养瓶中培养较使用拭子培养或组织培养具有更大的优势，其优势来源于不同样本的固有属性，不同样本需要不同的处理方式。关节液取得后可以立刻直接注入培养瓶中，最大程度地避免了机会性污染以及有氧环境下的暴露。尽管一些研究显示血培养瓶可以提高培养的准确性，但其花费较常规培养方法明显上升，这也是选择确定培养方法时需要权衡的方面[15,17]。

病原微生物确定

将近 70%～80%的 PJI 是由于金黄色葡萄球菌和表皮葡萄球菌所引起的。链球菌属和肠球菌属引起的感染至多占 20%。剩下的感染病例则是由革兰氏染色阴性菌或厌氧菌所导致的。将取出假体培养后发现，将近 60%的 PJI 是由多种病原微生物引起的混合感染[18]。导致感染的病原微生物生物学上的可变性要求我们在诊断 PJI 时同时做需氧和厌氧培养。当葡萄球菌属为主要感染源时，有将近 1%的可能性存在非典型的病原微生物，例如，真菌和分枝杆菌感染[19]。这些感染病原微生物使用常规需氧和厌氧培养很难检测得到，需要特殊培养基。抗酸杆菌培养通常被用于检测分枝杆菌。培养时需要单独送一个样本进行真菌培养鉴定。有一些文献建议这些非典型病原微生物的检测仅应在常规培养阴性而患者确实有相应流行病学危险因素时进行[20]。在我们研究所，对于所有患者均常规进行抗酸杆菌和真菌培养检测，这一方法也在其他一些医疗机构作为常规执行[21]。这样做具有双重目的：其一是确定所有患者是否存在此罕见感染，其二是优化医院流程。通过对所有患者常规进行抗酸杆菌和真菌培养，接触此类患者诊疗工作的医疗人员将更为熟悉早期发现这些非典型性感染病原微生物的工作流程。

存在的争议

- 一些专家认为，由于关节穿刺引流术相对容易操作并且并发症发生率很低，因此如果考虑患者可能存在 PJI，就应对全膝关节置换的患者进行关节穿刺引流。然而，由于髋关节的复杂程度、疼痛和患者所需承担的风险，一些指南建议仅在ESR和CRP均升高的患者中或当患者有高度感染可疑时方可进行髋关节穿刺引流。

- 目前常规惯例是将样本培养5日。研究发现，包括痤疮丙酸杆菌在内的一些特定病原微生物需要更长的培养时间。对于培养时间延长超过14日是否会导致样本污染，目前尚存有争议。

（译者：杨重飞　审校：朱锦宇）

参考文献

1. Parvizi J, Ghanem E, Menashe S, et al. Periprosthetic infection: what are the diagnostic challenges? J Bone Joint Surg Am. 2006;88:138-47.
2. Toms AD, Davidson D, Masri BA, et al. The management of peri-prosthetic infection in total joint arthroplasty. J Bone Joint Surg Br. 2006;88:149-55.
3. Ali F, Wilkinson JM, Cooper JR, et al. Accuracy of joint aspiration for the preoperative diagnosis of infection in total hip arthroplasty. J Arthroplasty. 2006;21:221-6.
4. Rosenthal VD, Maki DG, Jamulitrat S, et al. International Nosocomial Infection Control Consortium (INICC) report, data summary for 2003-2008, issued June 2009. Am J Infect Control. 2010;38:95-104.e2.
5. Tigges S, Stiles RG, Meli RJ, et al. Hip aspiration: a cost-effective and accurate method of evaluating the potentially infected hip prosthesis. Radiology. 1993;189:485-8.
6. Parvizi J, Ghanem E, Sharkey P, et al. Diagnosis of infected total knee: findings of a multicenter database. Clin Orthop Relat Res. 2008;466:2628-33.
7. Spangehl MJ, Masri BA, O'Connell JX, et al. Prospective analysis of preoperative and intraoperative investigations for the diagnosis of infection at the sites of two hundred and two revision total hip arthroplasties. J Bone Joint Surg Am. 1999;81:672-83.
8. Atkins BL, Athanasou N, Deeks JJ, et al. Prospective evaluation

of criteria for microbiological diagnosis of prosthetic-joint infection at revision arthroplasty. The OSIRIS Collaborative Study Group. J Clin Microbiol. 1998;36:2932-9.
9. Parvizi J, Azzam K, Ghanem E, et al. Periprosthetic infection due to resistant staphylococci: serious problems on the horizon. Clin Orthop Relat Res. 2009;467:1732-9.
10. Parvizi J, Zmistowski B, Berbari EF, et al. New definition for periprosthetic joint infection: from the workgroup of the Musculoskeletal Infection Society. Clin Orthop Relat Res. 2011;469:2992-4.
11. Wilson ML, Winn W. Laboratory diagnosis of bone, joint, soft-tissue and skin infections. Clin Infect Dis. 2008;46:453-7.
12. Aggarwal VK, Higuera C, Deirmengian G, et al. Swab cultures are not as effective as tissue cultures for the diagnosis of periprosthetic joint infection. Clin Orthop Relat Res. 2013;471:3192-203.
13. Butler-Wu SM, Burns EM, Pottinger PS, et al. Optimization of periprosthetic culture for diagnosis of Propionibacterium acnes prosthetic joint infection. J Clin Microbiol. 2011;49:2490-5.
14. Schäfer P, Fink B, Sandow D, et al. Prolonged bacterial culture to identify late periprosthetic joint infection: a promising strategy. Clin Infect Dis. 2008;47:1403-9.
15. Font-Vizcarra L, García S, Martínez-Pastor JC, et al. Blood culture flasks for culturing synovial fluid in prosthetic joint infections. Clin Orthop Relat Res. 2010;468:2238-43.
16. Levine BR, Evans BG. Use of blood culture vial specimens in intraoperative detection of infection. Clin Orthop Relat Res. 2001;222-31.
17. Patel R, Osmon DR, Hanssen AD. The diagnosis of prosthetic joint infection: current techniques and emerging technologies. Clin Orthop Relat Res. 2005;55-8.
18. Lentino JR. Prosthetic joint infections: bane of orthopedists, challenge for infectious disease specialists. Clin Infect Dis. 2003;36:1157-61.
19. Shuman EK, Urquhart A, Malani PN. Management and prevention of prosthetic joint infection. Infect Dis Clin North Am. 2012;26:29-39.
20. Marculescu CE, Berbari EF, Cockerill FR 3rd, et al. Fungi, mycobacteria, zoonotic and other organisms in prosthetic

joint infection. Clin Orthop Relat Res. 2006;451:64-72.

21. Schinsky MF, Della Valle CJ, Sporer SM, et al. Perioperative testing for joint infection in patients undergoing revision total hip arthroplasty. J Bone Joint Surg Am. 2008;90: 1869-75.

第 39 章

培养阴性的人工关节假体周围感染

（著者：Christopher P Bechtel，Carlos A Higuera）

当前的证据

对怀疑人工关节假体周围感染（periprosthetic joint infection，PJI）的患者进行组织和关节液标本的培养是确定诊断不可或缺的一步。骨骼肌感染协会强调，在两个独立样本中检测到同一种病原微生物才能作为 PJI 诊断的主要指标[1]。对于培养样本进行药敏试验则有利于筛选确定敏感抗生素。不幸的是，尽管存在明显的感染征象，仍有 7%～12% 的病例培养结果为阴性[2-3]。培养阴性被定义为，通过恰当方法从受累关节获取的组织或关节液样本，经过至少 5 日的培养仍然无法检测到病原微生物的生长[4]。

> **注意事项**
>
> 1. 培养是用来确定是否存在感染的，而不是用于 PJI 的筛查。
> 2. 当出现培养阴性结果时，以感染性疾病专家和微生物专家团队为主的多学科会诊对于最终发现病原微生物和确定最终抗生素治疗方案十分有用。

培养的阴性结果可能是由于在取得组织或关节液样本前便采用了抗病原微生物治疗；不正确的取样方法；培养时间不够，尤其是对于低毒力病原微生物引起的感染时。一些病原微生物使用常规组织培养的方法很难发现，尤其是当它们被生物膜包被的时候，或者是致病菌为真菌或分枝杆菌而又没有应用正确的培养基时。Malekzadeh 等[5]的研究指出,在取样前采用过抗病原微生物治疗和术后使用伤口引流的关节置换患者中,培养阴性的概率增加。他们认为,由于术后引流成为一般医疗人员对于关节置换术后患者使用抗生素的一个指标,因此导致术后引流成为一个可能的干扰因素。此外,Schäfer 等[6]描述的标准培养技术指出,控制培养时间在 4～7 日,无法满足可靠鉴定出生长缓慢致病微生物的需求。

在获取关节内培养标本前务必停止使用抗生素至少 2 周。

> **Rothman 研究所的经验**
>
> 1. 当穿刺引流培养结果呈阴性而临床表现强烈可疑 PJI 同时炎症指标上升时,需要重复进行穿刺引流培养检查。
> 2. 我们日常工作中对于感染患者手术或穿刺时均会主动联系微生物检验科,告知他们患者情况和培养注意事项,并在送出样本前再次联系以便他们提前做好准备。
> 3. 我们推荐积极的二期关节翻修手术,并在术后对培养阴性的患者经验性地应用万古霉素治疗。

分离病原微生物的策略

通常为了减少培养阴性(或假阴性)的结果,在取样前至少应该停止使用抗生素 2 周,并且适当延长培养时间。当术前穿刺引流情况不佳,并且培养结果阴性,而炎症因子指标升高,且临床表现高度怀疑 PJI 时,应重复进行关节穿刺引流培养[7]。在这些病例中,与微生物检验科的沟通对于正确取得和处置样本至关重要。这些样本取材后应迅速转运及处理。提高分离出病原微生物最重要的策略是至少在收集样本前 2 周停止使用抗生素,当样本收集后延长培养时间。Schäfer 等[6]的研究显示,至少培养 14 日可以成功提高原本培养阴性的丙酸杆菌属等低毒力致病微生物的培养阳性率。正确使用恰当的培养基是获得准确阳性培养结果的基础。如果怀疑真菌或者分枝杆菌感染,应该使用相应特殊培养基,此将在其他章节中详细论述。

病原微生物通常附着于假体表面的生物膜中。Trampuz 等报道了使用超声降解法对于翻修术中取出的假体表面细菌进行分离[8]。他们发现与传统培养方法相比,使用超声降解法能够更加显著地提高培养敏感度(从 61%上升至 78.5%)。这种敏感度的提高在 14 日内使用过抗生素治疗的患者中表现得更加明显。除了以上策略之外,还有很多分子标志物可以被用于检测,这将在其他章节中进行论述。

培养阴性感染的治疗结果

Malekzadeh 等[5]报道了最大宗的培养阴性 PJI 病例,16 年间总共 135 例(发生率 10.6%)。在他们的病例中,治疗 5 年时对于培养阴性和培养阳性的 PJI 病例治疗成功率相似,分别为 75%和 79%。Berbari 等[2]报道了 62 例培养阴性的 PJI 病例(发生率 7%),发现清创冲洗后有 71%的患者无需进一步治疗,94%的患者在二期翻修术后痊愈。相似地,一项外院进行的研究显示,48 例培养阴性的 PJI 患者中 50%经过清创冲洗治疗后痊愈、70%的患者进行二期翻修术后痊愈,而 295 例培养阳性的 PJI 患者中 45%经过清创冲洗治疗后痊愈、78%的患者进行二期翻修术后痊愈[9]。因此,无论在培养阴性或培养阳性的病例中,使用二期翻修术较使用清创冲洗而言具有明显更高的感染控制率。

抗生素在 PJI 的治疗中同样扮演着重要的角色。大部分 PJI 是由需氧革兰氏阳性菌所导致,其中最常见的是葡萄球菌属细菌,这些病原微生物均可以通过肠道外使用万古霉素而有效地将之清除[10-11]。需氧革兰氏阴性杆菌所致 PJI 较为少见,而厌氧的致病微生物更为罕见。我们研究所的数据显示,肠道外应用万古霉素较其他抗生素具有更高的感染控制率[9]。这也从另一个侧面说明,培养阴性的 PJI 病例多是由万古霉素敏感的革兰氏阳性病原微生物所致。

总而言之,应尽最大努力发现导致 PJI 的病原微生物,以指导抗生素治疗。然而,当前文献指出,长期控制感染的重要因素是使用外科手段治疗,其中二期翻修手术的成功率明显高于清创灌洗术。当使用二期翻修手术治疗PJI时,培养阳性患者的成功率与培养阴性患者的成功率相当[5,9]。此外,近年来由于革兰氏阳性菌PJI发生率高,并且万古霉素敏感的金黄色葡萄球菌比例持续升高,首先使用万古霉素治疗培养阴性的PJI患者变得更加合乎逻辑。因此,我们建议积极采用二期翻修手术和术后经验性肠道外使用万古霉素治疗培养阴性的PJI患者。

存在的争议

- 不在术前预防性使用抗生素将不会影响术中培养的敏感性。
- 除非初次培养阴性,否则不应常规进行分枝杆菌和真菌的培养。

(译者:陈晓勇　审校:朱锦宇)

参考文献

1. Parvizi J, Zmistowski B, Berbari EF, et al. New definition for periprosthetic joint infection: from the Workgroup of the Musculoskeletal Infection Society. Clin Orthop Relat Res. 2011;469:2992-4.
2. Berbari EF, Marculescu C, Sia I, et al. Culture-negative prosthetic joint infection. Clin Infect Dis. 2007;45:1113-9.
3. Parvizi J, Ghanem E, Menashe S, et al. Periprosthetic infection: what are the diagnostic challenges? J Bone Joint Surg Am. 2006;88:138-47.
4. Higuera CP, J. Culture negative PJI periprosthetic joint infection: strategies to improve yield. Orthopedics Today. 2012 Epub ahead of print.
5. Malekzadeh D, Osmon DR, Lahr BD, et al. Prior use of antimicrobial therapy is a risk factor for culture-negative prosthetic joint infection. Clin Orthop Relat Res. 2010;468: 2039-45.
6. Schäfer P, Fink B, Sandow D, et al. Prolonged bacterial

culture to identify late periprosthetic joint infection: a promising strategy. Clin Infect Dis. 2008;47:1403-9.

7. Della Valle C, Parvizi J, Bauer TW, et al. Diagnosis of periprosthetic joint infections of the hip and knee. J Am Acad Orthop Surg. 2010;18:760-70.
8. Trampuz A, Piper KE, Jacobson MJ, et al. Sonication of removed hip and knee prostheses for diagnosis of infection. N Engl J Med. 2007;357:654-63.
9. Huang R, Hu CC, Adeli B, et al. Culture-negative periprosthetic joint infection does preclude infection control. Clin Orthop Relat Res. 2012;470:2717-23.
10. Marculescu CE, Berbari EF, Cockerill FR 3rd, et al. Fungi, mycobacteria, zoonotic and other organisms in prosthetic joint infection. Clin Orthop Relat Res. 2006;451:64-72.
11. Moran E, Masters S, Berendt AR, et al. Guiding empirical antibiotic therapy in orthopaedics: the microbiology of prosthetic joint infection managed by débridement, irrigation and prosthesis retention. J Infect. 2007;55:1-7.

第 40 章

炎症条件下的人工关节假体周围感染诊断

（著者：James F Fraser）

当前的证据

存在炎症反应或晶体性关节病的患者在行全关节置换（total joint arthroplasty，TJA）后人工关节假体周围感染（periprosthetic joint infection，PJI）的危险性增高（详见第 14 章）[1]。如前所述，类风湿关节炎的患者因为皮肤和结缔组织受累、健康功能损害、免疫抑制治疗，以及改善病情的抗风湿药物（disease-modifying antirheumatic drugs，DMARDs）（如氨甲蝶呤、柳氮磺胺嘧啶）的应用，具有较高的感染风险[2]。围术期 1 年内有过高剂量糖皮质激素使用史和 TNF-α 抑制剂连续使用史的患者具有潜在的感染风险[3-4]。此外，DMARDs 药物增加手术部位感染（surgical site infection，SSI）风险的比值比（OR）为 5.7，TNF-α 抑制剂进一步增加远期 SSI 的风险（OR 为 9）[5]。

> **Rothman 研究所的经验**
>
> 1. 存在炎症性疾病史并且怀疑存在 PJI 的患者，与无炎症性病史的患者采用同一标准进行评估。
> 2. 使用关节样本晶体分析对于可能存在晶体沉着病的患者进行检查。

ESR、CRP、关节液 WBC 计数和分类计数等炎症性生物标志物是诊断 PJI 的有效工具[1]。这些生物标志物同样被收录于最新版的

PJI 诊断指标中[6-7]。然而，由于炎症性疾病患者此类指标基线上升，因此是否能将这些指标用于此类患者的 PJI 诊断中尚存争议。炎症指标基线上升的患者主要有类风湿关节炎、强直性脊柱炎、系统性红斑狼疮患者[1]。争议的焦点在于，临床医生是否应该采用不同的参考标准或者采用其他生物学标志物？

> **注意事项**
>
> 1. 在接受关节置换的炎性关节病患者中，当怀疑 PJI 时，升高的 ESR 和 CRP 不可以被认为是炎症性疾病本身所致，而应进行关节穿刺引流检查。
> 2. 关节液 WBC 计数和分类计数检测是区分人工关节假体周围感染与处于炎症条件下患者非感染的最有效方法。

Cipriano 等回顾了 871 例全关节置换病例，其中包括 61 例炎症性关节病患者，以此去筛查并确定恰当的 PJI 诊断标准。ESR、CRP 和关节液 WBC 计数和分类计数在两组中相似(表 40.1)[1]。由此他们认为，具有炎症性关节病的患者若同时伴有血清学生物标志物上升应被认为是 PJI，而不应认为指标上升仅为炎症性关节病所致[1]。然而，这些阈值的改变受诸多因素的影响，如穿刺引流的时间，DMARDs 药物的影响，炎症条件的阶段(进展期 *vs.* 控制期)。

表 40.1　炎性关节病和非炎性关节病中炎症标志物的最佳界值

标准	炎性关节病	非炎性关节病
ESR(mm/h)	30	32
CRP(mg/L)	17	15
关节液 WBC 计数(每微升计数)	3444	3450
关节液 PMN(%)	75	78

ESR：红细胞沉降率(血沉)；CRP：C 反应蛋白；WBC：白细胞；PMN：多形核粒细胞百分比

晶体沉积病(crystalline deposition disease,CDD)可以在既往功能良好的人工关节中表现出急性疼痛、炎症和红肿。目前仅有少量关于人工全关节置换后CDD的报道[8-13]。然而,这些报道无一例外地描述了急性发作的症状和升高的ESR以及CRP。患侧关节穿刺抽吸可以得到浑浊的关节液。关节液细胞计数可见中性粒细胞明显上升。最多数量的病例报道总共7例(5例假性痛风、1例痛风、1例羟磷灰石结晶),有核细胞计数从20 000/mm^3到79 000/mm^3[13]。这些病例中CDD的确诊有赖于关节置换前在关节液或滑膜组织中查到结晶。得到正确的诊断有助于明确治疗方式,CDD通常可以通过抗炎药物保守治疗。若关节置换术后患者的关节样本培养阴性且检测到结晶,同时患者对药物治疗有效,则可以明确CDD诊断。

存在的争议

- 炎性关节病时炎症标志物的基线水平仍不明确,但对于合并炎性关节病的患者来说,ESR和CRP仍是筛查PJI的有效手段。
- DMARDs药物,尤其是TNF-α抑制剂已被证明可以增加SSI的风险。
- 炎性疾病条件下诊断PJI时,应根据个体情况进行评估。

(译者:杨重飞　审校:朱锦宇)

参考文献

1. Cipriano CA, Brown NM, Michael AM, et al. Serum and synovial fluid analysis for diagnosing chronic periprosthetic infection in patients with inflammatory arthritis. J Bone Joint Surg Am. 2012;94:594-600.
2. Schrama JC, Espehaug B, Hallan G, et al. Risk of revision for infection in primary total hip and knee arthroplasty in patients with rheumatoid arthritis compared with osteoarthritis: a prospective, population-based study on 108,786

hip and knee joint arthroplasties from the Norwegian Arthroplasty Register. Arthritis Care Res (Hoboken). 2010; 62:473-9.

3. Bongartz T, Halligan CS, Osmon DR, et al. Incidence and risk factors of prosthetic joint infection after total hip or knee replacement in patients with rheumatoid arthritis. Arthritis Rheum. 2008;59:1713-20.
4. Gilson M, Gossec L, Mariette X, et al. Risk factors for total joint arthroplasty infection in patients receiving tumor necrosis factor α-blockers: a case-control study. Arthritis Res Ther. 2010;12:R145.
5. Momohara S, Kawakami K, Iwamoto T, et al. Prosthetic joint infection after total hip or knee arthroplasty in rheumatoid arthritis patients treated with nonbiologic and biologic disease-modifying antirheumatic drugs. Mod Rheumatol. 2011;21:469-75.
6. Parvizi J, Gehrke T. Proceedings of the International Consensus Meeting on Periprosthetic Joint Infection. United States of America: International Consensus Group LLC. 2013.
7. Parvizi J, Zmistowski B, Berbari EF, et al. New definition for periprosthetic joint infection: from the Workgroup of the Musculoskeletal Infection Society. Clin Orthop Relat Res. 2011;469:2992-4.
8. Archibeck MJ, Rosenberg AG, Sheinkop MB, et al. Gout-induced arthropathy after total knee arthroplasty: a report of two cases. Clin Orthop Relat Res. 2001;(392):377-82.
9. Crawford L, Kumar A, Shepard GJ. Gouty synovitis after total knee arthroplasty: a case report. J Orthop Surg (Hong Kong). 2007;15:384-5.
10. Freehill MT, McCarthy EF, Khanuja HS. Total knee arthroplasty failure and gouty arthropathy. J Arthroplasty. 2010;25: 658.e7-10.
11. Ortman BL, Pack LL. Aseptic loosening of a total hip prosthesis secondary to tophaceous gout. A case report. J Bone Joint Surg Am. 1987;69:1096-9.
12. Harato K, Yoshida H. Pseudogout in the early postoperative period after total knee arthroplasty. J Arthroplasty. 2013; 28:374.e9-374.e11.
13. Yahia SA, Zeller V, Desplaces N, et al. Crystal-induced arthritis after arthroplasty: 7 cases. Joint Bone Spine. 2016;83:559-62.

第 41 章

存在金属不良反应时人工关节假体周围感染的诊断

（著者：James F Fraser）

当前的证据

全关节置换术后出现金属不良反应的患者可表现出类似人工关节假体周围感染的症状。对于临床医师而言，是将其按照培养阴性的感染治疗，或是按照非感染性疾病治疗是两难抉择。最终选择将影响治疗方案的确定，对于前者而言，需要进行二期手术翻修治疗，而后者仅需要一期翻修即可。

Rothman 研究所的经验
我们会尽早对金属不良反应累及的髋关节行关节穿刺，并对关节液进行人工细胞计数。多形核粒细胞百分比是金属不良反应最为准确的诊断方法。

因金属不良反应而需要翻修的患者中，人工关节假体周围感染的发生率从7%到13%不等[1-4]。在有金属不良反应的情况下进行 PJI 的诊断时，医生被推荐使用最近由骨骼肌肉感染协会和假体周围感染国际共识会议发布的诊断标准[5-6]。但不幸的是即便采用此诊断标准，也无法每次总是对人工关节假体周围感染和金属颗粒引起的不良反应进行鉴别。在对金属不良反应而翻修的患者进行 PJI 诊断时，红细胞沉降率（erythrocyte sedimentation rate，ESR）和 C 反应蛋白（C-reactive protein，CRP）变异较大，其敏感度为 75%～95%，特异

度为 29%～67%[1,3-4]。此外，还有非感染性金属对金属关节置换术后 1 年出现窦道（MSIS 的主要诊断标准）的报道[7]。

取自金属不良反应受累关节的关节液中含有细胞碎屑和异物颗粒，会使得自动细胞计数的结果受到干扰或假性升高[1,4,8]。因此在进行关节穿刺后，应将关节液进行人工细胞计数，以避免自动细胞计数发生误差。人工细胞计数出现中性粒细胞百分比升高（>65%～80%）时，诊断 PJI 的敏感度为 100%，特异度为 70%～97%[3-4]。

> **注意事项**
>
> 1. 在金属不良反应的病例中，ESR 和 CRP 结果可能并不准确。
> 2. 在金属不良反应的病例中，自动细胞计数的结果可能受到干扰或假性升高。
> 3. 和急性感染类似，晶体沉着病也会影响关节功能，并出现 ESR、CRP、关节液细胞计数和中性粒细胞百分比升高。

临床怀疑存在金属不良反应是进行准确诊断的关键。除了对表现出 PJI 或金属不良反应的患者进行 ESR 和 CRP 检查以外，还要检查血清钴和铬的水平。如果上述数值升高，就要通过金属去伪影序列（metal artifact reduction series，MARS）MRI 检查对局部不良组织反应或假瘤进行评估[9]。此时也可选择超声检查，但其敏感度和特异度不及 MRI，且对检查者依赖程度较高[10]。

在进行术前计划时，要做好取出假体植入抗生素骨水泥占位器和一期翻修的两手准备，最终采用的手术方案取决于术中情况。由于 PJI 主要表现为白细胞增多，而金属不良反应则表现为淋巴细胞组织反应，因此进行术中冰冻切片检查可能有一定帮助。在实验室检查仍无法明确的情况下，最终治疗方案可能取决于医生的临床判断。

存在的争议

- 发生金属不良反应的患者合并 PJI 的比例较高，可能和损伤或炎性软组织易于发生感染有关。
- 金属不良反应中 ESR 和 CRP 的意义尚不明确。

- 存在金属不良反应并不能因此排除 PJI 的可能，此时医生的临床判断就显得非常重要。

（译者：陈晓勇　审校：朱锦宇）

参考文献

1. Yi PH, Cross MB, Moric M, et al. Do serologic and synovial tests help diagnose infection in revision hip arthroplasty with metal-on-metal bearings or corrosion? Clin Orthop. 2015;473:498-505.
2. Grammatopoulos G, Munemoto M, Inagaki Y, et al. The diagnosis of infection in metal-on-metal hip arthroplasties. J Arthroplasty. 2016;31:2569-73.
3. Wyles CC, Larson DR, Houdek MT, et al. Utility of synovial fluid aspirations in failed metal-on-metal total hip arthroplasty. J Arthroplasty. 2013;28:818-23.
4. Kwon Y-M, Antoci V, Leone WA, et al. Utility of serum inflammatory and synovial fluid counts in the diagnosis of infection in taper corrosion of dual taper modular stems. J Arthroplasty. 2016;31:1997-2003.
5. Parvizi J, Gehrke T. Proceedings of the International Consensus Meeting on Periprosthetic Joint Infection. United States of America: International Consensus Group LLC; 2013.
6. Parvizi J, Zmistowski B, Berbari EF, et al. New definition for periprosthetic joint infection: from the workgroup of the Musculoskeletal Infection Society. Clin Orthop. 2011;469:2992-4.
7. Earll MD, Earll PG, Rougeux RS. Wound drainage after metal-on-metal hip arthroplasty secondary to presumed delayed hypersensitivity reaction. J Arthroplasty. 2011;26:338.e5-7.
8. Deirmengian C. CORR Insights: do serologic and synovial tests help diagnose infection in revision hip arthroplasty with metal-on-metal bearings or corrosion? Clin Orthop. 2015;473:506-8.
9. Elmallah RK, Cherian JJ, Meneghini RM, et al. How to approach a recalled dual modular hip implant: an update. J Arthroplasty. 2016;31:2646-52.
10. Nawabi DH, Do HT, Ruel A, et al. comprehensive analysis of a recalled modular total hip system and recommendations for management. J Bone Joint Surg Am. 2016;98:40-7.

第 42 章

人工关节假体周围感染的诊断：Rothman 研究所的方法

（著者：James F Fraser）

当前的证据

Rothman 研究所对人工关节假体周围感染（periprosthetic joint infection，PJI）进行诊断基于骨骼肌肉协会发布的最新版定义[1]，其内容和最近 PJI 国际共识会议发布的诊断标准（详见第 1 章）类似[2]。详尽的病史和查体对 PJI 的诊断非常重要。PJI 患者可能出现发热、寒战、出汗、疲劳、疼痛、僵硬和功能受限。此外，病史中还应详细询问既往感染史、手术史、伤口渗液情况以及既往抗生素治疗史。其他部位人工关节的 PJI 病史也要足够重视[3-4]。查体不仅包括测量患者体温，还要对关节情况进行详尽的检查。符合 PJI 的查体表现可能包括皮肤潮红、皮温升高、伤口渗液和（或）存在窦道。

影像学检查

虽然平片诊断 PJI 的敏感度和特异度都不高，但具有费用低廉、周转迅速的特点，同时还能排除其他可能的疾病，因此我们仍推荐对感染关节进行平片检查[5]。PJI 可能的放射学表现包括：局部骨溶解、人工关节假体周围透亮线、骨水泥断裂和（或）骨膜反应[6-7]。对于 CT、MRI、PET 以及核素扫描等高级影像学检查，目前文献报道仍有较多争议，因此没有被纳入我们的诊断流程[6-7]。

血清学检查

ESR和CRP仍是PJI诊断的血清学检查中不可缺少的部分。ESR大于30 mm/h或CRP大于10 mg/L,即考虑疑似慢性PJI[8]。有高达4%的PJI可能表现为ESR和CRP正常[9],在关于PJI的大型队列研究中,这些血清学检查的敏感度仍有96%～100%[9-10]。需要注意的是,在炎性关节病和合并有其他炎性疾病的患者中,ESR和CRP有可能假性升高,故需要加以排除[10-11]。但Cipriano等却认为,在合并炎性疾病的患者中,ESR和CRP在诊断PJI时的敏感度和特异度和非炎性关节病患者相近,因此仍有一定作用[12]。肥胖患者的炎性标志物也可能出现假性升高[13]。在金属不良反应的病例中,ESR和CRP的可靠性会相对降低,文献报道其敏感度为75%～95%,特异度为29%～67%[14-16]。由于ESR和CRP会在术后2～6周持续升高,两者的传统临界值可能并不适用于术后早期[8]。有报道认为,ESR和CRP在术后早期的理想临界值约为正常临界值的10倍[17]。术后6周内,CRP临界值为93 mg/L时可以很好地对PJI进行监测[17]。血清白细胞检查诊断PJI的敏感度(55%)和特异度(66%)均较低,因此不作为检查的必选项[8]。如

> **Rothman研究所的经验:人工关节假体周围感染的诊断方法**
>
> 1. 通过病史和查体可以考虑甚至直接诊断PJI。
> 2. 如果红细胞沉降率(erythrocyte sedimentation rate,ESR)和C反应蛋白(C-reactive protein,CRP)升高,就要进行关节穿刺。
> 3. 穿刺培养结果阳性时满足至少1项次要标准,或者培养结果阴性时满足3项以上次要标准,则诊断为PJI。如果培养结果和所有次要标准均为阴性,则排除PJI的诊断。如果培养结果为阳性,且(或)仅满足不足3项次要标准,则再次进行关节穿刺。
> 4. 如果培养结果阳性,或仅满足2项以上次要标准,则再次进行关节穿刺以进行确诊。
> 5. 如果无法获得关节液,或培养结果为阴性时仅满足1项次要标准,就要进行活检来进行组织学检查。

果 ESR 或 CRP 中有一项升高，就需要进行关节穿刺来诊断 PJI。

> **注意事项**
>
> 1. 在金属不良反应的病例中，ESR 和 CRP 结果可能并不准确。
> 2. 在金属不良反应的病例中，自动细胞计数的结果可能受到干扰或假性升高，此时推荐进行手工细胞计数和分类。
> 3. 如果对疑似病例进行二次穿刺抽液，则需行结核杆菌、真菌培养和晶体分析。
> 4. 术后 6 周内可以通过 CRP 来很好地监测 PJI，此时理想临界值应为 93 mg/L（约为正常值的 10 倍）。

关节穿刺

对于诊断 PJI 时行关节穿刺抽取的关节液需进行白细胞计数、多形核粒细胞比例、白细胞酯酶和病原菌培养[5-6]。目前关节液白细胞计数的理想临界值仍有一定争议，文献报道，当该数值超过 1100～4200/μl 时诊断 PJI 的敏感度和特异度约为 90%[5,18-20]。多形核粒细胞比例的临界值为 65%时，诊断 PJI 的敏感度和特异度分别为 97%和 98%[21]。和尿液检测时的标准相同，白细胞酯酶试纸的结果为“＋＋”时，诊断 PJI 的敏感度和特异度为 81%和 100%[5]。无论是在 PJI 的诊断还是治疗过程当中，都应留取关节液进行培养。关节液培养结果诊断 PJI 的敏感度和特异度均在 90%左右[10,19]。常规检查中并不需要进行真菌和结核菌培养，但高度怀疑存在非典型感染时，进行真菌和结核菌培养可能有一定价值[5]。

在分析金属不良反应、术后早期以及混有血液的关节液结果时应保持足够的谨慎（见第 41 章）。金属不良反应可能会干扰自动细胞计数仪，或造成结果假性升高[15-16,22]。此时推荐进行人工细胞计数和分类。在金属不良反应的病例中，关节液检查中最可靠的结果就是多形核粒细胞百分比。有两项研究发现，当临界值为 65%～80%时，诊断的敏感度为 100%[14,16]。术后早期关节液结果的解读也非常重要。在术后 6 周内，关节液白细胞计数是诊断感染的最佳方法（敏感度 89%，特异度 100%），此时理想临界值应取12 800/μl[17]。多形核粒细胞百分比临界值取 89%时,也可以用于术后早期的诊断(敏感度 81%,特异度 90%)[17]。而对于血性关节液的标本,应在进行白细胞酯酶试纸检测之前进行离心,以获取更为准确的结果[23]。

存在的争议

- 无痛性感染的诊断存在一定困难,诸如 α 防御素或白介素 6 可以作为传统诊断方法之外的有益补充[5]。
- 血性关节液的标本在离心后进行白细胞酯酶试纸检测,可以获取更为准确的结果[23]。
- 在我们研究所,术中革兰氏染色和冰冻切片对 PJI 的诊断并无任何帮助,因此不作为常规检测手段或参考项目。

Rothman 研究所诊断流程(图 42.1)

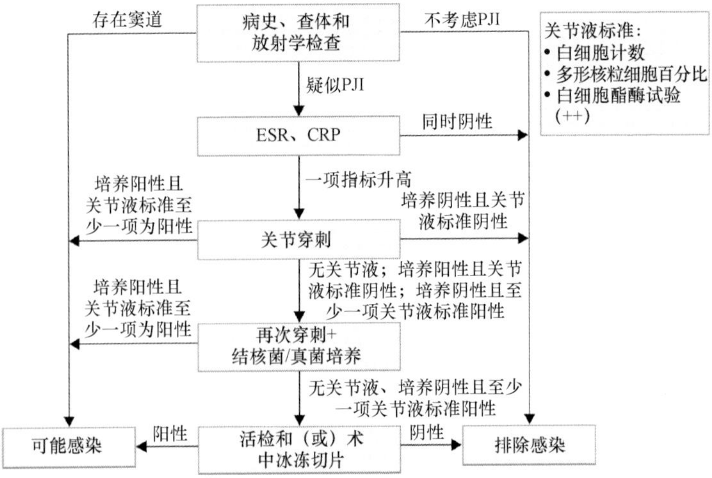

图 42.1 Rothman 研究所诊断流程

小结

大部分 PJI 参照最近的 MSIS 标准就可以进行准确诊断。Rothman 研究所通常会按照依据该定义而制定的流程进行诊断。在进行详细的病史采集后怀疑存在 PJI，就应进行查体、平片以及 ESR、CRP 检查。如果任一结果出现阳性，就需行关节穿刺。对于无痛性或非典型性感染、血清学结果正常、无法抽取关节液，或常规检查手段不能明确诊断时，采用诸如 α 防御素或新一代测序技术可能有一定的帮助。临床医生还必须关注金属不良反应、术后早期和血性关节液等可能影响检测结果的特殊情况，并能做出正确的解读。

（译者：陈晓勇　审校：朱锦宇）

参考文献

1. Parvizi J, Zmistowski B, Berbari EF, et al. New definition for periprosthetic joint infection: from the Workgroup of the Musculoskeletal Infection Society. Clin Orthop. 2011;469:299-4.
2. Parvizi J, Gehrke T. Proceedings of the International Consensus Meeting on Periprosthetic Joint Infection. United States of America: International Consensus Group LLC. 2013.
3. Jafari SM, Casper DS, Restrepo C, et al. Periprosthetic joint infection: are patients with multiple prosthetic joints at risk? J Arthroplasty. 2012;27:877-80.
4. Bedair H, Yang J, Dwyer MK, et al. Preoperative erythropoietin alpha reduces postoperative transfusions in THA and TKA but may not be cost-effective. Clin Orthop Relat Res. 2015;473(2):590-6. doi: 10.1007/s11999-014-3819-z.
5. Parvizi J, Fassihi SC, Enayatollahi MA. Diagnosis of periprosthetic joint infection following hip and knee arthroplasty. Orthop Clin North Am. 2016;47:505-15.
6. Osmon DR, Berbari EF, Berendt AR, et al. Executive summary: diagnosis and management of prosthetic joint infection: clinical practice guidelines by the Infectious Diseases Society of America. Clin Infect Dis Off Publ Infect Dis Soc Am. 2013;56:1-10.

7. Lima ALL, Oliveira PR, Carvalho VC, et al. Periprosthetic joint infections. Interdiscip Perspect Infect Dis. 2013; 2013:542796.
8. MatsenKo L, Parvizi J. Diagnosis of periprosthetic infection: novel developments. Orthop Clin North Am. 2016;47:1-9.
9. McArthur BA, Abdel MP, Taunton MJ, et al. Seronegative infections in hip and knee arthroplasty: periprosthetic infections with normal erythrocyte sedimentation rate and C-reactive protein level. Bone Jt J. 2015;97-B:939-44.
10. Spangehl MJ, Masri BA, O'Connell JX, et al. Prospective analysis of preoperative and intraoperative investigations for the diagnosis of infection at the sites of two hundred and two revision total hip arthroplasties. J Bone Joint Surg Am. 1999;81:672-83.
11. Johnson AJ, Zywiel MG, Stroh A, et al. Serological markers can lead to false negative diagnoses of periprosthetic infections following total knee arthroplasty. Int Orthop. 2011;35:1621-6.
12. Cipriano CA, Brown NM, Michael AM, et al. Serum and synovial fluid analysis for diagnosing chronic periprosthetic infection in patients with inflammatory arthritis. J Bone Joint Surg Am. 2012;94:594-600.
13. Liu JZ, Saleh A, Klika AK, et al. Serum inflammatory markers for periprosthetic knee infection in obese versus non-obese patients. J Arthroplasty. 2014;29:1880-3.
14. Wyles CC, Larson DR, Houdek MT, et al. Utility of synovial fluid aspirations in failed metal-on-metal total hip arthroplasty. J Arthroplasty. 2013;28:818-23.
15. Yi PH, Cross MB, Moric M, et al. Do serologic and synovial tests help diagnose infection in revision hip arthroplasty with metal-on-metal bearings or corrosion? Clin Orthop. 2015;473:498-505.
16. Kwon Y-M, Antoci V, Leone WA, et al. Utility of serum inflammatory and synovial fluid counts in the diagnosis of infection in taper corrosion of dual taper modular stems. J Arthroplasty. 2016;31:1997-2003.
17. Yi PH, Cross MB, Moric M, et al. The 2013 Frank Stinchfield Award: diagnosis of infection in the early postoperative period after total hip arthroplasty. Clin Orthop. 2014;472:424-9.
18. Bedair H, Ting N, Jacovides C, et al. The Mark Coventry Award: diagnosis of early postoperative TKA infection using synovial fluid analysis. Clin Orthop. 2011;469:34-40.

19. Schinsky MF, Della Valle CJ, Sporer SM, et al. Perioperative testing for joint infection in patients undergoing revision total hip arthroplasty. J Bone Joint Surg Am. 2008;90:1869-75.
20. Ghanem E, Parvizi J, Burnett RSJ, et al. Cell count and differential of aspirated fluid in the diagnosis of infection at the site of total knee arthroplasty. J Bone Joint Surg Am. 2008;90:1637-43.
21. Trampuz A, Hanssen AD, Osmon DR, et al. Synovial fluid leukocyte count and differential for the diagnosis of prosthetic knee infection. Am J Med. 2004;117:556-62.
22. Deirmengian C. CORR Insights: do serologic and synovial tests help diagnose infection in revision hip arthroplasty with metal-on-metal bearings or corrosion? Clin Orthop. 2015;473:506-8.
23. Aggarwal VK, Tischler E, Ghanem E, et al. Leukocyte esterase from synovial fluid aspirate: a technical note. J Arthroplasty. 2013;28:193-5.

第五部分

人工关节假体周围感染的治疗

编写负责人：James F Fraser，R Andrew Henderson

第 43 章

伤口渗出的处理

（著者：James J Purtill）

当前的证据

背景

全髋和全膝关节置换术后常可见到手术切口的渗液，这些渗液通常会被手术室覆盖伤口的无菌性敷料所包裹。术后伤口渗液通常包括血性和浆液性的液体。大多数情况下，去除手术敷料时渗液即已停止。初次全关节置换病例中只有 1.3%～3% 的血性引流会持续超过 48 h[1-2]。PJI 国际共识会议将连续渗出超过 72 h 定义为持续伤口渗出[3]。伤口渗出时间的延长同时意味着住院时间的延长。而伤口渗液的减少则意味着伤口具有很好的密闭性，有利于防止细菌对深部组织和假体的逆行性污染。

全髋和全膝关节置换术后最常见的早期并发症就是感染[4]。大多数病例的感染出现在术后 1 年以内，可能和手术时或术后早期的污染有关[5]。伤口持续渗出超过 48 h 可能成为关节置换手术细菌性感染的危险因素[1,2,4,6-8]，而伤口渗出每增加 1 天就会使全髋和

Rothman 研究所的经验
1. 将手术敷料去除以后，采用无菌敷料保护切口渗出。 2. 渗液超过 4 天时使用负压敷料。 3. 渗液超过 7～10 天时即行冲洗清创。 4. 仅对高危创面考虑在切口处预防性使用负压创面治疗

全膝关节置换术后感染的风险分别增加42%和29%[8]。细菌的逆行性污染可能会导致手术部位的浅表性感染,并很有可能在治疗过程中进一步发展为深部感染[7,9]。

伤口持续渗出的危险因素包括:营养不良[2]、为预防术后血栓形成使用低分子肝素[8,10]、Ⅹa因子抑制剂(利伐沙班)[10-11]、华法林(使得国际标准化比值升高)[12]、肥胖[4-5,8]、血肿[4,7]、糖尿病[9]、使用负压引流[8,12]。最近的很多研究证实,在常规全关节置换中使用闭合负压引流没有任何益处[13-15]。

非手术治疗

PJI国际共识小组推荐,在全关节置换手术中使用藻酸盐封闭敷料[3]。伤口持续渗出的治疗首先要对局部伤口进行处理,包括无菌敷料包扎和伤口清洁以减少细菌污染的可能。有研究证明,大多数患者术后2~4天伤口渗出即会停止[2-3]。如果伤口渗出超过3~4天,就可以使用负压敷料来促进伤口的愈合[3,16]。近些年,人工关节置换患者的切口使用负压创面治疗已经成为研究热点[6-22]。已经有研究证明,切口负压创面治疗对一些高危创面的有效性[16,20-21],也有一些研究认为,负压创面治疗对初次或翻修髋膝手术后减少渗出或改进伤口愈合方面并无效果[18-19,22]。常规使用负压创面治疗还会增加治疗费用(每例350美元)、引起皮肤水泡,并可能增加其他的伤口并发症[18,22]。在Rothman研究所,切口负压创面治疗装置仅用于高危伤口或在使用传统敷料的情况下持续渗出超过3~4天的患者。持续伤口渗出时不鼓励使用静脉抗生素[3]。

手术治疗

在非手术治疗的情况下,伤口渗液持续超过7~10天,就需要考虑进行手术干预[1-3,6,9]。外科处理主要包括对浅表软组织进行冲洗、清创,如果人工关节假体周围血肿和手术伤口相交通,则需要对深部关节周围组织进行探查、冲洗和清创处理[2]。如果假体和深部组织相通,则需要更换假体组件,例如:全膝关节的聚乙烯衬垫；全髋关节的髋臼内衬和股骨头[3]。术中需要对各层组织进行不少于 3 次培养[3]，大约有 25% 的培养结果可能提示阳性[1-2]。虽然还缺少强有力的文献支持，国际共识推荐，在持续渗出再次手术后使用单丝缝线缝合伤口[3]。一旦培养结果提示阳性，则需要静脉使用抗生素并请感染科医生会诊。而在获得培养结果之前则应暂停使用抗生素。如在冲洗和清创的过程中发现脓性液体则意味着预后不佳[2,9]。

小结

全关节置换术后持续伤口渗出较为常见，可能会增加继发性浅表和深部感染的风险。大多数渗出在术后 3～4 天时会逐渐停止，如果在这之后仍有渗出，就应该在切口使用负压创面治疗。负压敷料可能有助于预防高危伤口的持续渗出，但也有文献担心常规使用这些材料会增加费用、引起水泡等问题，且最近的文献也不支持在全髋、膝关节置换术中使用闭合负压引流。直接因子抑制剂、低分子肝素和使国际标准化比值升高的华法林治疗会导致全关节置换术后伤口渗出增加，一旦出现这种情况，就不可应用上述药物用于深静脉血栓的预防。

（译者：朱锦宇　陈晓勇　审校：朱锦宇）

参考文献

1. Weiss AP, Krackow KA. Persistent wound drainage after primary total knee arthroplasty. J Arthroplasty. 1993;8: 285-9.
2. Jaberi FM, Parvizi J, Haytmanek CT, et al. Procrastination of wound drainage and malnutrition affect the outcome of joint arthroplasty. Clin Orthop. 2008;466:1368-71.
3. Parvizi J, Gehrke T. Proceedings of the International Consensus Meeting on Periprosthetic Joint Infection. United States of America: International Consensus Group LLC. 2013.
4. Cordero-Ampuero J, de Dios M. What are the risk factors for infection in hemiarthroplasties and total hip arthro-

plasties? Clin Orthop. 2010;468:3268-77.

5. Pulido L, Ghanem E, Joshi A, et al. Periprosthetic joint infection: the incidence, timing, and predisposing factors. Clin Orthop. 2008;466:1710-5.
6. Vince K, Chivas D, Droll KP. Wound complications after total knee arthroplasty. J Arthroplasty. 2007;22:39-44.
7. Saleh K, Olson M, Resig S, et al. Predictors of wound infection in hip and knee joint replacement: results from a 20 year surveillance program. J Orthop Res Off Publ Orthop Res Soc. 2002;20:506-15.
8. Patel VP, Walsh M, Sehgal B, et al. Factors associated with prolonged wound drainage after primary total hip and knee arthroplasty. J Bone Joint Surg Am. 2007;89:33-8.
9. Galat DD, McGovern SC, Larson DR, et al. Surgical treatment of early wound complications following primary total knee arthroplasty. J Bone Joint Surg Am. 2009;91:48-54.
10. Kim S-M, Moon Y-W, Lim S-J, et al. Effect of oral factor Xa inhibitor and low-molecular-weight heparin on surgical complications following total hip arthroplasty. Thromb Haemost. 2016;115:600-7.
11. Brimmo O, Glenn M, Klika AK, et al. Rivaroxaban Use for thrombosis prophylaxis is associated with early periprosthetic joint infection. J Arthroplasty. 2016;31:1295-8.
12. Minnema B, Vearncombe M, Augustin A, et al. Risk factors for surgical-site infection following primary total knee arthroplasty. Infect Control Hosp Epidemiol. 2004;25:477-80.
13. Suarez JC, McNamara CA, Barksdale LC, et al. Closed suction drainage has no benefits in anterior hip arthroplasty: a prospective, randomized trial. J Arthroplasty. 2016;31:1954-8.
14. Fichman SG, Mäkinen TJ, Vincent A, et al. Complications following conversion of a hip hemiarthroplasty to a total hip arthroplasty. Int Orthop. 2015;39:2335-9.
15. Zhou X, Li J, Xiong Y, et al. Do we really need closed-suction drainage in total hip arthroplasty? A meta-analysis. Int Orthop. 2013;37:2109-18.
16. Hansen E, Durinka JB, Costanzo JA, et al. Negative pressure wound therapy is associated with resolution of incisional drainage in most wounds after hip arthroplasty. Clin Orthop. 2013;471:3230-6.

17. Karlakki SL, Hamad AK, Whittall C, et al. Incisional negative pressure wound therapy dressings (iNPWTd) in routine primary hip and knee arthroplasties: a randomised controlled trial. Bone Jt Res. 2016;5:328-37.
18. Gillespie BM, Rickard CM, Thalib L, et al. Use of negative-pressure wound dressings to prevent surgical site complications after primary hip arthroplasty: a pilot RCT. Surg Innov. 2015;22:488-95.
19. Manoharan V, Grant AL, Harris AC, et al. Closed incision negative pressure wound therapy vs conventional dry dressings after primary knee arthroplasty: a randomized controlled study. J Arthroplasty. 2016;31:2487-94.
20. Cooper HJ, Bas MA. Closed-incision negative-pressure therapy versus antimicrobial dressings after revision hip and knee surgery: a comparative study. J Arthroplasty. 2016; 31:1047-52.
21. Siqueira MB, Ramanathan D, Klika AK, et al. Role of negative pressure wound therapy in total hip and knee arthroplasty. World J Orthop. 2016;7:30-7.
22. Webster J, Scuffham P, Stankiewicz M, et al. Negative pressure wound therapy for skin grafts and surgical wounds healing by primary intention. Cochrane Database Syst Rev. 2014;CD009261.

第 44 章

真菌性人工关节假体周围感染的处理

（著者：Khalid Azzam）

当前的证据

真菌性人工关节假体周围感染（prosthetic joint infection，PJI）是全关节置换术后的一种少见并发症。这种感染的准确发生率尚不清楚，治疗也存在很大的难度，主要是因为在已发表的病例报道中，关于这种感染的治疗方法各不相同，获得的结果也有着明显差异。同时由于这些病例报道的病例数较为有限，难以基于这些报道获得最终的结论。此外，正是因为这些病例的治疗方法各异，故难以对这些数据进行分析和直接的比较[1-3]。

真菌的种类

- 念珠菌属（白色念珠菌、近平滑念珠菌、光滑念珠菌、热带念珠菌）。
- 曲霉菌属（烟曲霉菌和黑曲霉菌）。
- 小红酵母。

大部分（大约 80%）真菌性 PJI 由白色念珠菌引起[4]。在 PJI 发病机制中，以白色念珠菌为代表的真菌最重要的致病因素就是生物膜的形成。真菌的孢子在假体表面附着以后，酵母细胞随后开始生长和聚集。这个过程表达的基因会使得浮游状态的酵母细胞产生生物膜。随后细胞外物质形成并逐渐增加，直至包裹真菌的菌落。这种结构有利于真菌抵御抗真菌药物的作用。白色念珠菌会比其他的念珠菌属产生更大、更复杂的生物膜[5-6]。最近的一项研究还发现，白色念珠菌还会形成假瘤样的软组织团块[7]。

真菌性 PJI 患者往往可能伴有免疫抑制(存在自身免疫疾病或使用免疫抑制剂)导致的细胞免疫能力下降[2-3]。真菌性 PJI 的其他可能危险因素包括：糖尿病、既往 PJI 而长期使用抗生素和恶性肿瘤[2-3]。

诊断

通过对现有文献进行回顾，肌肉骨骼感染学会(Musculoskeletal Infection Society，MSIS)诊断 PJI 的标准同样适用于真菌性 PJI。因此，如果存在①有窦道和假体相通；或②由受累假体处获得的两个以上不同组织或液体标本培养出真菌；或③满足以下 5 项标准中的 3 项：(ⅰ)红细胞沉降率(血沉)和血清 C 反应蛋白升高，(ⅱ)关节液白细胞计数升高，(ⅲ)关节液多形核粒细胞百分比(PMN%)升高，(ⅳ)假体周围组织或液体有一处培养出真菌，或(ⅴ)假体周围组织病理分析观察 5 个高倍视野(400×)，每个高倍视野超过 5 个中性粒细胞[4]。

Rothman 研究所的经验

1. 根据术前关节穿刺和(或)术中组织培养的阳性结果对真菌性 PJI 进行诊断。
2. 真菌性 PJI 采用二期翻修。一期取出假体的同时取多处(至少 5 处)组织进行培养。通常抗生素占位器中每 40 g 骨水泥含有万古霉素 1 g、妥布霉素 1.2 g、两性霉素 B 200 mg。亦可在每包骨水泥中加入伏立康唑或氟康唑 800 mg。
3. 在骨质和软组织条件允许的情况下，可二期再植入人工假体。在培养结果明确前，可经验性使用氟康唑，再根据药敏结果进行调整，并持续 6～12 周。如选用两性霉素 B，则需注意监测肾功能，积极处理药物可能出现的副作用。
4. 再次植入假体之前，需尽可能改善患者的个体情况。
5. 在停止抗真菌治疗 2 周后复查炎性标志物并行膝关节穿刺，对关节液行白细胞计数和培养。炎性标志物呈下降趋势、培养阴性、患者个体情况良好即可再次植入假体。

聚合酶链反应(polymerase chain reaction,PCR)作为一项新技术在诊断真菌感染时具有非常高的敏感度。一些医疗中心可以通过超声裂解和多重 PCR 在部分培养阴性的 PJI 病例中发现真菌病原体[8]。

抗真菌药物

全身性的抗真菌治疗药物主要为氟康唑和两性霉素 B。有报道认为,念珠菌属也会对吡咯类药物存在耐药性[2,9]。对氟康唑耐药的多为光滑念珠菌[1]。因此,抗真菌治疗方案的选择需要包括感染科医生、临床药师和骨科经治医生的多学科团队共同合作。

治疗结果

有 4 个病例报道最终选择在保留假体情况下进行清创手术[10-13],但在一项多中心研究中,这种治疗方法有 75%的再感染率[1]。有 1 个病例报道通过一期更换假体治疗真菌性人工关节假体周围感染获得了成功[9]。由于缺乏证据支持,一期翻修以及简单清创保留假体的治疗方法对于真菌性 PJI 效果有限。

二期翻修手术仍不失为治疗真菌性 PJI 的一个选择[2,4,14],相关研究中总的感染复发率为 25%,但二期翻修手术仍不失为目前的一个选择[1]。再次植入人工关节之前需尽可能改善患者个体状态,对患者营养状况进行评估和纠正,直至导致免疫受损的危险因素得以纠正,才可以进行二期植入手术。根据 PJI 国际共识会议,术后应至少给予全身抗真菌治疗 6 周[2],所有病例再次植入假体以前,需至少停药 2 周后再次复查血清和关节液以确认感染清除[2]。

存在的争议

新型抗真菌药物

毒性更小、效果更好的广谱全身抗真菌药物的问世避免了标准治疗中存在的一些不足。这些新型药物包括:伏立康唑、泊沙康唑、雷夫康唑等吡咯类药物和卡泊芬净、米卡芬净、阿尼芬净等棘白菌素类药物。有研究显示，卡泊芬净可以在体外很好地抑制生物膜内固着的白色念珠菌，在其治疗剂量范围内的最小抑菌浓度时即可使 50%的固着细胞受到抑制[15]。然而目前的报道中，这些药物用于治疗人工关节假体周围感染的病例数较少，其中使用伏立康唑 2 例[16-17]，使用卡泊芬净 2 例[18-19]。

注意事项

1. 骨水泥占位器中除了抗真菌药物以外还需使用抗生素，这可以在预防二次感染的同时治疗合并的细菌感染。
2. 请微生物团队会诊以对真菌污染和真正的真菌感染进行鉴别，特别是关节液培养阳性的病例更需如此。

含抗真菌药物的骨水泥占位器

在抗生素骨水泥占位器中使用抗真菌药物目前仍存有争议。两性霉素 B 是第一种被证明可用于骨水泥的抗真菌药物，它与聚甲基苯烯酸甲酯混合时具有良好的热稳定性、广谱且可以无菌粉末的形式存在。但要在确保有足够高浓度破坏真菌生物膜的同时，避免对局部骨和软组织产生毒性，因此，对于药物的理想剂量仍然存在争议。虽然最近的一些研究认为两性霉素 B 无法从骨水泥上充分洗脱[20-21]，但 Houdek 等通过体外实验证明了两性霉素从 PMMA 占位器洗脱的有效性[22]。最近的一些研究认为，伏立康唑可以安全、有效地和骨水泥混合使用[23-25]。体外实验表明，骨水泥中的伏立康唑在 30 天内可以释放 60%[23]，植入后生物活性浓度可以维持 2 周[24]。因此，伏立康唑可能成为除了两性霉素 B 以外，PMMA 占位器的另一种有效选择。需要注意的是，骨水泥占位器中还要通过加入抗菌药物（每包骨水泥加入妥布霉素 2.4 g 和万古霉素 2 g）来预防二次感染和治疗并存的病原菌[2]。

小结

真菌性PJI是一种难以诊断的少见并发症，通常采用二期翻修的方式治疗，仍有23%～40%的病例会因为再发真菌感染或继发性细菌二次感染而失败[4,14]。因此需要进一步研究来找到诊断和治疗真菌性PJI的最佳方案。

（译者：陈晓勇　审校：朱锦宇）

参考文献

1. Azzam K, Parvizi J, Jungkind D, et al. Microbiological, clinical, and surgical features of fungal prosthetic joint infections: a multi-institutional experience. J Bone Joint Surg Am. 2009;91:142-9.
2. Parvizi J, Gehrke T. Proceedings of the International Consensus Meeting on Periprosthetic Joint Infection. United States of America: International Consensus Group LLC. 2013.
3. Gebauer M, Frommelt L, Achan P, et al. Management of fungal or atypical periprosthetic joint infections. J Arthroplasty. 2014;29:112-4.
4. Jakobs O, Schoof B, Klatte TO, et al. Fungal periprosthetic joint infection in total knee arthroplasty: a systematic review. Orthop Rev. 2015;7:5623.
5. Chandra J, Kuhn DM, Mukherjee PK, et al. Biofilm formation by the fungal pathogen *Candida albicans*: development, architecture, and drug resistance. J Bacteriol. 2001;183:5385-94.
6. Kuhn DM, Chandra J, Mukherjee PK, et al. Comparison of biofilms formed by *Candida albicans* and *Candida parapsilosis* on bioprosthetic surfaces. Infect Immun. 2002;70:878-88.
7. Artiaco S, Ferrero A, Boggio F, et al. Pseudotumor of the hip due to fungal prosthetic joint infection. Case Rep Orthop. 2013;2013:502728.
8. Achermann Y, Vogt M, Leunig M, et al. Improved diagnosis of periprosthetic joint infection by multiplex PCR of sonication fluid from removed implants. J Clin Microbiol. 2010;48:1208-14.

9. Selmon GP, Slater RN, Shepperd JA, et al. Successful 1-stage exchange total knee arthroplasty for fungal infection. J Arthroplasty. 1998;13:114-5.
10. Brooks DH, Pupparo F. Successful salvage of a primary total knee arthroplasty infected with *Candida parapsilosis*. J Arthroplasty. 1998;13:707-12.
11. Fukasawa N, Shirakura K. Candida arthritis after total knee arthroplasty: a case of successful treatment without prosthesis removal. Acta Orthop Scand. 1997;68:306-7.
12. Wada M, Baba H, Imura S. Prosthetic knee *Candida parapsilosis* infection. J Arthroplasty. 1998;13:479-82.
13. Simonian PT, Brause BD, Wickiewicz TL. Candida infection after total knee arthroplasty. Management without resection or amphotericin B. J Arthroplasty. 1997;12:825-9.
14. Schoof B, Jakobs O, Schmidl S, et al. Fungal periprosthetic joint infection of the hip: a systematic review. Orthop Rev. 2015;7:5748.
15. Bachmann SP, VandeWalle K, Ramage G, et al. In vitro activity of caspofungin against *Candida albicans* biofilms. Antimicrob Agents Chemother. 2002;46:3591-6.
16. Fabry K, Verheyden F, Nelen G. Infection of a total knee prosthesis by Candida glabrata: a case report. Acta Orthop Belg. 2005;71:119-21.
17. Gaston G, Ogden J. *Candida glabrata* periprosthetic infection: a case report and literature review. J Arthroplasty. 2004;19:927-30.
18. Dumaine V, Eyrolle L, Baixench MT, et al. Successful treatment of prosthetic knee *Candida glabrata* infection with caspofungin combined with flucytosine. Int J Antimicrob Agents. 2008;31:398-9.
19. Lejko-Zupanc T, Mozina E, Vrevc F. Caspofungin as treatment for *Candida glabrata* hip infection. Int J Antimicrob Agents. 2005;25:273-4.
20. Goss B, Lutton C, Weinrauch P, et al. Elution and mechanical properties of antifungal bone cement. J Arthroplasty. 2007;22:902-8.
21. Marra F, Robbins GM, Masri BA, et al. Amphotericin B-loaded bone cement to treat osteomyelitis caused by *Candida albicans*. Can J Surg J Can Chir. 2001;44:383-6.
22. Houdek MT, Greenwood-Quaintance KE, Morrey ME, et al.

Elution of high dose amphotericin b deoxycholatefrompoly-methylmethacrylate. J Arthroplasty. 2015;30:2308-10.
23. Miller RB, McLaren AC, Pauken C, et al. Voriconazole is delivered from antifungal-loaded bone cement. Clin Orthop. 2013;471:195-200.
24. Grimsrud C, Raven R, Fothergill AW, et al. The in vitro elution characteristics of antifungal-loaded PMMA bone cement and calcium sulfate bone substitute. Orthopedics. 2011;34:e378-81.
25. Rouse MS, Heijink A, Steckelberg JM, et al. Are anidulafungin or voriconazole released from polymethylmethacrylate in vitro? Clin Orthop. 2011;469:1466-9.

第 45 章

分枝杆菌感染的治疗

（著者：Hooman Bakhshi）

当前的证据

病原体种类

分枝杆菌导致的人工关节假体周围感染（periprosthetic joint infection，PJI）早就见诸文献报道，但临床上非常少见。通过最近的一项 1950—2012 年的 15 篇病例报道的系统性回顾，导致 PJI 的分枝杆菌最常见的是结核分枝杆菌（mycobacterium tuberculosis，MTB）[1]。PJI 可能起源于局部活化，或血源性种植，但后者更为少见[2]。这种感染通常起病隐匿，而由偶发分枝杆菌、龟分枝杆菌、脓肿分枝杆菌、耻垢分枝杆菌等快速生长分枝杆菌（rapidly growing mycobacteria，RGM）等引发 PJI 则更为少见。和 MTB 相比，这些 RGM 的培养时间只需不到 1 周。2007 年发表的一篇包括 8 个 RGM 病例的文献[3]认为，这种分枝杆菌的主要来源是自来水。由 RGM 引发的感染既可见于免疫缺陷患者，亦可见于健康人群[3]。鸟型分枝杆菌复合体（*Mycobacterium avium* complex，MAC）导致的 PJI 在免疫功能正常的个体中较为少见。曾有病例报道发现，该种感染可见于 AIDS 患者（1 例）或接受实体器官移植的患者（2 例）[2,4]。

诊断

因为这种感染隐匿且少见，故通常难以及时明确诊断[5]。目前还没有任何单一的检查手段100%可靠，故最终的确诊需要综合考虑直接涂片、组织病理学及组织培养的结果。实际上，有研究证实仅有10%～20%病例的组织和骨的染色涂片为阳性，仅有30%～60%病例的培养结果为阳性[6]。虽然并不需要对所有的PJI病例行抗酸杆菌培养，但在面对既往有MTB导致化脓关节炎病史和没有使用抗生素时培养结果仍为阴性的PJI时，仍要考虑行抗酸杆菌检查[5]。对关节组织行ELISA和PCR检测用于早期诊断比标准的Loewenstein培养法更为快速、准确。在Rothman研究所，我们常规对所有的翻修病例行抗酸杆菌和真菌培养。

Rothman研究所的经验
1. 我们常规对所有的人工关节翻修病例进行抗酸杆菌培养。 2. 对于明确感染的病例，我们首先采用三联MTB治疗2个月，再改为二联治疗直至9个月。

抗菌治疗

肺外MTB的内科治疗和肺部的MTB相同。治疗TMB的一线药物包括：异烟肼、利福平、吡嗪酰胺、乙胺丁醇和利福喷丁。根据美国胸科学会、疾病预防控制中心、美国感染疾病学会联合发布的指南，可以首先选用异烟肼、利福平、吡嗪酰胺和乙胺丁醇给予2个月的经验性治疗。如果药敏结果提示病原菌对异烟肼和利福平敏感，则停用乙胺丁醇。此后可根据药敏结果继续二联(多为异烟肼和利福平)治疗[7]。对于肺外MTB，治疗时间通常为6～9个月。但由于MTB导致的PJI发生率较低，药物治疗的持续时间尚无统一的共识，不同研究中提到的治疗时间从5个月到36个月不等[2,6,8]。大多数的非结核分枝杆菌对利福平、异烟肼和乙胺丁醇具有耐药性[2]。体外实验中，大环内酯类药物对MAC效果良好[9]。而一些抗生素包括阿米卡星、头孢西丁、亚胺培南、磺胺类和喹诺酮类药物则对RGM有效[2]。在治疗的情况下,ESR 和 CRP 会下降至正常水平[10]。

多重耐药 MTB 的治疗非常困难,尤其是在该类型临床病例持续增加的情况下,这种矛盾必将越来越突显。目前对于这种感染通常考虑选择链霉素、卷曲霉素、环丝氨酸、乙硫异烟胺、对氨基水杨酸等二线药物及其他一些药物。有医生建议,如果培养结果发生变化,就需要采取多联(4～6 种药物)治疗并持续 24 个月。根据药敏结果,肠外使用抗菌药物也是治疗方案中不可或缺的部分[11]。

注意事项
1. 翻修手术时怀疑为分枝杆菌的 PJI 时,应行抗酸杆菌检测。培养时间应至少持续 2 周以上。 2. 应完成抗菌治疗的整个疗程。 3. 使用抗菌药物治疗 MTB 应及时检查肝酶学变化。 4. 使用乙胺丁醇时应注意监测视觉和色觉的情况。

手术处理

虽然文献报道中长时间使用药物可以有效地治疗 PJI,但大多数病例仍需考虑同时采用药物和手术两种治疗方式[1,12]。因为目前相关病例报道数量较少,故还没有关于 MTB 源性 PJI 手术方案的临床共识。目前的临床报道中,清创、取出假体、关节融合、一期或二期翻修均有报道,且都获得了满意的效果(表 45.1)。

表 45.1 分枝杆菌源性 PJI 的治疗结果

作者	杂志	病例数	病原菌	抗菌药物	治疗时间(月)	治疗方法	成功率
Marmor[12]	J Arthroplasty 2004	2	MTB	异烟肼、利福平和吡嗪酰胺	6	二期翻修	100
Marmor[12]	J Arthroplasty 2004	1	MTB	异烟肼、乙胺丁醇、吡嗪酰胺	8	彻底切除滑膜和清创	100

(续表)

作者	杂志	病例数	病原菌	抗菌药物	治疗时间(月)	治疗方法	成功率
Shanbhag[14]	Acta Orthop Belg 2007	1	MTB	利福平、吡嗪酰胺、乙胺丁醇和吡哆醇	12	清创	100
Khater[13]	South Med J 2007	1	MTB	异烟肼、利福平、吡嗪酰胺和乙胺丁醇	18	取出假体并放置占位器	100
Eid[3]	Clin Infect Dis 2007	8	RGB	克拉霉素、复方新诺明、阿米卡星、亚胺培南-西司他丁	8	清创和(或)取出假体+假体二次植入	100
Neogi[6]	Acta Orthop Belg 2009	1	MTB	异烟肼、利福平、吡嗪酰胺和乙胺丁醇	18	仅使用药物	100
Gupta[4]	Transpl Infect Dis 2009	1	MAC	乙胺丁醇、利福喷丁和阿奇霉素	12	取出假体并放置占位器	暂缺
Klein[10]	J Arthroplasty 2011	1	MTB	异烟肼、利福平、吡嗪酰胺和乙胺丁醇	19	取出假体、放置占位器并再次植入假体	100
Nardo[15]	J Med Case Rep orts 2012	1	MTB	异烟肼、利福平、吡嗪酰胺和乙胺丁醇	15	清创	100
Carrega[8]	Int J Surg Case Rep 2013	4	MTB	异烟肼、利福平、乙胺丁醇	5～10	二期翻修(2 例)、一期翻修(1 例)	100

（续表）

作者	杂志	病例数	病原菌	抗菌药物	治疗时间（月）	治疗方法	成功率
Builes-Montaño[16]	Rev Chilena Infectol 2014	1	MTB	异烟肼、利福平、吡嗪酰胺和乙胺丁醇	9	二期翻修	100

MTB：结核分枝杆菌；RGB：快速生长分枝杆菌；MAC：鸟型分枝杆菌复合体

存在的争议

- 对骨水泥中添加抗分枝杆菌药物的效果还不清楚。只有 1 位作者报道了在取出假体后植入的抗生素骨水泥占位器中使用了万古霉素和利福平。抗分枝杆菌骨水泥占位器的安全性和有效性仍需要进一步评估[13]。
- 虽然目前推荐对肺外的 MTB 治疗时间需持续 6～9 个月，但对 MTB 导致的 PJI 尚无统一的标准[6]。

（译者：陈晓勇　审校：朱锦宇）

参考文献

1. Kim S-J, Kim JH. Late onset *Mycobacterium tuberculosis* infection after total knee arthroplasty: a systematic review and pooled analysis. Scand J Infect Dis. 2013;45:907-14.
2. Marculescu CE, Berbari EF, Cockerill FR, et al. Fungi, mycobacteria, zoonotic and other organisms in prosthetic joint infection. Clin Orthop. 2006;451:64-72.
3. Eid AJ, Berbari EF, Sia IG, et al. Prosthetic joint infection due to rapidly growing mycobacteria: report of 8 cases and review of the literature. Clin Infect Dis Off Publ Infect Dis Soc Am. 2007;45:687-94.
4. Gupta A, Clauss H. Prosthetic joint infection with *Mycobacterium avium* complex in a solid organ transplant recipient. Transpl Infect Dis Off J Transplant Soc. 2009;11:537-40.
5. Berbari EF, Hanssen AD, Duffy MC, et al. Prosthetic joint

infection due to *Mycobacterium tuberculosis*: a case series and review of the literature. Am J Orthop Belle Mead NJ. 1998;27:219-27.

6. Neogi DS, Kumar A, Yadav CS, et al. Delayed periprosthetic tuberculosis after total knee replacement: is conservative treatment possible? Acta Orthop Belg. 2009;75:136-40.
7. American Thoracic Society, Centers for Disease Control and Prevention, Infectious Diseases Society of America. Treatment of tuberculosis. MMWR Recomm Rep. 2003;52: 1-77.
8. Carrega G, Bartolacci V, Burastero G, et al. Prosthetic joint infections due to *Mycobacterium tuberculosis*: a report of 5 cases. Int J Surg Case Rep. 2013;4:178-81.
9. Heifets L. Susceptibility testing of *Mycobacterium avium* complex isolates. Antimicrob Agents Chemother. 1996;40: 1759-67.
10. Klein GR, Jacquette GM. Prosthetic knee infection in the young immigrant patient—do not forget tuberculosis! J Arthroplasty. 2012;27:1414.e1-4.
11. Sia IG, Wieland ML. Current concepts in the management of tuberculosis. Mayo Clin Proc. 2011;86:348-61.
12. Marmor M, Parnes N, Dekel S. Tuberculosis infection complicating total knee arthroplasty: report of 3 cases and review of the literature. J Arthroplasty. 2004;19:397-400.
13. Khater FJ, Samnani IQ, Mehta JB, et al. Prosthetic joint infection by *Mycobacterium tuberculosis*: an unusual case report with literature review. South Med J. 2007;100:66-9.
14. Shanbhag V, Kotwal R, Gaitonde A, et al. Total hip replacement infected with *Mycobacterium tuberculosis*: a case report with review of literature. Acta Orthop Belg. 2007;73: 268-74.
15. De Nardo P, Corpolongo A, Conte A, et al. Total hip replacement infected with *Mycobacterium tuberculosis* complicated by Addison disease and psoas muscle abscess: a case report. J Med Case Reports. 2012;6:3.
16. Builes-Montaño C, Valderrama C, Perez C, et al. *Mycobacterium* tuberculosis infection in a hip prosthesis, a case report and literature review. Rev Chil Infectologia Organo Of Soc Chil Infectologia. 2014;31:473-6.

第46章

肠球菌人工关节假体周围感染的治疗

（著者：Michael M Kheir）

当前的证据

虽然肠球菌属造成的人工关节假体周围感染（periprosthetic joint infection，PJI）相对少见，但其后果往往是灾难性的。根据现有的文献报道，仅有2.5%～4.2%的PJI和肠球菌属有关[1-3]，但Phillips等的报道则认为，肠球菌性PJI的发生率可高达9%[4]。随着每年全关节置换数量的增加，预计肠球菌性PJI的病例数还会继续增加。

肠球菌是一种革兰氏阳性的兼性厌氧菌，属于D群链球菌。肠球菌属是肠道内的正常共生菌，但也会引起心内膜炎、尿路感染、腹腔感染和盆腔感染等以院内感染为主的各种感染[5]。肠球菌感染可以形成生物膜且常伴有多种微生物感染，因此治疗起来较为困难[3,6-9]。同时，肠球菌和金黄色葡萄球菌、克雷伯杆菌、不动杆菌、假单胞菌一样对大多数抗生素具有耐药性[10]。

Rothman研究所的经验
1. 在Rothman研究所，常规使用万古霉素、氨苄西林和庆大霉素来治疗万古霉素敏感的肠球菌性PJI病例。
2. 耐万古霉素肠球菌感染的病例采用利奈唑胺或达托霉素治疗。
3. 手术治疗方法首选二期翻修。

粪肠球菌是引起PJI的主要肠球菌（约占95%），但一篇病例报道

中有9例全膝关节置换术后出现暴发性感染，病原菌为鹑鸡肠球菌[11]，而这种细菌本身就对万古霉素耐药[11]。

慢性肠球菌性PJI的临床特点为关节疼痛，假体松动，只有10%的病例会出现发热、寒战、乏力等全身症状[1]。相当一部分肠球菌性PJI的病例有合并症，在本书的第二部分有部分涉及。El Helou等研究发现，20%类风湿关节炎、12%糖尿病、12%使用激素和6%进展期恶性肿瘤患者会合并肠球菌性PJI[1]。这与其他病例报道的结果类似[9]。

有很多肠球菌性PJI往往存在多重细菌感染，因此彻底清除感染灶就显得尤为困难。最近的两项多中心研究分别发现，有57.5%和39%的肠球菌性PJI合并多重细菌感染[3,9]。近期的一项多重细菌感染的研究发现，与单一感染的PJI相比，在多重感染性PJI中更易分离出肠球菌[6]。上述结果和既往研究的结果相似，即多重细菌感染导致的PJI中高达32%的病例可分离出包括耐万古霉素肠球菌(vancomycin-resistant Enterococcus，VRE)在内的肠球菌属[12]。多重细菌感染中包含肠球菌比例如此之高的原因尚不清楚，但有可能与免疫抑制和肠球菌形成生物膜的能力有关。

肠球菌性PJI的手术治疗方法和其他类型的PJI相似，即冲洗清创、一期和二期翻修或假体取出。El Helou等对肠球菌性PJI的术后2年生存率进行了研究，以感染复发作为终点，采用二期翻修的生存率为94%，取出假体的生存率为76%，清创保留假体的生存率为80%。尽管这些结果令人鼓舞，但其他病例报道的结果却难以乐观[3,9,13-14]。一项近期的多中心研究纳入了87例肠球菌性PJI，二期翻修术后1年的感染生存率为62.8%，冲洗清创的生存率为39.4%，一期翻修的生存率为45.5%($P=0.037$)。他们也发现，这些病例往往需要多次手术(1～17，均数2.52)，且可能导致严重的不良事件，其中关节融合6例、截肢4例、PJI相关性死亡5例[3]。肠球菌性PJI治疗结果的文献回顾见表46.1。

表 46.1　肠球菌性 PJI 治疗结果的文献回顾(摘自 Kheir 等,有改动)

作者	样本量	结果	证据等级
Kheir 等[3]	87	多中心回顾研究;肠球菌性 PJI 发生率 4.2%,治疗 1 年无感染生存率,总的结果为 51.7%,按照不同治疗方法,二期翻修、冲洗清创和一期翻修率分别为 62.8%、39.4%、45.5%($P=0.037$)。复合抗生素和单一抗生素的治疗效果没有差异($P=0.174$)	Ⅲ级
Rasouli 等[9]	36	回顾性研究;肠球菌性 PJI 发生率 3.8%;38.9%为多重细菌感染。32 例感染最终获得控制,6 例最终取出假体,3 例行挽救性手术(关节融合和截肢)	Ⅳ级
Helou 等[1]	50	回顾性研究;二期翻修、取出假体和冲洗清创的 2 年无感染生存率分别为 94%、76%、80%($P=0.9$)。单一抗生素和复合抗生素治疗的 2 年无感染生存率分别为 88%和 72%($P=0.1$)	Ⅲ级
Yuste 等[20]	6	病例报道和综述;对肠球菌性 PJI 使用长程(12 周)大剂量[10 mg/(kg·d)]达托霉素,2 例临床治愈,3 例感染控制,1 例失败	Ⅴ级
Tornero 等[33]	176	欧洲 6 国 18 所医院的回顾性研究;多重细菌感染 107 例;治疗失败率 44%,有合并症($P=0.01$)、发热($P=0.01$)和关节置换后前 2 年确诊($P=0.09$)的患者预后差	Ⅳ级
Ries 等[13]	2	静脉使用氯霉素治疗 VRE 的病例报道;两位患者均经历多次手术;1 例最终关节融合,另 1 例取出假体	Ⅴ级
Raymond 等[16]	11	文献回顾;11 个人工关节;多重感染 5 例;除 1 例外所有患者感染治愈;3 例需要关节融合,1 例保留了假体	Ⅴ级

(续表)

作者	样本量	结果	证据等级
Euba 等[19]	3	前瞻性观察研究;给予氨苄西林和头孢曲松;多重感染1例;冲洗清创2例、一期翻修1例;1例冲洗清创的患者感染持续存在	Ⅴ级
Perez Candona 等[21]	2	回顾性研究;2例THA给予达托霉素。1例二期翻修失败;1例冲洗清创成功	Ⅳ级

上述研究没有治疗成功的统一定义

PJI:人工关节假体周围感染;VRE:耐万古霉素肠球菌;THA:全髋关节置换

根据抗菌谱进行静脉抗生素治疗和手术治疗同样重要[15]。很多作者都认为应使用复合抗生素治疗肠球菌性PJI[16]。但有研究却发现,使用单一抗生素治疗可以获得和复合抗生素一样的效果[1]。Kheir等进行的多中心研究同样推荐给予复合抗生素治疗[3]。我们研究所目前使用的治疗方案和以往的文献一致,即推荐同时静脉使用细胞壁合成抑制剂(氨苄西林或万古霉素)和氨基糖苷类药物(庆大霉素)[3,17-18]。如果患者因为使用氨基糖苷类药物出现肾毒性和(或)耳毒性[1],还可使用氨苄西林加上头孢曲松[19]或达托霉素[20-21](即不再添加氨基糖苷类药物)[22]。

随着万古霉素等抗生素耐药性的增加,这种特殊类型PJI的治疗正面临着越来越大的挑战[9,13]。1986年首次发现了质粒介导的耐万古霉素的细菌,此后文献中开始很快出现大量关于VRE菌属的报道[23]。在所有的表型和基因型中,

注意事项
1. 包括VRE在内的肠球菌性PJI治疗较为困难。相当一部分患者需要多次手术、取出假体、行挽救性手术或长期抗生素抑菌治疗。 2. 相当一部分肠球菌性PJI为多重细菌感染,这就为这类病例的感染控制增加了难度。 3. 和肠球菌(尤其是VRE)造成的其他类型感染类似,肠球菌性PJI可能存在更多的合并症,无形中增加了治疗的难度。

VRE 菌属的表型和基因型有所不同。目前研究最多的就是 VanA 型耐药表型[24-25]。对万古霉素耐药的肠球菌属可以选择利奈唑胺(可加用或不加用利福平)[26]或达托霉素[3,25]进行治疗。虽然目前已有利奈唑胺耐药的报道[26],但还未出现对达托霉素耐药的病例[27]。对于多重细菌感染,应实现广谱覆盖。

存在的争议

- 和之前 El Helou 等报道的结果[1]不同,肠球菌性 PJI 的治疗似乎并不容易,失败率较高[3,9,14]。肠球菌性 PJI 的最佳手术治疗选择可能仍是二期翻修手术[3]。
- 采用复合抗生素还是单一抗生素仍有争议。根据现有文献,应将静脉使用细胞壁合成抑制剂(氨苄西林或万古霉素)和氨基糖苷类药物(庆大霉素)作为一线治疗。
- 既往万古霉素使用史被认为是出现 VRE 菌属的危险因素[28-29]。因此,应将万古霉素慎用于肠球菌性 PJI 的一线治疗。
- 既往利奈唑胺使用史和耐利奈唑胺 VRE 产生的关系之间仍存有争议[27,30-31]。
- 这类患者口服抗生素的文献极少,但未来仍需要对这类患者是否可以使用口服抗生素进行研究[32]。

(译者:陈晓勇　审校:朱锦宇)

参考文献

1. El Helou OC, Berbari EF, Marculescu CE, et al. Outcome of enterococcal prosthetic joint infection: is combination systemic therapy superior to monotherapy? Clin Infect Dis. 2008;47:903-9.
2. Sia IG, Berbari EF, Karchmer AW. Prosthetic joint infections. Infect Dis Clin North Am. 2005;19:885-914.
3. Kheir MM, Tan TL, Higuera C, et al. Periprosthetic joint infections caused by Enterococci have poor outcomes.

J Arthroplasty. 2016;32:933-47.
4. Phillips JE, Crane TP, Noy M, et al. The incidence of deep prosthetic infections in a specialist orthopaedic hospital: a 15-year prospective survey. J Bone Joint Surg Br. 2006;88:943-8.
5. Murray BE. The life and times of the Enterococcus. Clin Microbiol Rev. 1990;3:46-65.
6. Tan TL, Kheir MM, Tan DD, et al. Polymicrobial periprosthetic joint infections: outcome of treatment and identification of risk factors. J Bone Jt Surg Am. 2016;98:2082-8.
7. Frank KL, Vergidis P, Brinkman CL, et al. Evaluation of the *Enterococcus faecalis* biofilm-associated virulence factors AhrC and Eep in rat foreign body osteomyelitis and in vitro biofilm-associated antimicrobial resistance. PLoS ONE. 2015;10:e0130187.
8. Gristina AG, Costerton JW. Bacterial adherence to biomaterials and tissue. The significance of its role in clinical sepsis. J Bone Joint Surg Am. 1985;67:264-73.
9. Rasouli MR, Tripathi MS, Kenyon R, et al. J. Low rate of infection control in enterococcal periprosthetic joint infections. Clin Orthop Relat Res. 2012;470:2708-16.
10. Segreti J. Efficacy of current agents used in the treatment of Gram-positive infections and the consequences of resistance. Clin Microbiol Infect. 2005;11:29-35.
11. Cooper MP, Lessa F, Brems B, et al. Outbreak of *Enterococcus gallinarum* infections after total knee arthroplasty. Infect Control Hosp Epidemiol. 2008;29:361-3.
12. Marculescu CE, Cantey JR. Polymicrobial prosthetic joint infections: risk factors and outcome. Clin Orthop. 2008; 466:1397-404.
13. Ries MD. Vancomycin-resistant Enterococcus infected total knee arthroplasty. J Arthroplasty. 2001;16:802-5.
14. Ching CK, Fraser SL, Wortmann GW. A case of *Enterococcus faecalis* prosthetic joint infection: a rare and difficult infection to treat. Hawaii Med J. 2006;65:264-5, 273.
15. Moran E, Masters S, Berendt AR, et al. Guiding empirical antibiotic therapy in orthopaedics: The microbiology of prosthetic joint infection managed by debridement, irrigation and prosthesis retention. J Infect. 2007;55:1-7.
16. Raymond NJ, Henry J, Workowski KA. Enterococcal arthri-

tis: case report and review. Clin Infect Dis.1995;21:516-22.
17. Moellering RC Jr, Wennersten C, Weinberg AN. Synergy of penicillin and gentamicin against enterococci. J Infect Dis. 1971;124:207-9.
18. Weinstein AJ, Moellering RC Jr. Penicillin and gentamicin therapy for enterococcal infections. JAMA. 1973;223: 1030-2.
19. Euba G, Lora-Tamayo J, Murillo O, et al. Pilot study of ampicillin-ceftriaxone combination for treatment of orthopedic infections due to *Enterococcus faecalis*. Antimicrob Agents Chemother. 2009;53:4305-10.
20. Yuste JR, Quesada M, Díaz-Rada P, et al. Daptomycin in the treatment of prosthetic joint infection by *Enterococcus faecalis*: safety and efficacy of high-dose and prolonged therapy. Int J Infect Dis. 2014;27:65-6.
21. Corona Pérez-Cardona PS, Barro Ojeda V, Rodriguez Pardo D, et al. Clinical experience with daptomycin for the treatment of patients with knee and hip periprosthetic joint infections. J Antimicrob Chemother. 2012;67:1749-54.
22. Rybak MJ. The efficacy and safety of daptomycin: first in a new class of antibiotics for Gram-positive bacteria. Clin Microbiol Infect Off Publ Eur Soc Clin Microbiol Infect Dis. 2006;12:24-32.
23. Arthur M, Courvalin P. Genetics and mechanisms of glycopeptide resistance in enterococci. Antimicrob Agents Chemother. 1993;37:1563-71.
24. Holmberg A, Morgelin M, Rasmussen M. Effectiveness of ciprofloxacin or linezolid in combination with rifampicin against *Enterococcus faecalis* in biofilms. J Antimicrob Chemother. 2012;67:433-9.
25. Twilla JD, Finch CK, Usery JB, et al. Vancomycin-resistant *Enterococcus bacteremia*: an evaluation of treatment with linezolid or daptomycin. J Hosp Med. 2012;7:243-8.
26. McGregor JC, Hartung DM, Allen GP, et al. Risk factors associated with linezolid non-susceptible enterococcal infections. Am J Infect Control. 2012;40:886-7.
27. Cantón R, Ruiz-Garbajosa P, Chaves RL, et al. A potential role for daptomycin in enterococcal infections: what is the evidence? J Antimicrob Chemother. 2010;65:1126-36.
28. Peset V, Tallón P, Sola C, et al. Epidemiological, microbio-

logical, clinical and prognostic factors of bacteremia caused by high-level vancomycin-resistant Enterococcus species. Eur J Clin Microbiol Infect Dis Off Publ Eur Soc Clin Microbiol. 2000;19:742-9.

29. Vergis EN, Hayden MK, Chow JW, et al. Determinants of vancomycin resistance and mortality rates in *enterococcal bacteremia*. a prospective multicenter study. Ann Intern Med. 2001;135:484-92.
30. Pai MP, Rodvold KA, Schreckenberger PC, et al. Risk factors associated with the development of infection with linezolid-and vancomycin-resistant *Enterococcus faecium*. Clin Infect Dis. 2002;35:1269-72.
31. Rahim S, Pillai SK, Gold HS, et al. Linezolid-resistant, vancomycin-resistant *Enterococcus faecium* Infection in patients without prior exposure to linezolid. Clin Infect Dis. 2003;36:e146-8.
32. O'Toole P, Osmon D, Soriano A, et al. Oral antibiotic therapy. J Arthroplasty. 2014;29:115-8.
33. Tornero E, Senneville E, Euba G, et al. Characteristics of prosthetic joint infections due to *Enterococcus* sp. and predictors of failure: a multi-national study. Clin Microbiol Infect Off Publ Eur Soc Clin Microbiol Infect Dis. 2014;20:1219-24.

第47章

罕见病原菌引起的人工关节假体周围感染

（著者：Pierce Johnson）

介绍

虽然大多数人工关节假体周围感染与葡萄球菌和链球菌有关，但仍存在一些鲜为人知的病原菌引起的细菌感染。这些PJI病例都需要医生在诊断和治疗时有一些特殊的考虑。只有了解这些感染的特殊之处，才有可能让这些患者获得最佳的治疗。

痤疮丙酸杆菌

丙酸杆菌是一种生长缓慢、厌氧、革兰氏阳性杆菌，常见于肩、髋、膝关节的PJI[1]。痤疮丙酸杆菌引起的PJI相对少见，其总发生率不到全部PJI的5%[2]。相对髋、膝关节，这种感染在肩关节更为常见，且起病隐匿，多在术后数月才表现出症状。有研究发现，从出现症状到确诊的平均时间为17个月（5天到60个月），其中大部分（53%）感染在术后24个月以上才能确诊[1]。

痤疮丙酸杆菌往往在临床高度怀疑的时候才能准确诊断。最初的血清学标志物结果可能是阴性。一项纳入15名痤疮丙酸杆菌患者的回顾性研究发现，有11名（73%）患者的C反应蛋白结果正常[1]。痤疮丙酸杆菌是需要复杂营养的兼性厌氧菌，因此难以培养和鉴别[1,3]。为了避免漏诊，培养应不少于10天，有时要延长至3周[4-6]。

对于痤疮丙酸杆菌PJI的最佳手术选择还未形成共识。一期和二期翻修手术的临床报道中均获得了良好的结果。治疗丙酸杆菌性PJI的最佳抗生素也没有完全明确。所幸的是,痤疮丙酸杆菌对大部分抗菌药物敏感。苄基青霉素、克林霉素、甲硝唑、夫西地酸、强力霉素、莫西沙星、利奈唑胺、利福平均可成功治疗痤疮丙酸杆菌引起的骨科感染[7]。未来仍需要更多的研究来明确痤疮丙酸杆菌性PJI的最佳治疗方案。

Rothman研究所的经验
1. 顽固性、难治性或血清反应阴性的感染应怀疑存在罕见病原体感染的可能。 2. 鉴定罕见病原体时可能需要使用特殊的培养方法或最新的基因分析技术。 3. 治疗通常包括外科清创,以及术后持续静脉和口服抗生素治疗。 4. 应和感染科医生一起,根据培养的药敏结果来个体化选择抗菌药物。

类鼻疽伯克菌

类鼻疽伯克菌是一种革兰氏阴性菌,为富有运动性及好氧性棒状的细菌,在热带地区较为流行。这种病原菌会引起类鼻疽病这样的感染性疾病,常见于免疫缺陷的个体,其临床表现多样,可出现局部皮肤脓肿、败血症,亦偶见于骨或关节感染。在类鼻疽性关节感染的病例中,临床表现为慢性过程,某些病例甚至在初始感染数年后才出现临床症状。目前有很多自身关节感染的病例报道,但很少有文献对类鼻疽伯克菌引起的PJI进行专门描述。

注意事项
1. 罕见病原菌可能需要特殊培养基,并延长培养时间。 2. 能够指导罕见病原菌性PJI内外科治疗的文献相当有限。

类鼻疽性关节感染患者的红细胞沉降率(血沉)和C反应蛋白这样的炎性指志物常常轻度升高[8-9]。从临床标本中分离和培养

出类鼻疽伯克菌则是诊断的金标准。但培养较为困难，需要使用改良 Ashdown 培养基同时加入黏菌素来限制竞争性细菌的过度生长[3,8]。

外科治疗的最佳选择仍未形成共识。这种病原菌引起的关节感染通常需要静脉使用抗生素 4～8 周，再口服抗生素至少 12 周。推荐初始治疗选择头孢他啶或碳青霉烯，加用或不加用复方新诺明[8]，然后再根据药敏结果口服根治，通常选用阿莫西林克拉维酸或复方新诺明[8]。

棒状杆菌

棒状杆菌是革兰氏阳性的小型杆菌，是导致免疫缺陷患者全身感染的常见病原菌，亦偶见于 PJI 病例。临床表现较为隐匿，部分原因是其生长缓慢。根据现有文献，引起 PJI 的棒状杆菌中，无枝菌酸棒杆菌、黏金色棒状杆菌、杰克棒状杆菌、纹带棒状杆菌最为常见[10-11]。虽然少见，但这些分离出来的常见细菌因其具有多重耐药而难以治疗[10]。

由于这种细菌毒力较低，最初的血液指标包括红细胞沉降率（血沉）、C 反应蛋白和白细胞多正常或轻度升高[12]。因其生长缓慢，培养时间延长至 2 周可能会增加培养的敏感性[12]。含有卡那霉素或甲氧苄氨嘧啶磺胺甲噁唑的选择性培养基可用于覆盖多重耐药的棒状杆菌[12]。聚合酶链反应可在分子水平鉴定细菌种类[11]，这对临床上鉴别耐药菌种可能有一定帮助。

目前还没有关于棒状杆菌性 PJI 外科治疗结果的比较研究，对感染的髋、膝关节采用一期和二期翻修都可以在 6～12 个月获得成功[13]。推荐静脉给予万古霉素这样的经验性治疗，部分病例会根据药敏结果给予青霉素或头孢菌素[14-15]。Tleyja 等推荐静脉使用万古霉素 6 周，再给予米诺环素长期抑菌治疗[15]。部分菌种（主要是杰克棒状杆菌和解脲棒状杆菌）常对青霉素、头孢菌素、氨基糖苷类、红霉素和四环素耐药[16]。

犬链球菌

犬链球菌是一种革兰氏阳性G群链球菌,最早从犬类身上分离出来,为β溶血性乳糖发酵剂。犬链球菌造成的人工关节假体周围感染极其少见。实际上,人类感染仅占所有链球菌感染的1%[17]。但因为并不会常规对这种细菌进行鉴定,人类感染犬链球菌的比例可能被低估了[17-18]。

和其他疑似PJI的病例一样,应对红细胞沉降率(血沉)、C反应蛋白和白细胞等炎症指标进行检查。在培养方面,停乳链球菌和犬链球菌不易区别,可能需要进行检测表型或基因序列[18],但这并不影响后续治疗。

现在还没有专门针对犬链球菌性PJI不同外科治疗效果的文献。和其他病原菌导致的PJI相似,推荐采用一期或二期翻修进行治疗。G群链球菌对β内酰胺类抗生素敏感,所以可以考虑使用青霉素[19]。静脉治疗应连续4～6周,再续以口服抑菌治疗。

放线菌

放线菌是革兰氏阳性厌氧菌,偶可引起PJI。一些髋、膝关节假体周围感染的病例可见诸报道[20]。放线菌性PJI通常进展缓慢,可能和局部创伤、注射或血源性播散有关。有报道认为口腔治疗和静脉用药与此关联,但并非见于所有病例[20]。

放线菌感染的血清学检查结果多为阴性,红细胞沉降率(血沉)和C反应蛋白结果正常或轻度升高。仅在严格无氧条件下进行革兰氏染色和培养才能获得阳性结果。很多厌氧菌感染常被认为是多重感染的一部分,但放线菌感染在大多数情况下属于单一微生物感染[21]。培养时间通常需要延长至5～7天才可见细菌生长,可能要2～4周才能进行初步分离[20]。虽然不需要专门的培养基,但使用半选择性培养基可能提高分离率。最常使用的培养基包括:含甲硝唑的放线菌选择性琼脂或含莫匹罗星的血液琼脂[22]。

外科治疗选择包括简单刷洗后更换组件和一期、二期翻修，这些方式治疗放线菌性 PJI 均在 6 个月时获得了成功[13]。文献中仅有少量放线菌引起 PJI 的报道。由于缺少临床证据，还没有成熟的抗生素治疗方案。但病例报道推荐静脉使用青霉素 2～6 周的长程治疗，再根据药敏结果给予口服阿莫西林、氨苄西林或青霉素 V 持续 6～12 个月的抑菌治疗[23]。

（译者：陈晓勇　审校：朱锦宇）

参考文献

1. Rienmüller A, Borens O. *Propionibacterium* prosthetic joint infection: experience from a retrospective database analysis. Eur J Orthop Surg Traumatol. 2016;26:429-34.
2. Tsukayama DT, Estrada R, Gustilo RB. Infection after total hip arthroplasty. A study of the treatment of one hundred and six infections. J Bone Joint Surg Am. 1996;78:512-23.
3. Trampuz A, Osmon DR, Hanssen AD, et al. Molecular and antibiofilm approaches to prosthetic joint infection. Clin Orthop. 2003;(414):69-88.
4. Matar WY, Jafari SM, Restrepo C, et al. Preventing infection in total joint arthroplasty. J Bone Joint Surg Am. 2010;92:36-46.
5. Parikh MS, Antony S. A comprehensive review of the diagnosis and management of prosthetic joint infections in the absence of positive cultures. J Infect Public Health. 2016;9:545-56.
6. DeHaan A, Huff T, Schabel K, et al. Multiple cultures and extended incubation for hip and knee arthroplasty revision: impact on clinical care. J Arthroplasty. 2013;28:59-65.
7. Khassebaf J, Hellmark B, Davidsson S, et al. Antibiotic susceptibility of *Propionibacterium* acnes isolated from orthopaedic implant-associated infections. Anaerobe. 2015;32:57-62.
8. Raja NS, Scarsbrook C. *Burkholderia pseudomallei* causing bone and joint infections: a clinical update. Infect Dis Ther. 2016;5:17-29.
9. Teparrakkul P, Tsai JJ, Chierakul W, et al. Rheumatological manifestations in patients with melioidosis. Southeast

Asian J Trop Med Public Health. 2008;39:649-55.

10. Tande AJ, Patel R. Prosthetic joint infection. Clin Microbiol Rev. 2014;27:302-45.
11. Cazanave C, Greenwood-Quaintance KE, Hanssen AD, et al. *Corynebacterium* prosthetic joint infection. J Clin Microbiol. 2012;50:1518-23.
12. McArthur BA, Abdel MP, Taunton MJ, et al. Seronegative infections in hip and knee arthroplasty: periprosthetic infections with normal erythrocyte sedimentation rate and C-reactive protein level. Bone Jt J. 2015;97-B:939-44.
13. Marculescu CE, Berbari EF, Cockerill FR, et al. Unusual aerobic and anaerobic bacteria associated with prosthetic joint infections. Clin Orthop. 2006;451:55-63.
14. Goldstein EJC, Citron DM, Merriam CV, et al. In vitro activi-ties of daptomycin, vancomycin, quinupristin-dalfopristin, linezolid, and five other antimicrobials against 307 gram-positive anaerobic and 31 *Corynebacterium* clinical isolates. Antimicrob Agents Chemother. 2003;47:337-41.
15. Tleyjeh IM, Qutub MO, Bakleh M, et al. *Corynebacterium jeikeium* prosthetic joint infection: case report and literature review. Scand J Infect Dis. 2005;37:151-3.
16. Riegel P, Ruimy R, de Briel D, et al. Genomic diversity and phylogenetic relationships among lipid-requiring diphtheroids from humans and characterization of *Corynebacterium macginleyi* sp. Int J Syst Bacteriol. 1995;45:128-33.
17. Galpérine T, Cazorla C, Blanchard E, et al. *Streptococcus canis* infections in humans: retrospective study of 54 patients. J Infect. 2007;55:23-6.
18. Lam MM, Clarridge JE, Young EJ, et al. The other group G *Streptococcus*: increased detection of *Streptococcus canis* ulcer infections in dog owners. J Clin Microbiol. 2007;45:2327-9.
19. Brandt CM, Spellerberg B. Human infections due to *Streptococcus dysgalactiae* subspecies equisimilis. Clin Infect Dis Off Publ Infect Dis Soc Am. 2009;49:766-72.
20. Lewis R, McKenzie D, Bagg J, et al. Experience with a novel selective medium for isolation of *Actinomyces* spp. from medical and dental specimens. J Clin Microbiol. 1995;33:1613-6.

21. Hedke J, Skripitz R, Ellenrieder M, et al. Low-grade infection after a total knee arthroplasty caused by *Actinomyces naeslundii*. J Med Microbiol. 2012;61:1162-4.
22. Trampuz A, Piper KE, Hanssen AD, et al. Sonication of explanted prosthetic components in bags for diagnosis of prosthetic joint infection is associated with risk of contamination. J Clin Microbiol. 2006;44:628-31.
23. Zaman R, Abbas M, Burd E. Late prosthetic hip joint infection with *Actinomyces israelii* in an intravenous drug user: case report and literature review. J Clin Microbiol. 2002;40:4391-2.

第 48 章

人工关节假体周围感染的冲洗清创

(著者:James F Fraser)

当前的证据

历史回顾

以往,冲洗清创和更换假体组件常作为急性人工关节假体周围感染(periprosthetic joint infection,PJI)和急性血源性 PJI 的推荐疗法[1-2],其理论依据为发病早期时的细菌生物膜尚未形成,在保留固定良好假体的同时彻底清创就可以清除感染。这种方法的优点在于,可以避免一期或二期翻修取出固定良好假体时造成的骨丢失和其他并发症。

对于髋、膝关节假体周围感染的效果

最近的一篇文献对包括 1775 名患者的 40 项研究进行了回顾,发现髋膝关节置换进行冲洗清创和更换组件的成功率为 64%(35%~90%)[3],其中髋关节的成功率为 67%(14%~100%),膝关节的成功率为 57%(0~100%)[3]。这些报道中成功率的巨大差异可能是源于 PJI 定义、诊断和干预的时机差异以及手术技术、内科治疗、致病菌类型和毒力、宿主自身因素的不同。另外,最近的文献认为,早在细菌进入后 1 天即可出现生物膜,这正好解释了冲洗清创术后高失败率的原因[4]。

致病菌的因素

大多数冲洗清创效果不佳的PJI病例主要和生物膜的形成有关，因此很多作者认为，易于形成生物膜的细菌导致的感染难以获得满意的结果。例如甲氧西林敏感的金黄色葡萄球菌(methicillin-sensitive Staphylococcus aureus，MSSA)采用单纯冲洗清创失败率从30%到35%不等[5-6]，而最近的研究报道耐甲氧西林金黄色葡萄球菌(methicillin-resistant Staphylococcus aureus，MRSA)感染难以清除，失败率可以高达72%～96%[7 10]。文献中报道的假单胞菌的失败率(67%)也远远高于其他病原菌(33%)[9]。最近的一项研究认为，失败率和病原菌清除不彻底有关。在该研究中，84%的失败病例可以分离出的菌株与最初冲洗清创时的培养结果相同[10]。

> **Rothman 研究所的经验**
>
> 1. 至少留取3处组织样本，每处样本都应使用新的、清洁器械进行收集。
> 2. 彻底清除所有的异物和失活组织，技术要点和肿瘤医生切除软组织肉瘤相同。
> 3. 用葡萄糖酸氯己定消毒刷来刷洗所有保留的假体组件。
> 4. 用至少9 L的预热抗菌冲洗液(多黏菌素和杆菌肽)和1 L必妥碘进行脉冲冲洗，也可以考虑使用稀释的Dakin消毒液和过氧化氢来冲洗。
> 5. 冲洗清创完毕后，需在更换假体组件前更换手术衣、手套和手术单。
> 6. 在培养结果明确前，万古霉素的剂量应根据患者体重进行调整。抗生素最终治疗方案需经感染科医生会诊后确定。

感染的时机和症状的严重程度

文献中对于诊断、干预的时机和冲洗清创成功率之间的关系存在一定争议。近期有研究对138例采用冲洗清创的急性PJI病例进行了回顾，将所有病例按照感染急性程度分为：术后急性(小于4周)、迟发性(术后4周后急性起病)和慢性感染。失败率分别为急性感染69%、迟发性感染56%和慢性感染72%。因此，作者认为无论术后何时出现的感染，冲洗清创治疗PJI的效果都非常有限[5]。大多数文献及最近的一些研究认为,症状时续时间越长,越是慢性的感染,冲洗清创的失败率越高[1,12-15]。这些结果印证了我们目前在微观层面对 PJI 的理解,即生物膜形成和成熟的过程在感染最初 2 周内迅速进展,随着时间的延长,清除感染会变得越来越困难[4]。

患者个体因素

健康的患者个体和健全的免疫系统对于所有肌肉骨骼系统感染的清除非常重要[16]。很多作者发现,类风湿关节炎、肾功能不全、糖尿病控制欠佳等免疫缺陷状态是治疗失败的预测因子[2,16-17]。此外,Azzam 等还认为,患者较高的美国麻醉医师学会(American Society of Anesthesia,ASA)评分、更严重的内科合并症也会增加治疗的失败率[7]。虽然有研究否认了健康个体的重要性,但这些研究纳入的病例数较少,总的失败率也明显高于其他的报道[3,11,18]。

存在的争议

- 关节镜清创:虽然关节镜容易实施且对患者影响较小,但其在清除感染方面的效果却很有限。早期的一些小样本研究均得到了很好的结果。Ilahi 等报道了 7 例急性起病的膝关节 PJI 获得了 100%的成功率[19]。Hyman 等也对 8 例晚期和早期髋关节假体周围感染采用关节镜下清创获得了 100%的成功率,但他们同时也在给予 2～6 周的静脉抗生素治疗之后继续长期口服抑菌治疗[20]。在更大样本量的一项研究中,Waldman 等报道了术后早期(4 例)和晚期血源性(12 例)PJI 采用关节镜清创治疗的失败率为 62%[21]。由于无法进行彻底清创或更换假体组件,无论患者个体情况、感染致病菌情况或感染时机如何,对于采用关节镜清创的方法都应非常慎重。

- 冲洗清创对二期翻修的影响：越来越多的文献认为，冲洗清创更换假体组件可能会影响二期翻修这个“金标准”的效果[7,22]。Sherrell 等就发现，二期抗生素占位器植入更换假体的成功率会受到既往冲洗清创手术的影响。既往曾经采用冲洗清创的病例行二期翻修手术后感染的清除率只有66%，而不同于以往报道中的80%～90%成功率[22]。

（译者：朱锦宇 陈晓勇 审校：朱锦宇）

参考文献

1. Hartman MB, Fehring TK, Jordan L, et al. Periprosthetic knee sepsis. The role of irrigation and debridement. Clin Orthop. 1991;(273):113-8.
2. Silva M, Tharani R, Schmalzried TP. Results of direct exchange or debridement of the infected total knee arthroplasty. Clin Orthop. 2002;(404):125-31.
3. Triantafyllopoulos GK, Soranoglou V, Memtsoudis SG, et al. Implant retention after acute and hematogenous periprosthetic hip and knee infections: Whom, when and how? World J Orthop. 2016;7:546-52.
4. Nishitani K, Sutipornpalangkul W, de Mesy Bentley KL, et al. Quantifying the natural history of biofilm formation in vivo during the establishment of chronic implant-associated *Staphylococcus aureus* osteomyelitis in mice to identify critical pathogen and host factors. J Orthop Res Off Publ Orthop Res Soc. 2015;33:1311-9.
5. Koyonos L, Zmistowski B, Della Valle CJ, et al. Infection control rate of irrigation and débridement for periprosthetic joint infection. Clin Orthop. 2011;469:3043-8.
6. Deirmengian C, Greenbaum J, Lotke PA, et al. Limited success with open debridement and retention of components in the treatment of acute *Staphylococcus aureus* infections after total knee arthroplasty. J Arthroplasty. 2003;18:22-6.
7. Azzam KA, Seeley M, Ghanem E, et al. Irrigation and debridement in the management of prosthetic joint infection: traditional indications revisited. J Arthroplasty. 2010;25:1022-7.
8. Bradbury T, Fehring TK, Taunton M, et al. The fate of acute

methicillin-resistant *Staphylococcus aureus* periprosthetic knee infections treated by open debridement and retention of components. J Arthroplasty. 2009;24:101-4.
9. Duque AF, Post ZD, Lutz RW, et al. Is there still a role for irrigation and debridement with liner exchange in acute periprosthetic total knee infection? J Arthroplasty. 2016; 32:1280-4.
10. Zmistowski BM, Manrique J, Patel R, et al. Recurrent periprosthetic joint infection after irrigation and debridement with component retention is most often due to identical organisms. J Arthroplasty. 2016;31:148-51.
11. Odum SM, Fehring TK, Lombardi AV, et al. Irrigation and debridement for periprosthetic infections: does the organism matter? J Arthroplasty. 2011;26:114-8.
12. Crockarell JR, Hanssen AD, Osmon DR, et al. Treatment of infection with débridement and retention of the components following hip arthroplasty. J Bone Joint Surg Am. 1998;80:1306-13.
13. Marculescu CE, Berbari EF, Hanssen AD, et al. Outcome of prosthetic joint infections treated with debridement and retention of components. Clin Infect Dis Off Publ Infect Dis Soc Am. 2006;42:471-8.
14. Burger RR, Basch T, Hopson CN. Implant salvage in infected total knee arthroplasty. Clin Orthop Relat Res. 1991;(273): 105-12.
15. Triantafyllopoulos GK, Poultsides LA, Zhang W, et al. Periprosthetic knee infections treated with irrigation and debridement: outcomes and preoperative predictive factors. J Arthroplasty. 2015;30:649-57.
16. Cierny G, DiPasquale D. Periprosthetic total joint infections: staging, treatment and outcomes. Clin Orthop Relat Res. 2002;(403):23-8.
17. Segawa H, Tsukayama DT, Kyle RF, et al. Infection after total knee arthroplasty. A retrospective study of the treatment of eighty-one infections. J Bone Joint Surg Am. 1999;81:1434-45.
18. Brandt CM, Sistrunk WW, Duffy MC, et al. *Staphylococcus aureus* prosthetic joint infection treated with debridement and prosthesis retention. Clin Infect Dis Off Publ Infect Dis Soc Am. 1997;24:914-9.
19. Ilahi OA, Al-Habbal GA, Bocell JR, et al. Arthroscopic

debridement of acute periprosthetic septic arthritis of the knee. Arthrosc J Arthrosc Relat Surg Off Publ Arthrosc Assoc N Am Int Arthrosc Assoc. 2005;21:303-6.
20. Hyman JL, Salvati EA, Laurencin CT, et al. The arthroscopic drainage, irrigation, and débridement of late, acute total hip arthroplasty infections: average 6-year follow-up. J Arthroplasty. 1999;14:903-10.
21. Waldman BJ, Hostin E, Mont MA, et al. Infected total knee arthroplasty treated by arthroscopic irrigation and débridement. J Arthroplasty. 2000;15:430-6.
22. Sherrell JC, Fehring TK, Odum S, et al. The Chitranjan Ranawat Award: fate of two-stage reimplantation after failed irrigation and débridement for periprosthetic knee infection. Clin Orthop. 2011;469:18-25.

第 49 章

人工关节假体周围感染的一期翻修

（著者：R Andrew Henderson，Erik N Hansen）

当前的证据

历史回顾

目前美国治疗人工关节假体周围感染的“金标准”仍为二期翻修手术，但最近临床上似乎又对一期翻修手术的效果产生了浓厚的兴趣。支持者认为，一期翻修可以减少并发症、改善术后功能[1-2]、降低治疗费用，但反对者仍强调一期翻修的感染复发率高于二期翻修[3]。但无论如何，只要选择正确的手术方法、适应证和病例，一期翻修是可以获得成功的。

最早关于一期关节翻修手术的临床报道发表于欧洲，如今这项技术在欧洲远比美国开展得更为普遍。最早的一篇临床报道中，Buchholz 等发现，在没有全身使用抗生素的情况下，一期更换假体的方法可以让 583 例患者的成功率由 77％提高至 90％[4]。Wrobleski 等也使用了同样的手术方法，并在术后进行全身抗生素治疗，其成功率也达到了 91％[5]。但此后的研究并未重现出如此理想的结果[6]，因此大多数美国医生转而行二期翻修手术。

和欧洲同行相比，美国医生很少发表关于一期翻修的文章。考虑到这些研究的病例数较少，纳入标准、手术方法和术后抗生素治疗方案有很大差异，且术后失访导致无法准确判断失败率，因此难以从这些研究中得到明确的结论[7]。值得注意的是,其中有 2 项临床随访时间最长的研究术后平均随访 10 年,发现感染清除后的假体生存率为 92%～100%[8-9]。

> **Rothman 研究所的经验**
>
> 1. 我们研究所至今很少使用一期翻修来治疗 PJI。我们仅对髋关节的急性假体周围感染使用这种治疗方法。此时股骨柄的近端涂层还未出现骨长入。翻修时均更换为另一个非骨水泥型的楔锥形股骨柄。
> 2. Rothman 研究所一期翻修的指征为:患者身体健康、术后早期感染、致病菌对抗生素敏感且软组织覆盖良好。

指征

关于一期翻修的文献都认为,这种治疗方法的成功具有一定的选择性。主要受患者个体因素、感染致病菌和软组织骨量等条件的影响。Oussedik 等描述了适合接受一期翻修的病例选择标准(表 49.1 和 49.2)[1]。虽然在他们的研究人群中只有 22%(11/50)的人群满足进行一期翻修的标准,但这些患者在术后 7 年随访时未见感染复发[1]。Hanssen 等将这些标准用于髋关节置换后感染的病例,发现其中只有 11%满足一期翻修的标准[10]。由于耐药菌和人工关节翻修数量的增加,再考虑到可能存在的明显骨量丢失,作者认为在目前情况下,一期翻修手术适用范围有限,而二期翻修则适用于更多病例。

表 49.1　一期翻修治疗 PJI 的指征

一期翻修	二期翻修
软组织情况良好	其他影响因素
骨缺损较少且不影响股骨侧的骨水泥重建	
致病菌和药敏结果明确	

表 49.2 其他需要考虑的影响因素

类别	影响因素
致病菌因素	多重耐药菌 MRSA/MRSE
	多重细菌感染
	少见的共生菌
	少见的耐药性
	致病菌不明确
患者因素	免疫抑制
	共存的感染灶
	全身性疾病
	再发的感染
局部因素	明确的骨缺损影响骨水泥重建
	软组织条件明显欠佳
	周围血管疾病

MRSA:耐甲氧西林金黄色葡萄球菌,MRSE:耐甲氧西林表皮葡萄球菌

效价比和生活质量

由于感染性的人工关节翻修手术的明显增加以及由此产生的大量治疗费用,能够降低美国医疗保健系统社会经济负担的一些措施受到了越来越多的关注。相关报道中就认为,一期翻修手术的优势就在于减少了医疗保健系统费用支出的同时提升了患者的生活质量。最近的一项研究采用了马尔可夫(Markov)期望效用决策分析对一期翻修和二期翻修进行了比较,结果发现不论是对患者还是对医生,也无论是对术后1年还是10年来说,一期翻修手术均是最优的选择。要让两种治疗方法实现等效,一期更换假体的再感染率可以接近60%,但实际上文献中报道的结果远远低于这个数字[11]。Oussedik 等报道了采用一期或二期翻修的

连续病例，术后的 Harris 髋关节评分（Harris hip score，HHS）（87.8 *vs.* 75.5，$P=0.0003$）和 HHS 的改善程度（+47.3 *vs.* +39.1，$P=0.027$）、患者满意评分（8.6 *vs.* 6.9，$P=0.001$）均提示一期翻修可以获得更满意的效果[1]。Singer 等对化脓性膝关节假体周围感染的一期翻修结果进行报道，结果膝关节学会评分（114 分）和关节活动范围（屈曲 114°）均优于以往文献中报道的二期翻修的结果。

注意事项
如果术前无法确定致病菌，就无法选择敏感抗生素进行局部治疗，此时应避免进行一期翻修。

人工髋关节一期翻修的结果

Jackson 等对文献进行了回顾，以确定一期翻修治疗人工髋关节感染的效果。他们共纳入了 12 项研究的将近 1300 个病例，平均随访 5 年（图 49.1）[7]。几乎所有（99%）病例均使用了抗生素骨水泥，但术后抗生素的使用却各有不同。结果有 83%的病例在最后一次随访时未出现感染复发[7]。他们认为和一期翻修成功有关的因素包括：① 初次全髋关节置换术后没有伤口并发症；② 患者健康状况良好；③ 致病菌对甲氧西林敏感；④ 致病菌对骨水泥中的抗生素敏感。而和失败有关的因素包括：① 多重细菌感染；② 革兰氏阴性菌（尤其是假单胞菌属）感染；③ 耐甲氧西林的致病菌感染。

人工膝关节一期翻修的结果

据报道，一期翻修治疗膝关节假体周围感染的成功率为 73%～95%[2]。由 von Foerster 等发表的最早且病例数最大（$n=104$）的一项研究结果并不令人满意，但最近很多研究的感染清除率已较前有了明显的进步（表 49.3）[2]。一篇来自美国的文献对全部 8 项研究进行了回顾，其中共纳入了 37 个膝，至最近一次随访时有 33 例（89%）术后感染未复发[2]。

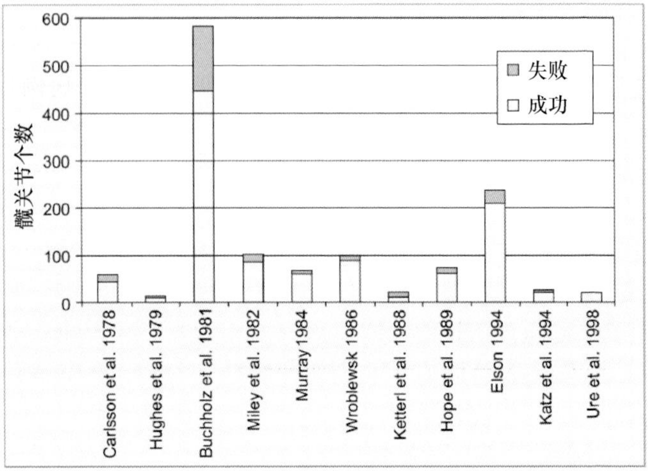

图 49.1　已发表的髋关节假体周围感染一期翻修的报道[7]

表 49.3　已发表的膝关节假体周围感染一期翻修的结果(Singer Corr 2012)

研究	病例数	随访时间(月)	感染控制率	评分	关节屈曲范围
von Foerster 等	104	75.5	73.1%	—	—
Lu 等	8	20.1	87%	—	
Goksan 和 Freeman	18	60	89%	—	87°
Buechel 等	21	122.4	91%	79.5 分(新泽西骨科医院膝关节评分)	—
Sofer 等	15	18.4	93%	116.4 分(膝关节学会评分)	—
目前的研究	63	35.9	95%	144.1 分(膝关节学会评分)	114°

存在的争议

- 一期翻修时植骨:活动性感染时异体骨植骨的使用存在争议,因为植骨块在理论上反而会成为致病菌寄居的场所[12]。但在很多化脓性人工关节翻修的病例中往往存在明显的骨缺损,使术者难以重建一个稳定的关节。Winkler 等对人工髋关节感染使用带抗生素异体骨和非骨水泥假体进行一期翻修,平均随访 4 年,92%(34/37)髋关节的感染获得治愈,失败的 3 例中有 2 例通过第二次一期翻修获得治愈[13]。RuDelli 等报道了他们一期翻修治疗 PJI 过程中植骨的经验。虽然他们病例中的髋臼侧和股骨侧均存在一定骨缺损,但术后平均 8 年的随访提示仅有 2 例(6.2%)感染复发[14]。
- 关节内注射抗生素:理论上,抗生素骨水泥中抗生素的释放会随着时间而逐渐减少,且仅有骨水泥表面的抗生素粉末具有生物学活性[15]。Whiteside 等在一期翻修时通过中心静脉导管直接向关节注射抗生素,结果关节液中抗生素的浓度是抗生素占位器或静脉使用的数百倍,术后未见副作用且成功率达到了 95%[16]。另外,该方法也使得医生可以选择非骨水泥型假体进行翻修,这也是他们团队下一步研究的方向。最近,他们发表了包括 30 例感染 THA 的病例报道,21 例采用一期翻修,9 例急性感染采用清创和更换股骨头/衬垫,所有病例予关节内注射抗生素 6 周,平均随访 63 个月,95%(20/21)一期翻修未再发感染,9 例急性感染患者通过该方法治疗均获得成功[17]。由于该方法还没有被其他医疗机构发表或重复出类似的结果,故采用时应持谨慎态度。
- 骨水泥型和非骨水泥型重建:一期翻修经典的基本原则就是通过使用抗生素骨水泥来获得超出治疗浓度的抗生素局部浓度[4]。由于长期生存率的改善,目前的治疗更趋向于在髋臼侧和股骨侧均使用非骨水泥固定[18],但这会使得医生面临一个进退两难的局面:在不用骨水泥的情况下能否取得一期翻修的成功? Yoo 等对 12 例 PJI 使用了非骨水泥型假体进行翻修,平均随访 7 年,仅有 1 例(8%)感染复发和 1 例(8%)因无菌性松动而失败[19]。Oussedik 等则在髋臼侧使用非骨水泥重建,股骨侧采用 PALACOS R 庆大霉素骨水泥重建,全部 11 例在术后 7 年随访时的生存率为 100%[1]。Whiteside 等则采用非骨水泥重建和关节内注射抗生素的方法治疗膝关节假体周围感染,获得了满意的效果:全部 18 例耐甲氧西林金黄色葡萄球菌感染的病例中仅 1 例感染复发[16]。

- 一期翻修治疗慢性感染:随着一期翻修治疗 PJI 成功率的提高,一些作者尝试通过这种方法治疗慢性人工关节假体周围感染。Haddad 对一期翻修禁忌证(类似表 49.1)病例进行了研究,有 28 例慢性 TKA 的 PJI 病例采用了一期翻修[20],至少随访 5 年,所有患者均未再发感染,同时采用二期翻修治疗组的感染复发率为 7%(5/74)。这就带来一个问题,即一期翻修的指征是否可以在上述基础上予以拓展。Jenny 报道了 47 例 TKA 术后慢性 PJI 病例,所有患者均采用一期翻修[21],至少 3 年随访,仅有 6%(3/47)患者再次出现感染,成功率为 94%。

(译者:陈晓勇　朱锦宇　审校:朱锦宇)

参考文献

1. Oussedik SI, Dodd MB, Haddad FS. Outcomes of revision total hip replacement for infection after grading according to a standard protocol. J Bone Joint Surg Br. 2010;92:1222-6.
2. Singer J, Merz A, Frommelt L, et al. High rate of infection control with one-stage revision of septic knee prostheses excluding MRSA and MRSE. Clin Orthop Relat Res. 2012;470:1461-71.

3. Jamsen E, Stogiannidis I, Malmivaara A, et al. Outcome of prosthesis exchange for infected knee arthroplasty: the effect of treatment approach. Acta Orthop. 2009;80: 67-77.
4. Buchholz HW, Elson RA, Engelbrecht E, et al. Management of deep infection of total hip replacement. J Bone Joint Surg Br. 1981;63:342-53.
5. Wroblewski BM. One-stage revision of infected cemented total hip arthroplasty. Clin Orthop Relat Res. 1986:103-7.
6. Hunter GA. The results of reinsertion of a total hip prosthesis after sepsis. J Bone Joint Surg Br. 1979;61:422-3.
7. Jackson WO, Schmalzried TP. Limited role of direct exchange arthroplasty in the treatment of infected total hip replacements. Clin Orthop Relat Res. 2000;101-5.
8. Callaghan JJ, Katz RP, Johnston RC. One-stage revision surgery of the infected hip. A minimum 10-year followup study. Clin Orthop Relat Res. 1999;139-43.
9. Ure KJ, Amstutz HC, Nasser S, et al. Direct-exchange arthroplasty for the treatment of infection after total hip replacement. An average ten-year follow-up. J Bone Joint Surg Am. 1998;80:961-8.
10. Hanssen AD, Osmon DR. Assessment of patient selection criteria for treatment of the infected hip arthroplasty. Clin Orthop Relat Res. 2000;91-100.
11. Wolf CF, Gu NY, Doctor JN, et al. Comparison of one and two-stage revision of total hip arthroplasty complicated by infection: a Markov expected-utility decision analysis. J Bone Joint Surg Am. 2011;93:631-9.
12. Schutzer SF, Harris WH. Deep-wound infection after total hip replacement under contemporary aseptic conditions. J Bone Joint Surg Am. 1988;70:724-7.
13. Winkler H. Rationale for one-stage exchange of infected hip replacement using uncemented implants and antibiotic impregnated bone graft. Int J Med Sci. 2009;6:247-52.
14. Rudelli S, Uip D, Honda E, et al. One-stage revision of infected total hip arthroplasty with bone graft. J Arthroplasty. 2008;23:1165-77.
15. Seeley SK, Seeley JV, Telehowski P, et al. Volume and surface area study of tobramycin-polymethylmethacrylate beads. Clin Orthop Relat Res. 2004;298-303.
16. Whiteside LA, Peppers M, Nayfeh TA, et al. Methicillin-

resistant *Staphylococcus aureus* in TKA treated with revision and direct intra-articular antibiotic infusion. Clin Orthop Relat Res. 2011;469:26-33.

17. Whiteside LA, Roy ME. One-stage revision with catheter infusion of intraarticular antibiotics successfully treats infected THA. Clin Orthop Rel Res. 2017; 475:419-29.
18. Iorio R, Healy WL, Presutti AH. A prospective outcomes analysis of femoral component fixation in revision total hip arthroplasty. J Arthroplasty. 2008;23:662-9.
19. Yoo JJ, Kwon YS, Koo KH, et al. One-stage cementless revision arthroplasty for infected hip replacements. Int Orthop. 2009;33:1195-201.
20. Haddad fS, Sukelk M, Alazzawi S. Is single-stage revision according to a strict protocol effective in treatment of chronic knee arthroplasty infection? Clin Orthop Rel Res. Jan 2014;473:9-14.
21. Jenny JY, Barbe B, Gaudlias J, et al. High infection control rate and function after routine one-stage exchange for chronically infected TKA. Clin Orthop Rel Res. Jan 2013; 471:238-43.

第 50 章

关节切除成形术

（著者：Daniel S Mangiapani，Pouya Alijanipour）

当前的证据

定义

关节切除成形术（Girdlestone 手术）最初是指通过切除股骨近端和髋臼外侧来治疗结核性化脓性关节炎、晚期髋关节骨关节炎和髋关节强直[1-6]。现在的很多医生虽然声称使用了“Girdlestone 手术”的方法，但实际上他们取出假体的方法和 Murray 等在 1964 年描述的方法更为接近[7]。

随着关节外科技术的不断发展，关节切除成形的理念已经发生了变化，关节切除成形术的适应证明显更窄了，目前更多是指取出关节假体和骨水泥。虽然人工关节假体周围感染（periprosthetic joint infections，PJI）的治疗取得了很大的进步，关节切除成形术仍是治疗失败或复发性 PJI，以及有内科合并症、功能要求低，无法耐受翻修手术患者的终极方法。

适应证

关节切除成形术是用于治疗持续性 PJI 的一种挽救性手术，主要适用于以下情况[8,18]：

- 耐药菌导致的反复 PJI 经反复二期翻修手术失败；
- 抑菌治疗无效；
- 身体条件较差导致不适合行假体二次植入手术，包括：严重免

疫缺陷、滥用静脉药物和(或)骨量不足无法满足假体固定;

- 软组织覆盖条件较差;
- 无行走能力或行走能力受限;
- 患者的个人倾向。

禁忌证

上肢力量不足导致无法使用助行器被认为是关节切除成形术的相对禁忌证[2]。因为Girdlestone手术的术后早期常存在一定的并发症和死亡率,故不推荐健康状况非常差的患者接受该手术[5,8]。

手术原则和术中策略

手术本身的难度和将要取出的假体有关。手术入路应采用以往的手术瘢痕,必要时将窦道一并切除。手术最重要的部分是将感染的骨和软组织予以充分清除[3]。去除假体和包括骨水泥在内的所有异物时应特别小心,以免造成医源性软组织和骨的损伤。在取出骨水泥时可能需要灵活采用大转子截骨或其他手术技术。这些感染通常较为顽固,因此需要取多处样本进行包括真菌和其他非典型微生物在内的培养。通常情况下,尽量靠近近端截骨可以减少下肢短缩的可能,且有利于术后功能的恢复[3]。磨锉髋臼直至骨松质可见出血。股骨近端和髋臼边缘的锐利骨缘应尽量磨平,以减少相邻的骨和软组织之间撞击导致的疼痛[3]。由于假体取出后可能存在死腔,故需延长术后伤口引流的时间,但仍需要早期闭合伤口。不论如何,正确地闭合伤口非常重要,必要时可请整形外科医生予以协助。术后还应请感染科医生会诊来指导抗生素的治疗方案。

过去,患者术后需牵引3～4周,并逐步行主动和被动关节活动锻炼。术后患肢严格限制负重,4～6周后再逐渐恢复下肢负重。患者术后通常需要矫形鞋来纠正双下肢长度的差异。有研究证明,这类患者行走时能量的消耗是正常人的2.5倍,甚至超过了膝上截肢的患者[9]。他们可能会因为Trendelenburg样步态而很容易感觉疲劳，故需要手杖或拐杖来辅助行走[2,10]。

结果

医生应在术前向患者详细告知 Girdlestone 手术可能达到的效果[19]。通常几乎 90%的患者疼痛会减轻[2]，但各个研究的结果可能有所不同。有报道认为，人工全髋关节感染行假体取出术后有高达 76%的患者仍有持续性中重度疼痛[4]。患者术后可能出现最长达 6cm 的明显肢体短缩。85%～90%的患者行走时需要辅助工具[2,5]，有两则报道认为，有 9%（3/33）[2] 和 40%（4/10）[8]患者分别在平均随访 6.2 年和 3.7 年时仍无法脱离轮椅。尽管如此，在感染已完全清除且患者身体条件允许的情况下，将来仍有继续行人工关节手术的可能。

据报道，关节切除成形术后 13 年时的死亡率为 58%，但值得注意的是，其中超过半数患者的死亡发生在术后第 1 年[8]。最近，Malcolm 等[20]报道术后 90 天死亡率为 11%，主要并发症发生率为 34%。初次和翻修 THA 手术的死亡率明显更低，分别为 1.0%和 2.6%[21]。另外，关节切除成形术的并发症发生率明显高于初次 THA[22]。影响患者术后恢复的因素主要包括：大量失血、持续伤口渗液、牵引导致的并发症（耐受不佳、腓总神经损伤、肌肉挛缩、关节强直和针孔感染）、长期卧床导致的并发症（压疮、尿路感染、肺炎和失用性萎缩）和抑郁[8]。

表 50.1 中列举了关节切除成形术治疗 PJI 的临床报道结果。因为内外科治疗技术已较过去明显进步，最近病例报道中的感染清除率和患者满意度也获得了明显提高，但疼痛和功能结果却难以令人满意。各个研究结果产生的明显差异可能和研究者对功能的定义和患者特点不同有关。虽然患者的术后疼痛能获得一定程度的减轻，但遗留的不适仍可能需要止痛治疗。有人认为，Girdlestone 手术治疗人工髋关节感染的效果不及非感染性 THA 失败的病例[3,20]，但该结论尚需要前瞻性随机研究来证实[4]。

表 50.1　目前关于关节切除成形术治疗 PJI 的临床报道

作者	发表时间	样本量*	随访时间（月）	感染控制率	疼痛控制率	功能结果	患者满意率
Sharma[8]	2005	23	48(6～156)	100%	50%无痛;40%轻中度疼痛;10%明显疼痛	10%使用 1 根拐杖;10%使用 2 根拐杖;50%使用助行器;30%使用轮椅	70%满意;10%一般;20%不满意
Castellanos[5]	1998	78	60(12～240)	85.9%	83%疼痛控制满意	40%需要 1 根拐杖;52%需要 2 拐杖;8%无法行走	不详
Ballard[4]	1995	29	96(12～756)	96%	29.6%无痛;51.9%疼痛且疲劳;11%负重时疼痛;7.4%休息时疼痛	100%可以行走;14.8%活动无受限;其他患者平均行走 2.7 个街区	99.6%
Böhler[12]	1991	20	46.6(12～?)	92%	95%无痛或偶有疼痛	Harris 评分平均由 25 分提高到 53 分	100%
Grauer[3]	1989	33	45.6(24～126)	90.9%	36.4%良好;33.3%一般;30.3%差	27.3%良好;73.7%差	不详
Herzog[13]	1989	51	不详(25～190)	88.2%	45.3%无痛;45.3%偶有疼痛	不详	不详
Kantor[9]	1986	41	47(12～120)	不详	93%偶有疼痛但并不严重	4.8%无需辅助工具;83%很少或没有行走	不详

续表

作者	发表时间	样本量*	随访时间（月）	感染控制率	疼痛控制率	功能结果	患者满意率
Bourne[2]	1984	33	74.4(36～156)	97%	91%对疼痛缓解满意	6.1%无需辅助；15.1%长途步行需要拐杖；30.3%需要单拐；33.3%需要双拐（手杖或腋杖）；6.1%需要助行器	33.3%非常满意；45.5%满意；21.2%不满意
McElwaine[14]	1984	22	不详(15～108)	不详	59.1%无痛；40.9%活动时疼痛	4.5%步行改善；40.9%保持术前的活动水平；54.6%仅限于室内活动或完全卧床	36.4%满意；73.6%不满意
Ahlgren[15]	1980	27	40.8(12～68)	70.4%	66.7%无痛；26.0%负重时轻度疼痛或偶有疼痛；7.3%负重时严重疼痛	81.5%可室外独立行走；11.1%需要他人帮助；7.4%需要轮椅	96.3%
Petty[16]	1980	21	34.8(12～98)	76%	76%中重度疼痛	100%可在辅助下行走	15%满意
Clegg[17]	1977	30	不详(12～72)	80%	40%无痛；46.7%中度疼痛	100%需要辅助下行走；10%需要长距离行走	不详

* 仅列出了关节切除成形术治疗 PJI 的数据

存在的争议

- 为了减少感染复发的风险并改善临床结果,尤其是在可能造成广泛骨缺损的情况下,是否必须彻底去除骨水泥仍存在一定争议。一些作者认为,为了控制感染应该完全去除骨水泥[9],但也有一些作者认为并不必要[2,4]。术者应该根据患者个体情况决定是否需要彻底去除骨水泥。
- 伴有严重骨和软组织缺损的复发性 PJI 治疗方案仍不明确。一些作者认为,假体的取出会造成更多的组织缺损,因此应该再次植入人工关节假体,这样有利于患者获得更好的术后功能[3]。但这样的处理方式需要更为复杂的技术且可能出现更多的并发症[11],也更易导致 PJI 的复发。
- 术后牵引的使用仍有争议。一些早期研究推荐应在术后行骨牵引 3～4 周[2-3],其他研究认为皮牵引也能达

注意事项

1. 术者应在术前备好所有取出假体或骨水泥可能用到的工具。
2. 应对组织的切除和保留谨慎权衡。仔细去除感染组织是清除感染的关键,但有活力的软组织和骨质则应予以保留,有利于患者获得满意的术后稳定和功能结果。
3. 术前改善患者健康状况可以减少术后的并发症并降低死亡率,但对于全髋关节置换感染的病例则效果有限。
4. 为了获得最好的治疗效果,应该和感染科、整形科、康复科和社区专业人员进行协作。

Rothman 研究所的经验

1. 我们推荐在 PJI 病例的 Girdlestone 术后使用引流。
2. 伤口持续渗液或既往存在伤口渗液病史的情况下,推荐使用封闭负压引流。
3. 我们在术后不使用皮牵引或骨牵引。
4. 推荐患者早期活动,以避免围术期并发症。
5. 可以通过社会工作者的介入来改善患者的生活质量。

到类似的效果[5]。还有一些作者甚至对所有牵引方法的效果均提出了质疑。

（译者：陈晓勇　审校：朱锦宇）

参考文献

1. Girdlestone GR. Acute pyogenic arthritis of the hip: an operation giving free access and effective drainage. 1943. Clin Orthop Relat Res. 2008;466:258-63.
2. Bourne RB, Hunter GA, Rorabeck CH, et al. A six-year follow-up of infected total hip replacements managed by Girdlestone's arthroplasty. J Bone Joint Surg Br. 1984;66:340-3.
3. Grauer JD, Amstutz HC, O'Carroll PF, et al. Resection arthroplasty of the hip. J Bone Joint Surg Am. 1989;71:669-78.
4. Ballard WT, Lowry DA, Brand RA. Resection arthroplasty of the hip. J Arthroplasty. 1995;10:772-9.
5. Castellanos J, Flores X, Llusà M, et al. The Girdlestone pseudarthrosis in the treatment of infected hip replacements. Int Orthop. 1998;22:178-81.
6. Haw CS, Gray DH. Excision arthroplasty of the hip. J Bone Joint Surg Br. 1976;58:44-7.
7. Murray WR, Lucas DB, Inman VT. Femoral head and neck Resection. J Bone Joint Surg Am. 1964;46:1184-97.
8. Sharma H, De Leeuw J, Rowley DI. Girdlestone resection arthroplasty following failed surgical procedures. Int Orthop. 2005;29:92-5.
9. Kantor GS, Osterkamp JA, Dorr LD, et al. Resection arthroplasty following infected total hip replacement arthroplasty. J Arthroplasty. 1986;1:83-9.
10. Pagnano MW, Trousdale RT, Hanssen AD. Outcome after reinfection following reimplantation hip arthroplasty. Clin Orthop Relat Res. 1997;338:192-204.
11. Charlton WPH, Hozack WJ, Teloken MA, et al. Complications associated with reimplantation after girdlestone arthroplasty. Clin Orthop Relat Res. 2003;407:119-26.
12. Böhler M, Salzer M. Girdlestone's modified resection arthroplasty. Orthopedics 1991;14:661-6.

13. Herzog T, Link W, Engel S, et al. Resection arthroplasty: middle- and long-term results. Arch Orthop Trauma Surg. 1989;108:279-81.
14. McElwaine JP, Colville J. Excision arthroplasty for infected total hip replacements. J Bone Joint Surg Br. 1984;66: 168-71.
15. Ahlgren SA, Gudmundsson G, Bartholdsson E. Function after removal of a septic total hip prosthesis. A survey of 27 Girdlestone hips. Acta Orthop Scand. 1980;51:541-5.
16. Petty W, Goldsmith S. Resection arthroplasty following infected total hip arthroplasty. J Bone Joint Surg Am. 1980;62: 889-96.
17. Clegg J. The results of the pseudarthrosis after removal of an infected total hip prosthesis. J Bone Joint Surg Br. 1977; 59:298-301.
18. Wroblewski BM. Girdlestone pseudarthrosis for a failed total hip arthroplasty. Revision surgery in total hip arthroplasty. 1990; pp. 217-9.
19. de Laat EA, van der List JJ, van Horn JR, et al. Girdlestones pseudarthrosis after removal of a total hip prosthesis; a retrospective study of 40 patients. Acta Orthop Belg. 1991;57:109-13.
20. Malcolm TL, Gad BV, Elsharkawy KA, et al. Complication, survival, and reoperation rates following girdlestone resection arthroplasty. J Arthroplasty. 2015;30: 1183-6.
21. Soohoo NF, Farng E, Lieberman JR, et al. Factors that prevdict short-term complication rates after total hip arthroplasty. Clin Orthop. 2010;468:2363.
22. Mahomed NN, Barrett JA, Katz JN, et al. Rates and outcomes of primary and revision total hip replacement in the United States medicare population. J Bone Joint Surg Am. 2003;85:27-32.

第51章

髋、膝关节假体周围感染时固定良好假体的取出

（著者：R Andrew Henderson，
Gregory K Deirmengian）

人工髋关节假体

介绍

髋关节假体周围感染采用二期翻修手术需要在术前就进行详尽的规划并逐步实施。要想手术的第二阶段成功地再次植入假体，清除感染和减少骨量丢失就显得非常重要。但在临床的很多感染病例中，很多假体组件仍然固定得非常牢固而难以将其取出，这就需要手术医生进行详尽的术前规划和谨慎的术中操作。本章主要对人工关节假体周围感染（periprosthetic joint infection，PJI）病例取出髋关节假体的要点进行回顾。

术前计划

固定良好的髋关节假体的取出需要使用特殊设计的器械和专用工具，所以要想高效、成功地完成手术，详细的术前计划不可或缺[1]，还必须充分了解现有可用的翻修工具（图51.1）。对于人工髋关节置换的病例，应在术前尽量获得以往的手术记录和假体标签，以确认假体的尺寸和品牌。术者可以通过这些信息准备合

适尺寸的螺丝刀取出臼杯螺丝钉、髋臼衬垫,以及可以取出股骨和髋臼组件的专用把持器。对于非骨水泥型股骨假体,术者还应对股骨假体表面的骨长入进行充分的评估,并在必要时做好大转子延长截骨(extended trochanteric osteotomy,ETO)的准备。

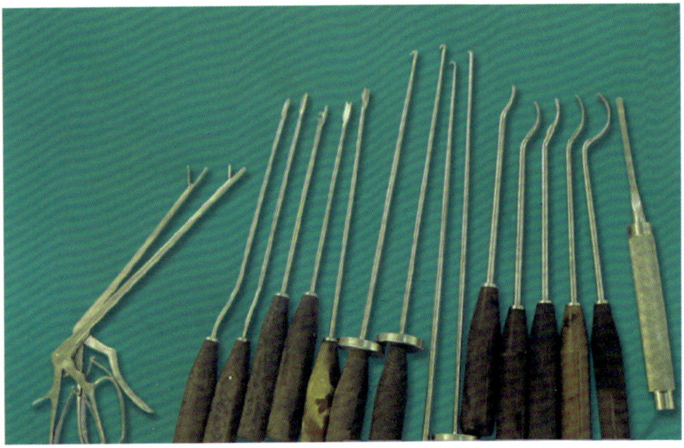

图 51.1 图中为我们研究所用来取出髋、膝关节假体的常规手动工具。从左向右依次为:髓核钳 2 把、骨水泥骨刀 5 把、反向刮匙 4 把、髋臼弧形骨刀 5 把、小骨刀 1 把

手术的显露

将固定良好的假体取出是这些 PJI 病例翻修时最为困难的部分,取出假体时造成的骨丢失可能会对后期重建手术方案的选择造成影响。充分显露对于安全有效地取出假体组件非常重要[2]。对于髋关节置换的病例来说,可采用后侧入路或改良 Hardinge 入路,这两种入路均可以对股骨和髋臼实现直接且广泛的显露。这便于术中必要时延长切口以进一步行 ETO。如果采用之前的微创切口,则可能不仅无法彻底切除滑膜和清创,还会影响术者在保留骨量的情况下顺利取出假体。

髋关节假体组件的取出

> **Rothman 研究所的经验**
>
> 1. 细致的术前计划对于成功而有效地取出假体非常重要。
> 2. 取出股骨假体时建议使用包括 ETO 在内的扩大显露的方法。
> 3. 在植入占位器之前用钢丝将 ETO 的骨块复位固定。

手术显露之后即可将假性包膜和滑膜切除，将髋关节脱位并取下股骨头，从而获得更好的手术视野。随后即开始准备取出髋臼假体组件。首先，需咬除增生的骨赘和软组织，以完全显露臼杯和其下骨床的交界面。然后再取出髋臼内衬。如果内衬为金属和陶瓷材料，则有取出假体的专用工具。

虽然聚乙烯衬垫的取出可以使用骨刀，但还可以借助髋臼螺钉更为方便有效。首先垂直于内衬边缘钻孔直至达到下方的臼杯，再经由该孔拧入 40 mm 的髋臼螺钉。在螺钉尖接触髋臼杯以后，继续拧入螺钉即可将聚乙烯内衬和臼杯分离，最后徒手即可将内衬取出(图 51.2)。

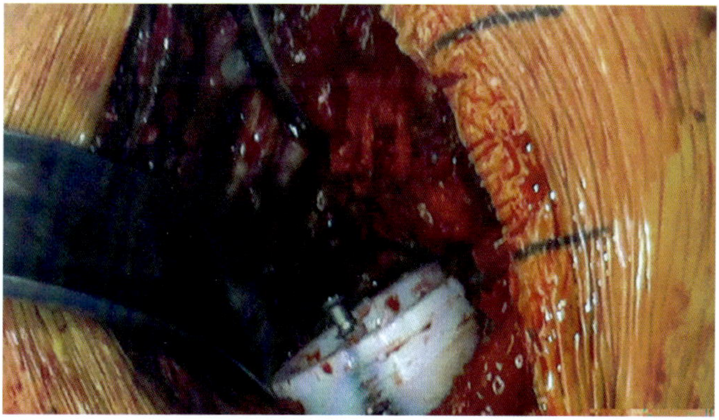

图 51.2　用螺钉取出髋臼内衬。用 1 枚标准的髋臼固定螺钉拧入聚乙烯衬垫，待螺钉尖和臼杯接触后，继续拧入螺钉即可将内衬与臼杯分离

取出内衬后，再通过相应尺寸的螺丝刀将臼杯上的螺钉拧出。需特别关注术前影像和既往的手术记录，以避免在仍有螺钉的情况下将臼杯取出。

取出非骨水泥型髋臼杯时需要使用专用工具来减少骨缺损[2]。此时常需要用到不同大小的弯头髋臼凿(图51.1)。使用髋臼凿时，应使其紧贴臼杯的背侧，以免敲入髋臼凿时造成不必要的骨量丢失(图51.3)。取出髋臼假体还可以采用捷迈取出系统(Zimmer Explant System)(图51.4)。这种组合式工具带有两种长度的锋刃，可以和不同髋臼杯(外径)和内衬(内径)尺寸相匹配。将试模内衬或是刚取出的原有内衬放回髋臼杯，根据与之匹配的股骨头大小和臼杯外径来组装捷迈取出系统。将该装置的球头置于臼杯内的试模内衬中，先用短刃将臼杯和下方的骨床环形分离，再用长刃重复该步骤。在此过程中，术者必须保持足够的耐心并循序渐进直至假体明显松动。如果假体没有明显松动时就试图取出假体，则可能导致髋臼大量骨丢失或骨折。假体的取出可以使用骨揞或其专用的把持器(图51.5)。

注意事项

1. 如未能充分准备专用工具不仅事倍功半，还更易出现错误。
2. 取出假体时应避免使用超薄的软骨刀。
3. 如未能完全分离骨质和骨水泥就试图取下假体，可能造成不必要的骨量丢失。
4. 如果取出假体时骨量丢失过多，会影响后期假体再次植入时的手术选择。

通常，骨水泥型聚乙烯髋臼假体很容易通过骨刀取出，再用骨刀将其背侧的骨水泥一点点地小心取出。或者使用一系列髋臼锉渐次增大地磨锉聚乙烯和背侧的骨水泥[3]，但使用该方法时应避免磨锉时未能保持同心圆而损失了髋臼骨量。

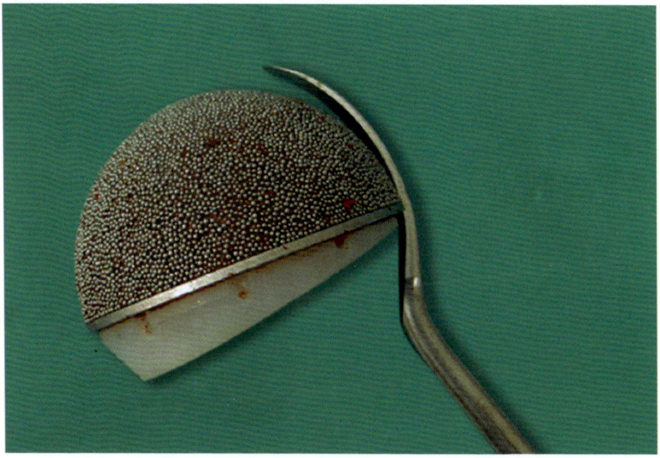

图 51.3　使用弯头骨刀将髋臼杯的背侧和周围骨质分离，如未能将弯头骨刀和假体背面紧贴，就可能造成骨量丢失

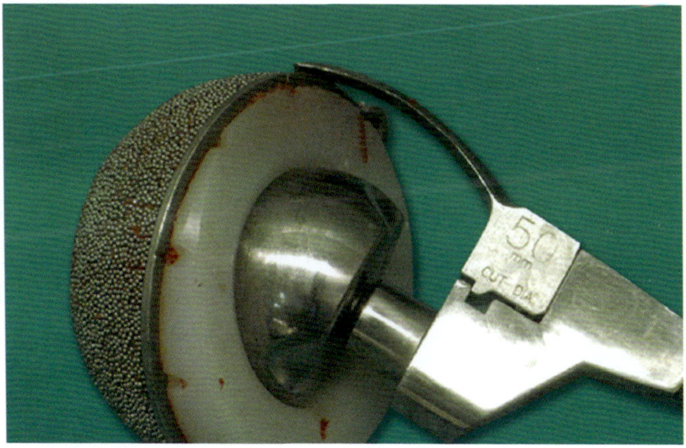

图 51.4　捷迈取出系统可用于取出固定良好的髋臼假体。该装置上的 32 mm 球头和直径 32 mm 的聚乙烯内衬匹配，长刃的外形则可以和 50 mm 外径的臼杯贴合。将该装置沿边缘旋转，并将长刃缓慢插入臼杯的顶端直至臼杯明显松动，从而最大可能避免了骨量丢失

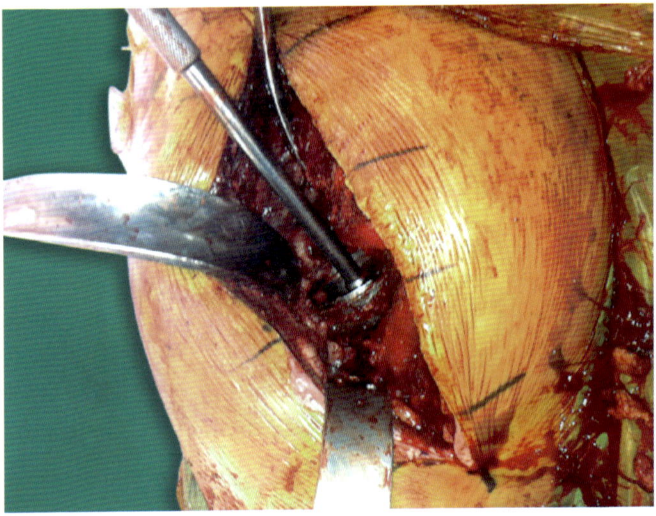

图 51.5　使用专用的髋臼把持器,可轻松地将松动的假体取出

非骨水泥型股骨假体的取出也应保持循序渐进。和取出髋臼假体的步骤相同,首先要去除增生的软组织和骨赘以充分显露假体和骨质的交界面。应充分小心去除假体外侧肩部阻挡的所有骨质,我们在进行该步骤时多使用 5 mm 高速磨钻来操作。如果未能清除肩部阻挡的骨质,则会在取出假体时造成大转子骨折。对于近端骨长入的假体,可使用笔式或 2 mm 的高速磨钻将假体近端和周围的骨质分离(图 51.6)。我们不建议使用超薄弹性骨刀,因为这可能导致医源性股骨骨折和断裂。然后再将专用把持器或通用的拔除器安装在假体上,施以反向力拔出假体。如果使用中等程度的力量仍无法拔出假体,则继续使用磨钻向远端分离假体表面长入的骨质。如果经过上述步骤仍无法取出假体,则需要行 ETO 来扩大显露。

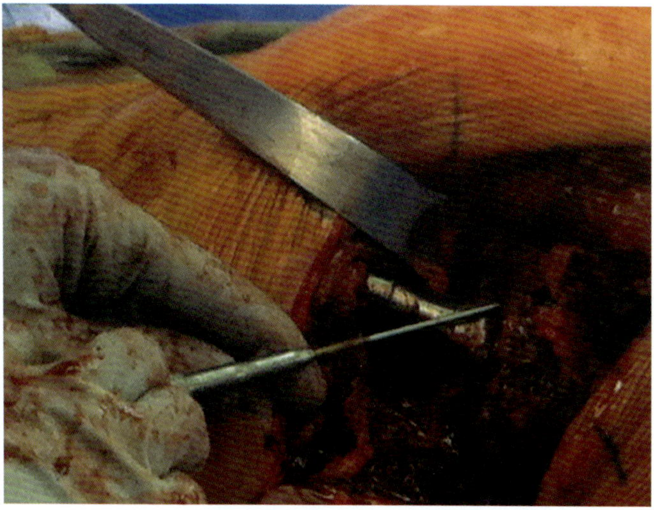

图 51.6　使用高速尖头磨钻将股骨柄周围长入的骨质分离

而对于骨水泥型假体和远端固定骨长入的假体，我们推荐通过 ETO 进行显露[4]。在没有充分显露的情况下试图取出这些假体往往会导致医源性股骨骨折和皮质穿孔。在进行 ETO 之前，骨水泥型的股骨柄往往很容易从骨水泥套中取出，然后再用专用铰刀一点点地取出骨水泥。取出骨水泥塞时同样应注意避免骨折和穿孔。我们推荐使用 X 型铰刀或超声刀进行上述操作[5-7]。最后将 ETO 形成的骨块复位，并在植入占位器之前用钢丝捆绑固定(图 51.7)。取出远端固定的非骨水泥型假体最为困难，通常最好的办法是截断股骨柄(可用金刚头磨钻或切割金属磨钻)，取出近端部分，再用空心的环钻分离假体远端的圆柱形部分(图 51.8 A 和 B)。

在记录手术要点时应详细描述股骨和髋臼骨缺损的程度和部位，以为将来重建时假体的选择提供参考。

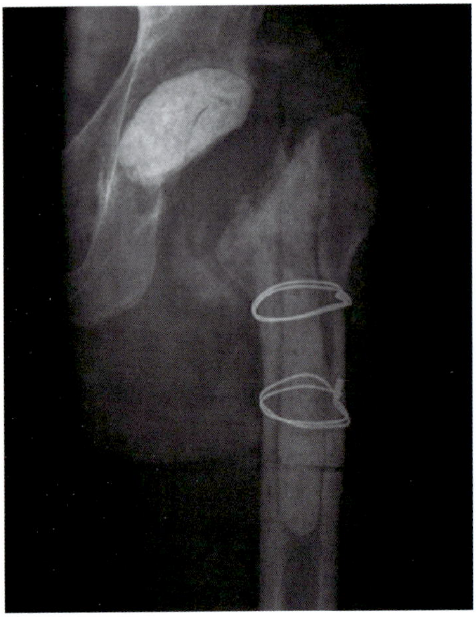

图 51.7 术后放射学影像提示,在取出感染的人工关节假体后,用钢丝对 ETO 进行修复

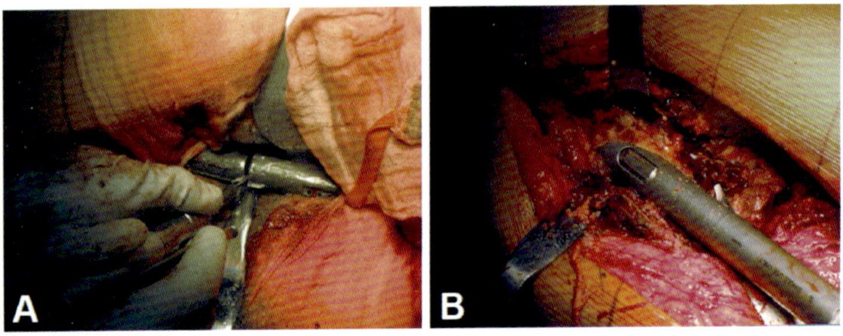

图 51.8 A 和 B 对远端适配长入的股骨柄采用高速碳化钻头锯断(A),股骨柄的远端部分使用合适大小的环钻分离取出(B)

小结

对于大多数人工关节假体周围感染的病例来说，取出假体对成功治疗至关重要。这一步骤确定了后续重建方案的选择。仔细的术前计划、充分的手术显露和谨慎的术中操作对成功取出假体至关重要。

人工膝关节假体

介绍

本节对人工关节假体周围感染(periprosthetic joint infection，PJI)条件下膝关节取出的主要步骤进行回顾。对于膝关节置换的病例，则建议采用髌旁内侧延长入路，必要时还可以在保护伸膝装置的同时通过股四头肌成形、胫骨结节截骨或其他方法来扩大显露。而经股肌入路或股肌下入路则应尽量避免，因为这些入路会影响清创和滑膜的彻底切除，也不利于在保留骨量的情况下顺利取出假体。对每一例疑似或明确的 PJI 病例需进行多个组织和关节液样本的培养，包括在显露伸膝装置后且切开关节前抽取的关节液，以及留取滑膜、股骨髓腔和胫骨髓腔的样本。

膝关节假体的取出

打开关节腔后彻底切除滑膜有助于显露、软组织松解和减少生物负载。该步骤需要在伸膝、充分放松伸膝装置的情况下进行。清理股骨髁上区域的内外侧沟也有助于伸膝装置的松解，此处常常会出现瘢痕化而难以在取出假体时安全地活动关节来实现半脱位。在完成滑膜切除和伸膝装置松解以后，即可将聚乙烯衬垫取出。术者在术前了解聚乙烯衬垫的锁定机制就显得非常重要，否则仅在取出聚乙烯衬垫上就要花费很多时间。有些胫骨假体为一个整体,以避免聚乙烯组件单独活动。还有一些聚乙烯组件具有边缘锁定机制,而使其很难在前后方向上移动。此外,还有部分的聚乙烯衬垫由插销或螺钉将其固定于胫骨假体上,因此需要将这些装置先行取出。在极少数情况下,还需要将聚乙烯衬垫的立柱横行锯断才能显露插销或螺钉。虽然有时可以用专用工具将聚乙烯衬垫取出,但通常可能只需将骨刀插入聚乙烯和胫骨假体之间即可将衬垫取出(图 51.1)[8]。

Rothman 研究所的经验
1. 细致的术前计划对于成功而有效地取出假体非常重要。 2. 必要时采用可延长的手术入路,同时谨慎处理伸膝装置(例如股四头肌斜切)。 3. 将假体与周围的骨和骨水泥分离直至松动,这样仅需轻微外力就可以将假体取出。 4. 去除髌骨假体时应特别小心,以避免损伤伸膝装置。

随后将膝关节置于屈曲位,充分显露假体和骨质周缘的交界面。在显露允许的情况下,我们推荐首先去除股骨假体。可用薄的摆动锯、线锯或骨刀分离股骨假体前翼的下方,分别从内、外侧更容易将股骨假体的前侧和远侧的骨质分离(图 51.9)。但假体后方的分离就要困难得多,如使用小而薄的弧形骨刀会更为容易。如果是不带延长杆的假体,术者需要保持足够的耐心直至确认假体完全松动且可以用手轻松取下为止,否则就可能导致大量骨缺损或髁部骨折。

取出胫骨假体的方法与股骨侧类似。用薄的摆动锯从胫骨假体的内侧下方将骨水泥和骨质分离(图 51.10),我们不建议在胫骨假体的外侧下方使用摆动锯,否则可能会意外损伤髌腱。最后再用窄而薄的直骨刀来将胫骨假体下方的骨质完全分离,注意切勿损伤周围的软组织结构。通常后外侧角是最难分离的区域,此时可由后内侧逐渐向后外侧分离(图 51.11)。一旦胫骨假体下方完全分离后,则可用骨搭和骨锤顶住胫骨假体的下表面将其反向敲出。为了不影响胫骨假体的取出,将股骨和髌骨充分牵开时

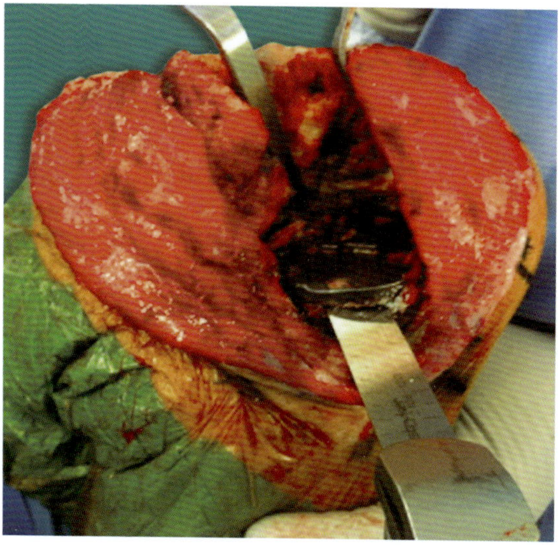

图 51.9　用薄的摆动锯自骨水泥下方分离胫骨假体

应非常小心，以免造成对这些结构造成损伤[1]。如有需要，可用小骨刀在内侧皮质骨开窗，进而从骨水泥的下方将假体纵向敲出。还可于膝关节伸直位时进行该操作，以避免初次分离骨水泥界面时胫骨底托和股骨后髁发生撞击。再用小直径铰刀打通胫骨和股骨髓腔，可用磨钻、骨刀和刮匙去除残余的骨水泥。对于骨水泥型延长杆，使用超声刀可以避免医源性骨折和髓腔穿孔[5-7]。需要再次强调的是，有时感染仅位于髓腔内，需要从股骨和胫骨髓腔留取组织进行培养。

髌骨假体的取出常被视为最容易的部分，但稍有不慎也会导致灾难性的后果[8]。显露假体和骨质的交界面，伸膝位时翻转髌骨，用薄的摆锯将假体和骨质分离。此时，术者必须注意将锯片和假体的下表面紧贴并保持平行，以避免不必要的骨丢失或伸膝装置的损伤（图 51.12）。如果方法得当，锯片会将聚乙烯假体的固定桩锯断，并将之留在髌骨内。最后，再用小而圆的磨钻将髌

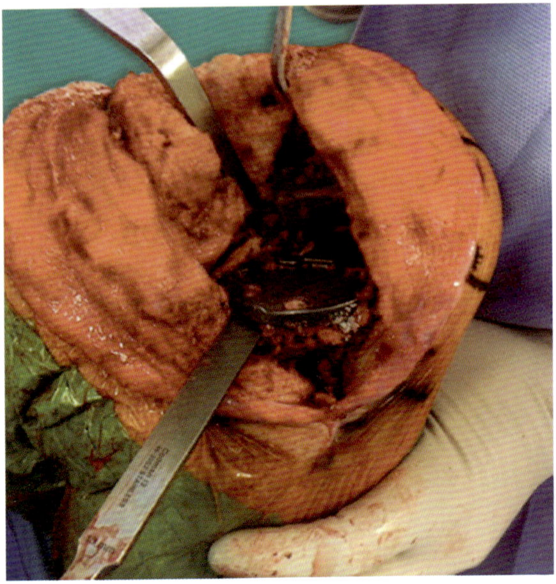

图 51.10　由后内侧直至后外侧于胫骨假体下表面使用薄的摆动锯

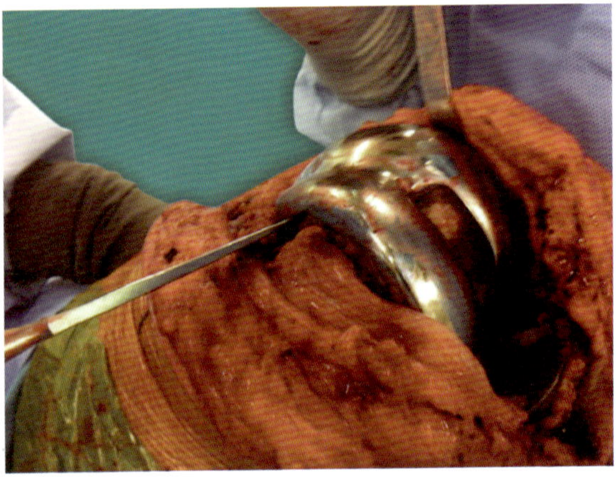

图 51.11　使用薄骨刀将股骨假体与下方的骨水泥分离

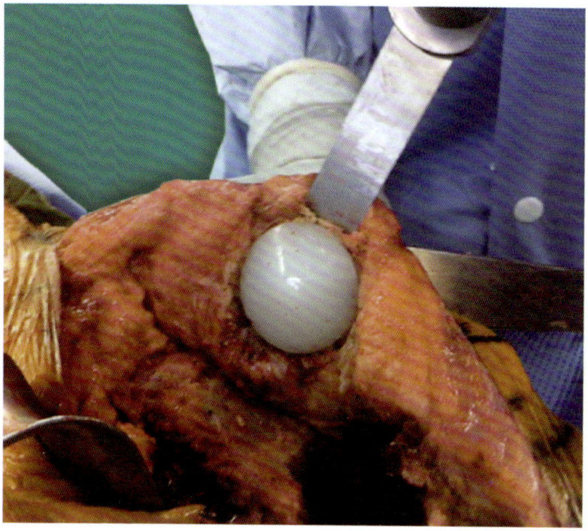

图 51.12　用薄的摆动锯将髌骨假体小心去除

骨内遗留的固定桩和表面的骨水泥去除。使用 2～3 mm 的磨钻置于固定桩的中央，即可将聚乙烯的固定栓旋出骨槽。

（译者：陈晓勇　审校：朱锦宇）

参考文献

1. Hozack WJ, Wade FA. Removal of components and cement. In: Callaghan JJ, Rosenberg AG, Rubash HE. The Adult Hip, chapter 91, 2nd edition. Philadelphia, PA: Lippincott Williams and Wilkins. 2007. pp. 1352-70.
2. Mitchell PA, Masri BA, Garbuz DS, et al. Removal of well-fixed, cementless, acetabular components in revision hip arthroplasty. J Bone Joint Surg Br. 2003;85:949-52.
3. De Thomasson E, Mazel C, Cagna G, et al. A simple technique to remove well-fixed, all polyethylene cemented acetabular component in hip arthroplasty. J Arthroplasty. 2001; 16:538-40.
4. Miner TM, Momberger NG, Chong D, et al. The extended trochanteric osteotomy in revision hip arthroplasty: a criti-

cal review of 166 cases at a mean 3-year, 9-month follow-up. J Arthroplasty. 2001;16:188-94.
5. Brooks AT, Nelson CL, Hofmann OE. Minimal femoral cortical thickness necessary to prevent perforation by ultrasonic tools in joint revision surgery. J Arthroplasty. 1995;10:359-62.
6. Klapper R, Caillouette JT, Callaghan JJ, et al. Ultrasonic technology in revision joint arthroplasty. Clin Orthop. 1992;285:147-54.
7. Gardiner R, Hozack WJ, Nelson C, et al. Revision total hip arthroplasty using ultrasonically driven tools: a clinical evaluation. J Arthroplasty. 1993;8:517-21.
8. Masri BA, Mitchell PA, Duncan CP. Removal of solidly fixed implants during revision hip and knee arthroplasty. J Am Acad Orthop Surg. 2005;13:18-27.

第 52 章

二期人工关节翻修手术：抗生素占位器

（著者：Vinay Aggarwal，Gregory K Deirmengian）

介绍

早在 20 世纪 70 年代后期，二期人工关节翻修手术被用于人工关节假体周围感染（periprosthetic joint infection，PJI）的治疗。Insall 等在 1983 年对这种方法的确切疗效进行了报道[1]。在当时，治疗人工关节感染最常用的方法还是关节融合或关节切除成形术，并同时给予抗生素抑菌治疗。目前在美国，主要采用肠外应用抗生素 6 周并植入抗生素占位器的方法来根除慢性 PJI[2-8]。同时，急性 PJI 的治疗也开始越来越多地采用二期翻修的方式，因为已有研究证明，单纯冲洗清创或一期翻修对这类病例的效果欠佳[9]。

二期手术在 PJI 病例中的成功促进了各种髋、膝关节含抗生素骨水泥占位器的发展。这种做法的

Rothman 研究所的经验
1. 对于慢性感染、冲洗清创失败、患者健康状况欠佳和（或）细菌致病力较强的急性感染，则需要采用二期人工关节翻修术。
2. 我们通常在每 40 g 包装的骨水泥中加入 3.6 g 妥布霉素和 3 g 万古霉素。
3. 在骨量和软组织条件允许的情况下，我们通常使用关节型占位器。目前我们主要采用模具套件，并手动搅拌骨水泥和抗生素粉末。
4. 对于明显骨量丢失、软组织条件欠佳和（或）BMI 较高的病例，我们会使用非关节型占位器。

支持者认为,使用抗生素占位器的优势包括:防止关节挛缩、局部有效释放抗生素、增加关节稳定性、简化了二次假体植入的手术过程[1,10-11]。对于关节型和非关节型占位器在清除感染和改善功能方面的效果仍存在争议。

本章主要对抗生素骨水泥占位器的制作、治疗 PJI 的不同类型占位器以及髋膝关节使用占位器的效果进行描述。

当前的证据

在骨水泥占位器中加入抗生素不仅可以在 PJI 病灶局部保持足够的杀菌活性,同时避免了全身使用抗生素对患者的毒性作用。虽然通过静脉全身使用抗生素能在关节获得 20 h 以上的有效浓度,但通过骨水泥局部释放抗生素的方式可以使治疗浓度达到 107 天,从而增加感染清除的可能性[2,11-16]。含抗生素骨水泥的相关内容已在第 31 章中进行了详细的讨论,影响占位器制作的因素将在本章简要描述。抗生素骨水泥占位器的临床效果取决于诸多因素,包括:抗生素的类型、浓度以及洗脱特性,聚甲基丙烯酸甲酯(PMMA)骨水泥的强度和疲劳寿命,以及骨水泥的孔隙率。

选择骨水泥占位器添加的抗生素时需要考虑诸多因素。理想的抗生素不仅必须具备良好的特性,还要确保抗菌谱能覆盖导致 PJI 的常见细菌。目前临床上常用的抗生素包括:妥布霉素、万古霉素和庆大霉素[2]。这些抗生素不仅为制作占位器所必需的粉剂,同时还能在骨水泥发生聚合反应发热的过程中保持良好的热稳定性[17-18]。目前在全世界范围内,不同医生使用的抗生素剂量和组合均有所不同(表 52.1)。2012 年的一篇系统性综述认为,骨水泥占位器中抗生素的剂量和种类差别很大,且和感染的清除率无明显相关性[19]。Masri 等进行的体内试验发现,每 40 g 骨水泥中加入至少 3.6 g 妥布霉素和至少 1 g 万古霉素就可以起到协同作用,并能在局部保持有效浓度长达 4 个月[12]。抗生

表 52.1　抗生素占位器的文献回顾

研究	关节	抗生素剂量（每 40 g 骨水泥）	占位器类型	感染清除率	再次植入关节后的关节活动度
Emerson 等 CORR 2002[36]	膝	3.6 g 妥布霉素＋2 g 万古霉素	非关节型（26 例）	92.4	93.7°
			关节型，高压消毒的原有假体（22 例）	91.0	107.8°
Hsieh 等 Trauma 2004[21]	髋	2 g 哌拉西林＋4 g 万古霉素	关节型；金属模具（42 例）	97.6	—
Durbhakula 等 JOA 2004[46]	髋	2.4 g 妥布霉素＋1 g 万古霉素	关节型，硅胶模具（20 例）	90.0	—
Pietsch 等 Orthopade 2003[33]	膝	1 g 庆大霉素＋1 g 克林霉素＋2 g 万古霉素	关节型，高压消毒的原有股骨假体（24 例）	95.8	—
Freeman 等 JOA 2007[55]	膝	1.2～2.4 g 妥布霉素＋0.5～1 g 万古霉素	非关节型（28 例）	92.1	—
			关节型，塑料模具（48 例）	94.7	—
Kalore 等 CORR 2012[37]	膝	1 g 妥布霉素＋1.5 g 万古霉素	关节型，高压消毒的原有股骨假体（15 例）	86.7	95.7°
			关节型，新的股骨假体（16 例）	93.8	98.3°
			关节型，硅胶模具（22 例）	90.9	93.8°
Tsung 等 JOA 2014[41]	髋	2 g 庆大霉素＋3 g 万古霉素	关节型，带 exeter 延长杆的塑形骨水泥（42 例）	84.2	—

素的释放在占位器植入后数周内会快速下降[20]。同时,要让骨水泥占位器制作成形,每 40 g 骨水泥中加入的抗生素不能超过 8 g[21]。因此,我们研究所习惯在每 40 g 包装的骨水泥中加入 3.6 g 妥布霉素和 3 g 万古霉素。

目前美国最常用的骨水泥粉是 Stryker 公司的 Simplex 和 Zimmer 公司的 Palacos。这两种市售的骨水泥中都预先加入了氨基糖苷类抗生素(Simplex 中加入了妥布霉素,Palacos 中加入了庆大霉素)。这两种骨水泥已被美国食品药品管理局(FDA)批准用于二期翻修手术。在过去的数年中,有越来越多的关节外科医生在高危的初次置换患者中使用骨水泥来预防 PJI,PJI 病例取出假体后,也可以用骨水泥制作占位器,并可以在术中额外加入抗生素粉剂。在一项比较两种骨水泥释放特性的比较研究中,Stevens 等通过体外试验对两种骨水泥制作的占位器进行了比较,结果发现,Palacos 骨水泥制作的占位器比 Simplex 骨水泥远期释放的抗生素浓度更高(60 日浓度分别为 50 μg/ml 和 5 μg/ml)[22]。

并发症

虽然聚甲基丙烯酸甲酯(polymethyl methcrylate,PMMA)骨水泥用于全关节置换的安全性和有效性已经历经了数十年的考验,但在加入了高剂量抗生素以后还应警惕由此产生的可能存在的潜在风险。占位器中的很多抗生素都是通过肾清除的,二期翻修治疗关节感染的病例中也出现了急性肾衰竭的报道[23-24]。Menge 等对 84 例使用了治疗剂量妥布霉素占位器病例的急性肾损伤(acute kidney injury,AKI)情况进行了报道[25]。他们发现 AKI 的总发生率为 17%。不论是采用二分变量(>4.8 g;优势比 5.87,P=0.01)还是连续变量(每增加 1 g 优势比为 1.24;P=0.049)进行分析,AKI 的发生均与妥布霉素的剂量相关[25]。还有一些研究认为,抗生素骨水泥占位器与血清肌酐的升高有关。但考虑到这些研究为回顾性,且研究设计缺乏标准化,因此很难做出存在直接因果关系的结论[24,26]。

除了肾脏病变，占位器植入后的迟发型超敏反应也见诸报道。可以肯定的是，使用哌拉西林/他唑巴坦会导致药物热、皮疹和嗜酸性粒细胞增多症。医生应该对抗生素骨水泥占位器带来的这些少见但有潜在风险的不良事件保持足够的警惕。脱位和骨折等其他占位器并发症的预防将在下文中讨论。

手术方法

制作骨水泥占位器时，需要先将聚甲基丙烯酸甲酯（PMMA）液态单体加入骨水泥粉末，再将抗生素粉末加入骨水泥混合物中。这种方法可以生成更大的结晶，增加骨水泥的孔隙率，从而有利于抗生素从占位器中释放[2,27]。其次，手动搅拌与真空搅拌相比会明显增加孔隙率和抗生素的释放[28]。最后需注意的是，骨水泥仅在其聚合反应的面团期才可使用，否则骨水泥和骨质之间的过度结合会导致占位器取出困难且会导致骨缺损的增加。有意思的是，当骨水泥用作固定用途时，我们常常会希望骨水泥表现出相反的力学特性，即生成更小的晶体、更小的孔隙率，并更好地和骨质结合，这样才可以减少松动的风险[29]。实际上，我们在植入膝关节占位器时通常会放松止血带，以减小骨水泥和骨质之间的结合。

非关节型髋关节占位器的制作通常在股骨近端髓腔植入骨水泥桩，同时在髋臼放置骨水泥的球头或串珠（图 52.1）。制作的占位器表面积应尽可能有利于抗生素的释放。术后通常建议患者限制负重以免对骨水泥和周围骨质造成损伤。

关节型髋关节占位器（图 52.2）制作前应将原假体取出、冲洗清创，并用半关节置换的试模进行调整。同样需要对股骨髓腔进行扩髓来和占位器相匹配。确定了股骨假体尺寸、下肢长度和软组织张力后，再打开相应的假体。可用骨水泥枪将手动搅拌后骨水泥直接注入模具中，待骨水泥硬化后再去除表面的塑料模具。

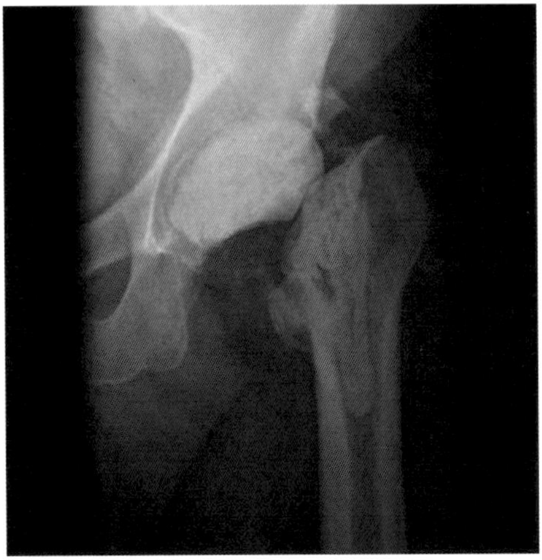

图 52.1　正位片可见髋关节非关节型占位器。本例中,髋臼骨床内植入球形骨水泥,股骨髓腔内则植入骨水泥桩

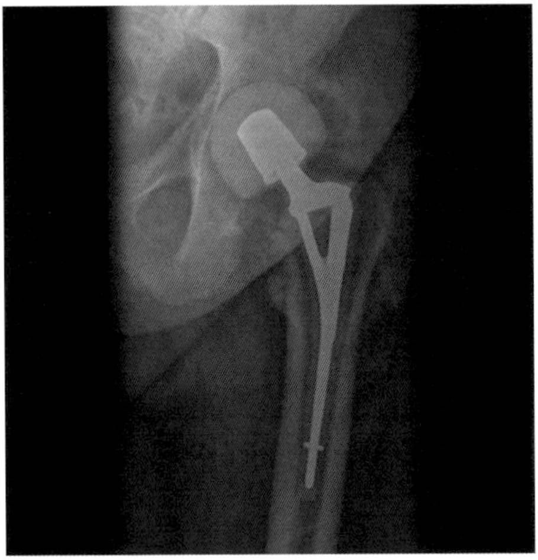

图 52.2　正位片可见关节型髋关节占位器。占位器中有金属内植物,整个内植物被抗生素骨水泥覆盖。本例的关节周围出现了异位骨化

将多余的骨水泥用在股骨干骺端来固定假体以免出现松动。术后同样需要限制患者下肢负重,以免对骨水泥和周围的骨质造成损伤。同时还需注意保护髋关节以免出现假体脱位。

非关节型膝关节占位器的制作则有很多技术细节需要考虑,否则可能导致很多并发症。首先,为了避免占位器的术后松动和移位,应将其制作成一个整体并需向股骨和胫骨髓腔内延伸。在占位器硬化的过程中,需要助手持续牵引以使下肢保持正确的冠状位和矢状位力线(图 52.3),否则由此导致的软组织松弛会使占位器在术后出现松动和移位(图 52.4)。如果存在的明显骨缺损影响了占位器的稳定,则可以使用髓内杆来维持占位器的稳定(图 52.5)。其次,在骨水泥硬化的过程中会出现发热反应,关节间隙可充填液体来消除产生的热量,以免对膝关节后方的神经血管结构造成损伤。最后,成型后的占位器不应有任何突起,以确保关节缝合时完全无张力。术后下肢以石膏或支具固定于伸直位并限制负重。

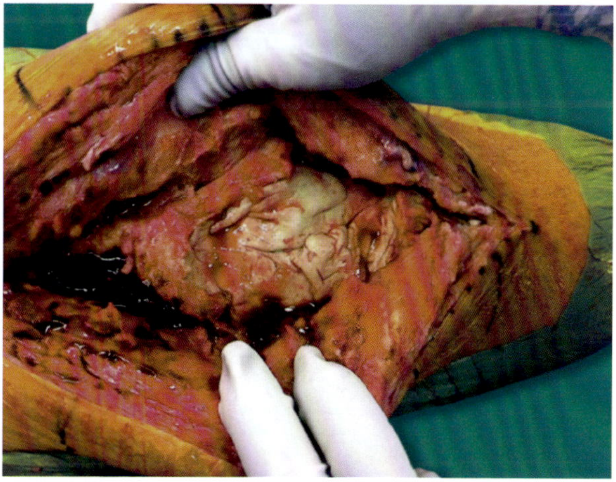

图 52.3 术中可见非关节型膝关节占位器

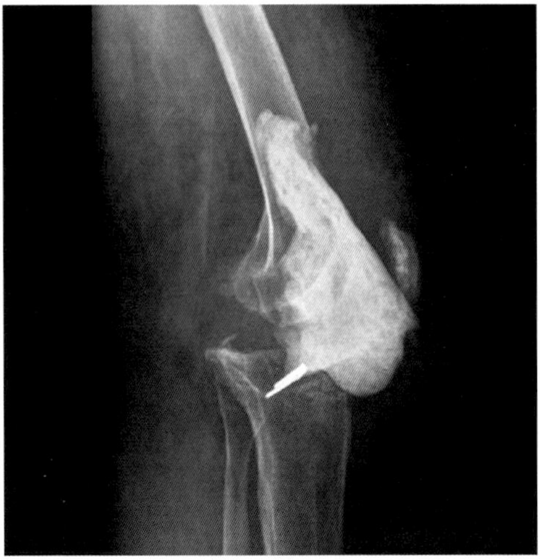

图 52.4 侧位片可见失败的非关节型膝关节占位器。占位器的胫骨部分移位且靠近髌韧带

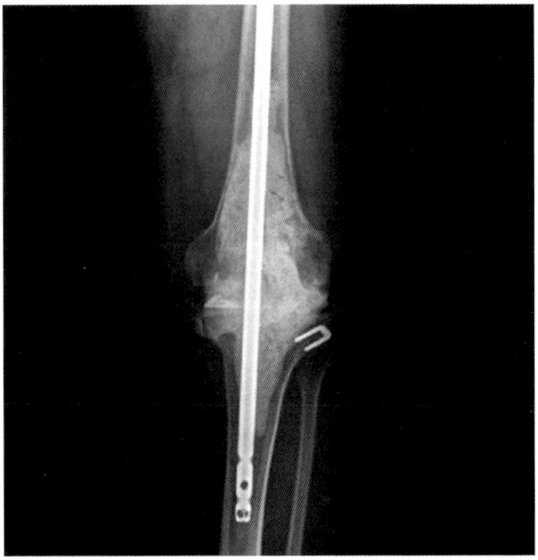

图 52.5 正位片可见非关节型膝关节占位器,内置了起到稳定作用的髓内杆

关节型膝关节占位器模具的大小同样通过试模来确定。应避免使用的模具太大，否则会影响膝关节深层的无张力缝合。向模具内注入了骨水泥，待其硬化后，再将成形的组件松弛地和股骨和胫骨表面粘合。此时不可将骨水泥和骨之间加压，以免取出占位器时造成骨丢失。但也要确保占位器固定牢靠，以避免假体脱位、占位器断裂和骨折（图 52.6）。术后下肢需要限制负重，且需在伤口完全愈合后再逐渐开始主动活动关节。尽管膝关节使用关节型占位器通常可以保留关节活动和功能，但 Lanting 等也认为，这种占位器发生脱位的风险更大，并可能会对翻修后的结果产生影响[30]。他们发现，矢状位脱位比冠状位脱位对翻修术后的膝关节学会评分影响更大。

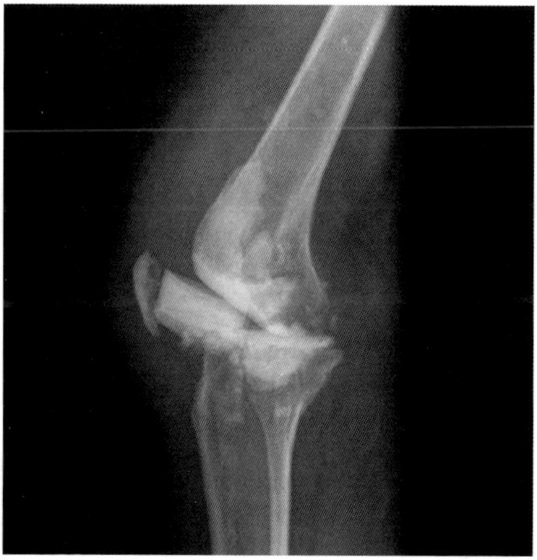

图 52.6　膝关节侧位片可见失败的关节型占位器。占位器的胫骨部分松动并向前移位并压迫髌腱

存在的争议

占位器的类型

如前所述,目前髋、膝关节骨水泥占位器的制作方法越来越多,虽然有大量的文献对非关节型和关节型这两种占位器进行了比较,但仍无法得出确定的结论。

非关节型占位器可将受累关节保持在固定位置,同时可通过释放抗生素和维持关节间隙以利于此后的翻修手术。干骺端大量骨缺损或伸膝装置无力的情况可能会影响关节型占位器的使用,此时就需要使用非关节型占位器[31-32]。非关节型占位器的主要缺点在于限制了关节活动的范围和功能[33-34],并可能使得患者在二期翻修术后仍然存在明显的关节活动范围受限[35-36]。此外,非关节型占位器无法重塑正常的关节外形,尤其是对于体重较大的患者,可能导致占位器移位和大量骨缺损[29,31]。尽管存在诸多不足,但由于其价格比关节型占位器便宜数千美元(大约分别为500美元和3500美元),大多数重建外科的医生仍然选择使用非关节型占位器[37]。

关节型占位器可以恢复关节原本的外形,且和人工关节假体的外形相似。第一个应用于临床的关节型占位器是一种用于髋关节含抗生素的丙烯酸骨水泥假体(PROSTALAC),数年之后出现了膝关节的类似产品。虽然关节型占位器存在很多优势,但却未得到广泛应用[38-39],其原因主要在于无法确定关节型占位器的潜在优势是否超过其存在的费用和风险问题。关节型占位器不仅可以在术中通过手工进行制作,也可采用器械公司提供的商业化占位器套件。

预制的关节型占位器不仅有PROSTALAC这样的廉价的临时骨水泥假体,还包括Exactech公司提供的商业化套件,它是将含有庆大霉素的PMMA骨水泥包裹于髋关节不锈钢加强核的周围,或用于无金属内核的膝关节占位器(Exactech, Gainesville, Florida)[40]。虽然这种装置提高了手术效率,但却无法让术者调整骨水泥中抗生素的剂量和种类。此外,这种预制好的占位器中的抗生素含量往往低于治疗剂量。Biomet 公司的 Stage One 则允许定制所需使用的抗生素浓度和相应的骨水泥假体产品。

最近，英国在 2014 年发表的一项研究使用 Exeter 假体覆以含有 5 g 抗生素的骨水泥来制作关节型髋关节占位器[41]，结果获得了满意的感染清除率(84.2%)和功能结果，甚至在其中 34 例低要求、高风险患者中作为永久假体使用。最后，关节型占位器的手工制作则借助手术室中现成的工具，包括：Rush 棒、斯氏针、髓内钉、股骨头和髋臼杯试模，甚至可以用经过高压消毒的旧假体[31,40,42-45]。

很多研究比较了非关节型和关节型占位器后认为，关节型占位器可以更好地恢复关节活动和功能，不仅减少了人工关节再次植入时的难度，而且有助于患者在二期翻修后获得更好的功能。此外，关节型占位器也能让假体再次植入手术更为容易，并且增加翻修术后关节活动度[46-48]。有意思的是，很少有文献提及关节型占位器在髋关节是否存在明确的优势，也没有充分的证据来证明在髋关节常规使用非关节型占位器的合理性。

占位器的效果

目前，在有各种占位器模型可供选择的情况下，二期翻修手术已经成为治疗慢性感染和难治性 PJI 的主要方法。不管选择哪种类型的占位器，术后的感染清除率都可以达到 85%～95%，膝关节功能和患者满意度也获得明显提高[29]。

根据文献报道，不管是用于髋关节还是膝关节，抗生素骨水泥占位器都可以获得很高的感染控制率，而且非关节型和关节型占位器效果相似[33,47,49-51]。关节型膝关节占位器的文献报道要远远多于非关节型占位器，且大多数作者认为膝关节更应该使用关节型占位器。如前所述，非关节型占位器存在瘢痕、韧带肌肉挛缩的并发症，这会导致再次植入新的人工关节后关节功能明显受限[32,52]。有两项研究对非关节型和关节型膝关节占位器进行了系统性回顾,结果均发现,关节型占位器可以明显改善翻修术后的关节活动范围。但在感染复发率、功能评分或二次植入手术难度等方面,这两项研究的结果并不一致[53-55]。

小结

总之,使用抗生素骨水泥占位器已经成为治疗PJI的主要方法。虽然最近一些系统性回顾对于非关节型和关节型占位器对感染清除率的影响结论并不一致,但可以肯定的是,TKA的PJI病例使用关节型占位器可以明显改善功能评分和活动范围。未来仍需要对占位器进行更多采用标准方法的随机对照研究。此外,考虑到关节型占位器昂贵的价格以及医疗资源的日趋紧张,有必要通过成本效益分析为PJI患者找到最佳的治疗方案。

(译者:陈晓勇　审校:朱锦宇)

参考文献

1. Insall JN, Thompson FM, Brause BD. Two-stage reimplantation for the salvage of infected total knee arthroplasty. J Bone Joint Surg Am. 1983;65:1087-98.
2. Hanssen AD, Spangehl MJ. Practical applications of antibiotic-loaded bone cement for treatment of infected joint replacements. Clin Orthop Relat Res. 2004;427:79-85.
3. Pitto RP, Spika IA. Antibiotic-loaded bone cement spacers in two-stage management of infected total knee arthroplasty. Int Orthop. 2004;28:129-33.
4. Spangehl MJ, Younger AS, Masri BA, et al. Diagnosis of infection following total hip arthroplasty. Instr Course Lect. 1998;47:285-95.
5. Tsukayama DT, Goldberg VM, Kyle R. Diagnosis and management of infection after total knee arthroplasty. J Bone Joint Surg Am. 2003;85-A:S75-80.
6. Segawa H, Tsukayama DT, Kyle RF, et al. Infection after total knee arthroplasty. A retrospective study of the treatment of eighty-one infections. J Bone Joint Surg Am. 1999;81:1434-45.

7. Tsukayama DT, Estrada R, Gustilo RB. Infection after total hip arthroplasty. A study of the treatment of one hundred and six infections. J Bone Joint Surg Am. 1996;78:512-23.
8. Atkins BL, Athanasou N, Deeks JJ, et al. Prospective evaluation of criteria for microbiological diagnosis of prosthetic-joint infection at revision arthroplasty. The OSIRIS Collaborative Study Group. J Clin Microbiol. 1998;36:2932-9.
9. Parvizi J, Zmistowski B, Adeli B. Periprosthetic joint infection: treatment options. Orthopedics. 2010;33(9):659.
10. Haddad FS, Masri BA, Campbell D, et al. The PROSTALAC functional spacer in two-stage revision for infected knee replacements. Prosthesis of antibiotic-loaded acrylic cement. J Bone Joint Surg Br. 2000;82:807-12.
11. Hofmann AA, Goldberg T, Tanner AM, et al. Treatment of infected total knee arthroplasty using an articulating spacer: 2- to 12-year experience. Clin Orthop Relat Res. 2005;430:125-31.
12. Masri BA, Duncan CP, Beauchamp CP. Long-term elution of antibiotics from bone-cement: an in vivo study using the prosthesis of antibiotic-loaded acrylic cement (PROSTALAC) system. J Arthroplasty. 1998;13:331-8.
13. Springer BD, Lee G-C, Osmon D, et al. Systemic safety of high-dose antibiotic-loaded cement spacers after resection of an infected total knee arthroplasty. Clin Orthop Relat Res. 2004;427:47-51.
14. Nelson CL. The current status of material used for depot delivery of drugs. Clin Orthop Relat Res. 2004;427:72-8.
15. Hsieh P-H, Chang Y-H, Chen S-H, et al. High concentration and bioactivity of vancomycin and aztreonam eluted from Simplex cement spacers in two-stage revision of infected hip implants: a study of 46 patients at an average follow-up of 107 days. J Orthop Res. 2006;24:1615-21.
16. Eshkenazi AU, Garti A, Tamir L, et al. Serum and synovial vancomycin concentrations following prophylactic administration in knee arthroplasty. Am J Knee Surg. 2001;14:221-3.
17. Koo KH, Yang JW, Cho SH, et al. Impregnation of vancomycin, gentamicin, and cefotaxime in a cement spacer for two-stage cementless reconstruction in infected total hip arthroplasty. J Arthroplasty. 2001;16:882-92.
18. Joseph TN, Chen AL, Di Cesare PE. Use of antibiotic-

impregnated cement in total joint arthroplasty. J Am Acad Orthop Surg. 2003;11:38-47.

19. Iarikov D, Demian H, Rubin D, et al. Choice and doses of antibacterial agents for cement spacers in treatment of prosthetic joint infections: review of published studies. Clin Infect Dis. 2012;55:1474-80.
20. Anagnostakos K, Wilmes P, Schmitt E, Kelm J. Elution of gentamicin and vancomycin from polymethylmethacrylate beads and hip spacers in vivo. Acta Orthop. 2009;80:193-7.
21. Hsieh P-H, Chen L-H, Chen C-H,. Two-stage revision hip arthroplasty for infection with a custom-made, antibiotic-loaded, cement prosthesis as an interim spacer. J Trauma. 2004;56:1247-52.
22. Stevens CM, Tetsworth KD, Calhoun JH,. An articulated antibiotic spacer used for infected total knee arthroplasty: a comparative in vitro elution study of Simplex and Palacos bone cements. J Orthop Res. 2005;23:27-33.
23. Curtis JM, Sternhagen V, Batts D. Acute renal failure after placement of tobramycin-impregnated bone cement in an infected total knee arthroplasty. Pharmacotherapy. 2005; 25:876-80.
24. van Raaij TM, Visser LE, Vulto AG, Verhaar JAN. Acute renal failure after local gentamicin treatment in an infected total knee arthroplasty. J Arthroplasty. 2002;17:948-50.
25. Menge TJ, Koethe JR, Jenkins CA, et al. Acute kidney injury after placement of an antibiotic-impregnated cement spacer during revision total knee arthroplasty. J Arthroplasty. 2012;27:1221-7.
26. Patrick BN, Rivey MP, Allington DR. Acute renal failure associated with vancomycin- and tobramycin-laden cement in total hip arthroplasty. Ann Pharmacother. 2006;40:2037-42.
27. Seldes RM, Winiarsky R, Jordan LC, et al. Liquid gentamicin in bone cement: a laboratory study of a potentially more cost-effective cement spacer. J Bone Joint Surg Am. 2005;87: 268-72.
28. Neut D, van de Belt H, van Horn JR, et al. The effect of mixing on gentamicin release from polymethylmethacrylate bone cements. Acta Orthop Scand. 2003;74:670-6.
29. Cui Q, Mihalko WM, Shields JS, et al. Antibiotic-impregnated cement spacers for the treatment of infection

associated with total hip or knee arthroplasty. J Bone Joint Surg Am. 2007;89:871-82.
30. Lanting BA, Lau A, Teeter MG, et al. Outcome following subluxation of mobile articulating spacers in two-stage revision total knee arthroplasty. Arch Orthop Trauma Surg. 2017;137:375-80.
31. Shen H, Zhang X, Jiang Y, et al. Intraoperatively-made cement-on-cement antibiotic-loaded articulating spacer for infected total knee arthroplasty. Knee. 2010;17:407-11.
32. Pietsch M, Hofmann S, Wenisch C. Treatment of deep infection of total knee arthroplasty using a two-stage procedure. Oper Orthop Traumatol. 2006;18:66-87.
33. Pietsch M, Wenisch C, Traussnig S, et al. Temporary articulating spacer with antibiotic-impregnated cement for an infected knee endoprosthesis. Orthopade. 2003;32:490-7.
34. Fehring TK, Odum S, Calton TF, et al. Articulating versus static spacers in revision total knee arthroplasty for sepsis. The Ranawat Award. Clin Orthop Relat Res. 2000;380:9-16.
35. Chiang E-R, Su Y-P, Chen T-H, et al. Comparison of articulating and static spacers regarding infection with resistant organisms in total knee arthroplasty. Acta Orthop. 2011;82:460-4.
36. Emerson RHJ, Muncie M, Tarbox TR, et al. Comparison of a static with a mobile spacer in total knee infection. Clin Orthop Relat Res. 2002;404:132-8.
37. Kalore NV, Maheshwari A, Sharma A, et al. Is there a preferred articulating spacer technique for infected knee arthroplasty? A preliminary study. Clin Orthop Relat Res. 2012;470:228-35.
38. Fink B, Rechtenbach A, Büchner H, Vogt S, Hahn M. Articulating spacers used in two-stage revision of infected hip and knee prostheses abrade with time. Clin Orthop Relat Res. 2011;469:1095-102.
39. Johnson AJ, Sayeed SA, Naziri Q, et al. Minimizing dynamic knee spacer complications in infected revision arthroplasty. Clin Orthop Relat Res. 2012;470:220-7.
40. Incavo SJ, Russell RD, Mathis KB, et al. Initial results of managing severe bone loss in infected total joint arthroplasty using customized articulating spacers. J Arthroplasty.

2009;24:607-13.

41. Tsung JD, Rohrsheim JAL, Whitehouse SL, et al. Management of periprosthetic joint infection after total hip arthroplasty using a custom made articulating spacer (CUMARS); the Exeter experience. J Arthroplasty. 2014;29:1813-8.
42. Romanò CL, Romanò D, Logoluso N, et al. Long-stem versus short-stem preformed antibiotic-loaded cement spacers for two-stage revision of infected total hip arthroplasty. Hip Int. 2010;20:26-33.
43. Kent M, Rachha R, Sood M. A technique for the fabrication of a reinforced moulded articulating cement spacer in two-stage revision total hip arthroplasty. Int Orthop. 2010;34:949-53.
44. Goldstein WM, Kopplin M, Wall R, et al. Temporary articulating methylmethacrylate antibiotic spacer (TAMMAS). A new method of intraoperative manufacturing of a custom articulating spacer. J Bone Joint Surg Am. 2001;83-A: 92-7.
45. Hsieh P-H, Shih C-H, Chang Y-H, et al. Treatment of deep infection of the hip associated with massive bone loss: two-stage revision with an antibiotic-loaded interim cement prosthesis followed by reconstruction with allograft. J Bone Joint Surg Br. 2005;87:770-5.
46. Durbhakula SM, Czajka J, Fuchs MD, et al. Antibiotic-loaded articulating cement spacer in the 2-stage exchange of infected total knee arthroplasty. J Arthroplasty. 2004;19: 768-74.
47. Meek RMD, Masri BA, Dunlop D, et al. Patient satisfaction and functional status after treatment of infection at the site of a total knee arthroplasty with use of the PROSTALAC articulating spacer. J Bone Joint Surg Am. 2003;85-A: 1888-92.
48. MacAvoy MC, Ries MD. The ball and socket articulating spacer for infected total knee arthroplasty. J Arthroplasty. 2005;20:757-62.
49. Fei J, Liu G, Yu H, et al. Antibiotic-impregnated cement spacer versus antibiotic irrigating metal spacer for infection management after THA. Orthopedics. 2011;34:172.
50. Gooding CR, Masri BA, Duncan CP, et al. Durable infection control and function with the PROSTALAC spacer in two-stage revision for infected knee arthroplasty. Clin Orthop Relat Res. 2011;469:985-93.

51. Hsu YC, Cheng HC, Ng TP, et al. Antibiotic-loaded cement articulating spacer for 2-stage reimplantation in infected total knee arthroplasty: a simple and economic method. J Arthroplasty. 2007;22:1060-6.
52. Calton TF, Fehring TK, Griffin WL. Bone loss associated with the use of spacer blocks in infected total knee arthroplasty. Clin Orthop Relat Res. 1997;345:148-54.
53. Guild GN, Wu B, Scuderi GR. Articulating vs. static antibiotic impregnated spacers in revision total knee arthroplasty for sepsis. A systematic review. J Arthroplasty. 2014;29:558-63.
54. Voleti PB, Baldwin KD, Lee G-C. Use of static or articulating spacers for infection following total knee arthroplasty: a systematic literature review. J Bone Joint Surg Am. 2013;95:1594-9.
55. Freeman MG, Fehring TK, Odum SM, et al. Functional advantage of articulating versus static spacers in 2-stage revision for total knee arthroplasty infection. J Arthroplasty. 2007;22:1116-21.

第 53 章

人工关节假体周围感染二期植入假体

(著者:R Andrew Henderson, Camilo Restrepo)

当前的证据

在二期植入人工关节之前,必须明确 PJI 是否已经成功清除。尽管我们已有很多鉴定病原菌的方法,但是这看似简单的步骤却困难重重。通常情况下,患者会接受长达 6 周的肠外敏感抗生素治疗[1],然后暂停抗生素,以观察感染是否已确实清除或仅仅抑制。各个文献中暂停抗生素的时间从 2 周到数月不等,这主要取决于具体的临床情况或医生对于隐性感染的预期。但对于距离下次再植手术的理想间隔时间还缺乏足够的证据支持[2-3]。因此,必须通过多个指标来评估 PJI 是否已被成功清除。

在临床表现方面,患者应该没有发热、寒战、出汗、乏力等全身症状。同时,伤口和局部软组织应该已经完全愈合,且无明显潮红、发热、渗液或窦道。血清学检查可以帮助我们进一步明确感染的清除情况[4-5]。在治疗有效的情况下,连续的 ESR 和 CRP 结果会逐渐下降[1],但不论是预测感染清除率或再次植入手术的最佳时机,仍缺少关于理想临界值的临床证据[6]。

Rothman 研究所的经验
1. 肠外抗生素使用 6 周后,需要暂停使用抗生素 2~4 周。
2. 停用抗生素期满后,再次进行关节穿刺行实验室检查。
3. 在再次植入人工关节之前仍给予预防性抗生素。
4. 再次植入人工关节术中应至少取 3 个样本进行培养。

关节穿刺结果也能提供一定的参考价值，但相关文献对此仍存有一定争议。Della Valle 等报道关节液白细胞计数（＜3000/ml）和分类应大致正常[7]，但其他一些作者[8]却认为，白细胞计数和分类结果在排除感染方面并不可靠。最后，抗生素暂停期间的关节液培养是排除感染最可靠的诊断方法，因此可用于预测二期植入人工关节的时间。但 Trampuz 等也报道，培养的结果也可能为假阴性[9]。虽然目前还没有最终标准来排除感染，但临床医生可以综合临床表现、血清学和关节穿刺结果，并和患者、感染科医生共同对二期植入人工关节的时间做出合理的决策。

在二期植入人工关节手术中，一般外科原则可以发挥良好的作用，包括：充分显露、仔细处理软组织、彻底止血、植入物固定牢靠以及骨缺损的处理等，但我们还认为其他的一些临床基本措施也必不可少。

首先，要浏览初次关节置换手术和假体取出手术记录中关于骨缺损、假体大小和其他相关细节（例如膝、髋关节多次翻修病例中伸膝装置或外展肌的情况）。对复杂的重建病例，了解软组织覆盖情况、目前骨缺损程度和重建需要使用到的假体有利于进一步缩短手术过程。特别是在重建手术由另一位医生实施的时候，这一点显得尤为重要。

其次，二期植入人工关节手术时要"睁大眼睛"。换言之，在已经完成术前检查的情况下仍要注意受累关节仍有感染存在的可能，因此，需要术中进一步评估感染情况。可在术中花费 1～2 min 用白细胞酯酶试纸检测关节液。已有越来越多的数据证实，二期植入手术中白细胞酯酶试验阳性对复发性或进行性 PJI 具有较高的敏感度和预测值。Kheir 等发现，白细胞酯酶试验试纸结果 2＋对继发性感染清除失败的敏感度为 100％[10]。

只要在二期植入人工关节手术中对感染存疑，我们推荐术者再次清创，并使用含有敏感抗生素的骨水泥更换占位器。同时也要在术前谈话时将这种可能性充分告知患者。

存在的争议

- *关于是否给予预防性抗生素*

一旦决定再次植入假体且患者同意接受手术以后，就必须确定是否需要在术前给予预防性抗生素治疗。虽然在理论上术前给予抗生素会影响术中细菌培养的结果，但相关文献还是认为应该在术前给予抗生素以减少深部感染的风险。我们研究所最近进行的一项研究也确实发现，培养结果的阳性率并不会受到术前预防性使用抗生素的影响，因此我们推荐应在术前预防性使用抗生素[11]。

- *术后培养阳性结果的处理*

培养结果为阳性一般被认为是感染未能彻底清除，但还需要排除可能存在污染，即“假阳性”的可能。如果术后培养出现了“假阳性”结果，还需要参考其他指标。首先，要考虑培养阳性的绝对数和相对数，这就需要在术中至少取 3 个样本进行培养[12]。如果仅 1 例为低毒致病菌(如：棒状杆菌或痤疮丙酸杆菌)培养结果阳性尚无法排除或确定是否真正存在感染，但如果多个样本均培养出相同的致病菌就很可能是确实存在感染[13]。其次，所取样本是组织还是液体也非常重要。很多研究发现液体样本的培养阳性率较低，故应尽量避免[14]。此外，微生物是否仅在富营养肉汤或固态培养基生长也可以帮助鉴别污染或感染[15]。在固态琼脂培养基中，菌落形成单位小于 25 时也通常考虑为污染[16]。

在二期关节植入手术后的 24～48 h，术中的培养结果往往还未明确。如果在此时间点获得了意料之外的“真阳性”结果，手术医生就必须决定是再次手术，还是保留假体的同时行抑菌治疗。在这种情况下，建议要与感染科医生进行多学科会诊，并和患者进行充分的沟通。

- *二次植入手术后的抗生素抑菌治疗*

有时为了保留二次植入的关节假体，同时避免反复进行大型手术，抑菌治疗对医生和患者双方来说都是一个值得考虑的选择。考虑到再次二期翻修的康复时间更长、并发症更多、成功率也更低时更是如此[17]。关于抑菌治疗更深入的讨论可参见第 55 章：人工关节假体周围感染的预后分级。简言之，抑菌治疗方案需要骨科医生和感染科医生所在的多学科团队来共同决定。抗生素抑菌治疗适用于所有感染致病菌，但大多数用于 MRSA、真菌和分枝杆菌[18-21]。

（译者：陈晓勇　审校：朱锦宇）

参考文献

1. Glassman AH, Lachiewicz PF, Tanzer M, (Eds). Orthopaedic Knowledge Update 4: Hip and Knee Reconstruction, 4th edition. American Academy of Orthopaedic. 2011.
2. Mortazavi SJ, Vegari D, Ho A, et al. Two-stage exchange arthroplasty for infected total knee arthroplasty: predictors of failure. Clin Orthop Relat Res. 2011;469:3049-54.
3. Zmistowski B, Fedorka CJ, Sheehan E, et al. Prosthetic joint infection caused by gram-negative organisms. J Arthroplasty. 2011. Available at: http://www.ncbi.nlm.nih.gov/pubmed/21641762. [Accessed 12.07.11]
4. Schinsky MF, Della Valle CJ, Sporer SM, et al. Perioperative testing for joint infection in patients undergoing revision total hip arthroplasty. J Bone Joint Surg Am. 2008;90:1869-75.
5. Larsson S, Thelander U, Friberg S. C-reactive protein (CRP) levels after elective orthopedic surgery. Clin Orthop Relat Res. 1992;275:237-42.
6. Ghanem E, Antoci V, Pulido L, et al. The use of receiver operating characteristics analysis in determining erythrocyte sedimentation rate and C-reactive protein levels in diagnosing periprosthetic infection prior to revision total hip arthroplasty. Int J Infect Dis. 2009;13:e444-9.
7. Della Valle CJ, Sporer SM, Jacobs JJ, et al. Preoperative

testing for sepsis before revision total knee arthroplasty. J Arthroplasty. 2007;22:90-3.
8. Parvizi J, Ghanem E, Sharkey P, et al. Diagnosis of infected total knee: findings of a multicenter database. Clin Orthop Relat Res. 2008;466:2628-33.
9. Trampuz A, Widmer AF. Infections associated with orthopedic implants. Curr Opin Infect Dis. 2006;19:349-356.
10. Kheir MM, Ackerman CT, Tan TL, et al. Leukocyte esterase strip test can predict subsequent failure following reimplantation in patients with periprosthetic joint infection. J Arthroplasty. 2017;32:1376-9.
11. Ghanem E, Parvizi J, Clohisy J, et al. Perioperative antibiotics should not be withheld in proven cases of periprosthetic infection. Clin Orthop Relat Res. 2007;461:44-7.
12. Zimmerli W, Trampuz A, Ochsner PE. Prosthetic-joint infections. N Engl J Med. 2004;351:1645-54.
13. Coyle MB, Lipsky BA. *Coryneform* bacteria in infectious diseases: Clinical and laboratory aspects. Clin Microbiol Rev. 1990;3:227-46.
14. Roux A -l, Sivadon-Tardy V, Bauer T, et al. Diagnosis of prosthetic joint infection by beadmill processing of a periprosthetic specimen. Clin Microbiol Infect. 2011;17: 447-50.
15. Shetty N, Tang JW, Andrews J. Infectious Disease: Pathogenesis, Prevention and Case Studies. John Wiley & Sons; 2009.
16. Anon. counting colonies. The microbiology network. Available at: http://www.microbiol.org/resources/monographs-white-papers/counting-colonies/. [Accessed 16.04.12].
17. Kubista B, Hartzler RU, Wood CM, et al. Reinfection after two-stage revision for periprosthetic infection of total knee arthroplasty. Int Orthop 2011. Available at: http://www.ncbi.nlm.nih.gov/pubmed/21553042. [Accessed 22.12.11].
18. Eid AJ, Berbari EF, Sia IG, et al. Prosthetic joint infection due to rapidly growing mycobacteria: report of 8 cases and review of the literature. Clin Infect Dis. 2007;45:687-94.
19. Sakoulas G, Gold HS, Cohen RA, et al. Effects of prolonged vancomycin administration on methicillin-resistant *Staphylococcus aureus* (MRSA) in a patient with recurrent bacteraemia. J Antimicrob Chemother. 2006;57:699-704.
20. Hsu C-Y, Lin M-H, Chen C-C, et al. Vancomycin promotes

the bacterial autolysis, release of extracellular DNA, and biofilm formation in vancomycin-non-susceptible *Staphylococcus aureus*. FEMS Immunol Med Microbiol. 2011; 63:236-47.

21. Azzam K, Parvizi J, Jungkind D, et al. Microbiological, clinical, and surgical features of fungal prosthetic joint infections: a multi-institutional experience. J Bone Joint Surg Am. 2009;91:142-9.

第 54 章

抑菌治疗和人工关节假体周围感染

（著者：Mitchell R Klement，Meaghan Cotter，
Jai Hyung Park）

复发性或持续性假体（或占位器）周围感染的抑菌治疗

清除人工关节假体周围感染（prosthetic joint infection，PJI）最好的方法就是通过手术去除感染组织，并在取出或保留假体的同时给予有针对性的抗菌治疗[1]。如果患者有严重合并症或者拒绝接受手术，则需要考虑采用抑菌治疗。这种治疗通常仅适用于伴有严重内科合并症的慢性 PJI 患者、无法行走的患者、假体固定牢靠功能良好且取出假体可能导致严重并发症的患者、明确拒绝手术干预的患者以及多次二期翻修失败的患者[2]。

给予长期抑菌治疗的前提必须是假体稳定、对口服抗生素敏感的低毒力病原菌、无全身性感染，同时对口服抗生素治疗具有良好的耐受性[3-4]。PJI 的抑菌治疗最主要的目的在于控制疼痛等感染带来的临床症状（如红、肿、痛），同时减少并发症，而非完全清除所有造成感染的病原体[1]。此外，抑菌治疗还可以不同程度地适用于开放清创同时

Rothman 研究所的经验
1. 抑菌治疗仅适用于身体条件不适合手术和二期翻修风险超过潜在收益的 PJI 病例。 2. 抑菌治疗方案的确定需要在感染科医生会诊后共同确定。

保留假体或一期翻修治疗的慢性 PJI。这种治疗方法的原理在于，因患者的内科合并症或主观愿望无法进行充分的外科治疗，根据可能遗留的潜在病原体，为避免感染复发，常需要选择长期抑菌治疗。

治疗前应首先明确对病原体敏感的抗生素，并和感染科医生一起共同确定合适的长期口服抗生素方案。理想的长期服用药物应具有良好的口服生物利用度，副作用较少，和其他药物很少发生相互作用，且能有效抑制病原微生物。很多抗菌药物具有良好的口服生物利用度和耐受性，包括：氟喹诺酮类（环丙沙星、氧氟沙星、莫西沙星、左氧氟沙星、加替沙星）、四环素类（米诺环素、去氧土霉素）、复方新诺明、利福平、夫西地酸、利奈唑胺和克林霉素[1,5-6]。由于抑菌治疗是治标而非治本，因此很少会单独使用利福平等生物膜活性药物[1]。而复方新诺明或四环素类药物则主要用于敏感菌株的长期抑菌治疗[1]。

使用抗生素的副作用包括：腹泻（3%～8%）、伪膜性肠炎（1%）、迟发型超敏反应（11%）、肾毒性（常见于万古霉素，1%）、白细胞减少症（1%）、皮肤色素沉着（常见于米诺环素，1%）[2,7]。开具处方时还必须注意那些口服华法林预防静脉血栓事件和心脏疾病的患者。很多抗生素，尤其是复方新诺明，会与细胞色素 P450 系统发生相互反应，可能会清除肠道中合成维生素 K 的细菌，从而增加了华法林的效果，使患者面临出血的风险[8]。

现在关于抑菌治疗的最佳持续时间还不十分明确[7]。文献中报道的治疗时间从 6 个月至 128 个月不等[2,7]。由于这种不确定性，常需要医生根据单个病例对治疗的反应、炎性因子的变化、抗生素的耐受性来具体问题具体分析。有回顾性研究发现，一些患者在中断抑菌治疗后获得了持续缓解[4]，也有其他的研究报道了中断长期抑菌治疗后的失败案例[7]。中断抗生素治疗后复发的患者，通常推荐给予终身抑菌治疗。

目前关于长期抑菌治疗慢性 PJI 效果的报道并不多，其成功率为 23%～86%[4,9]。Tsukayama 等对 13 例人工关节慢性感染病例进行了3年的随访,治疗的成功率只有23%[9],75%在开始抑菌治疗后平均21.6个月最终要求取出假体。另有38%因为出现副作用而改变了抗生素方案[9]。Segreti等获得结果更为理想,他们给予长期抑菌治疗5年时保留假体的比例为83%[4],但他们的18名患者中还包括了适合冲洗清创和静脉使用抗生素的急性PJI病例。Rao等对36例进行抑菌治疗的PJI病例前瞻性随访了5年,成功率为86.2%[2]。他们的研究中也包括了接受清洗清创和静脉抗生素治疗的急性和慢性PJI。这些研究中的急性PJI病例接受了手术治疗等标准治疗方案,因此可能导致治疗成功率的假性升高。

尽早发现感染、尽快清创并给予抗生素治疗的原则适用于所有PJI病例的治疗[2]。抑菌治疗的最佳持续时间和方式尚不明确,因此还需要进行精心设计的多中心前瞻性试验对保留假体情况下抑菌治疗的病例选择、抗生素方案和治疗最佳持续时间进行研究。

一期或二期翻修治疗后的抗生素抑菌治疗

除了抑制活动性或复发性感染以外,"抗生素抑菌治疗"还可以指急慢性PJI治疗后的长期抗生素治疗。在这种情况下,患者没有大量内科合并症,主观上希望避免再次手术,已经因急、慢性PJI分别接受了一期或二期翻修。急性PJI接受手术治疗后,应给予静脉抗生素治疗2～6周[1-2]。文献中关于一期翻修术后抗生素的治疗方案差异很大,从不给予口服抗生素到给予8个月均可见报道[10-12]。为了避免感染,即使在二期翻修手术后有时仍需给予口服抗生素来预防感染复发。很多报道发现,二期翻修后具有同一致病菌的高复发率。这一结果也证实了长期抑菌治疗的合理性[13-14]。

最近的一些研究发现,手术治疗后延长抗生素的治疗时间可能会增加治疗的成功率,从而预防感染复发。Siqueira等对92例急慢性PJI接受手术治疗(予静脉抗生素2～6周)后进行长期抑菌治疗(术后至少6个月)的病例进行了分析,并与没有接受长期口服抗生素的相应病例(比例为1∶3)进行比较。作者发现,抑菌治疗组术后 5 年无感染生存率为 68.5%，非抑菌治疗组至少 1 年的随访无感染生存率为 41.1%（风险比 0.63，）[15]。与之前研究不同的是，该研究中纳入患者的 PJI 诊断标准符合人工关节假体周围感染国际共识制定的诊断标准[16]，同时对治疗成功的标准基于 Delphi 法进行了标准化[17]。Frank 等和膝关节外科学会研究小组发表的研究也得到了类似的结果。他们进行的多中心随机对照研究发现，额外给予抑菌治疗 3 个月可以在末次随访时明显改善患者的无感染生存率[18]。这些满足 MSIS 诊断标准的慢性 PJI 患者接受了二期翻修，并将口服抗生素的时间增加了 3 个月，治疗失败率比其他患者（19%）少 5%（平均随访 14 个月）。

存在的争议

- 抑菌治疗的持续时间还不明确，停止治疗后感染的复发常可见诸报道。
- 慢性 PJI 的长期抑菌治疗不推荐使用包括利福平在内的抗生素方案。
- 急慢性 PJI 接受一期或二期手术治疗后，应考虑给予长期口服“抗生素抑菌治疗”。

（译者：陈晓勇　审校：朱锦宇）

参考文献

1. Zimmerli W, Trampuz A, Ochsner PE. Prosthetic-joint infections. N Engl J Med. 2004;351:1645-54.
2. Rao N, Crossett LS, Sinha RK, et al. Long-term suppression of infection in total joint arthroplasty. Clin Orthop Relat Res. 2003;55-60.
3. Goulet JA, Pellicci PM, Brause BD. Prolonged suppression of infection in total hip arthroplasty. J Arthroplasty. 1998;3:109-16.
4. Segreti J, Nelson JA, Trenholme GM. Prolonged suppressive antibiotic therapy for infected orthopedic prostheses. Clin Infect Dis. 1998;27:711-3.

5. Gomez J, Canovas E, Banos V, et al. Linezolid plus rifampin as a salvage therapy in prosthetic joint infections treated without removing the implant. Antimicrob Agents Chemother. 2011;55:4308-10.
6. Trampuz A, Zimmerli W. New strategies for the treatment of infections associated with prosthetic joints. Curr Opin Investig Drugs. 2005;6:185-90.
7. Marculescu CE, Berbari EF, Hanssen AD, et al.. Outcome of prosthetic joint infections treated with debridement and retention of components. Clin Infect Dis. 2006;42: 471-8.
8. Lane MA, Zeringue A, McDonald JR. Serious bleeding events due to warfarin and antibiotic co-prescription in a cohort of veterans. Am J Med. 2014;127:657-63.
9. Tsukayama DT, Wicklund B, Gustilo RB. Suppressive antibiotic therapy in chronic prosthetic joint infections. Orthopedics. 1991;14:841-4.
10. Ure KJ, Amstutz HC, Nasser S, et al. Direct-exchange arthroplasty for the treatment of infection after total hip replacement. An average ten-year follow-up. J Bone Joint Surg Am. 1998;80:961-8.
11. Callaghan JJ, Katz RP, Johnston RC. One-stage revision surgery of the infected hip. A minimum 10-year followup study. Clin Orthop Relat Res. 1999;369:139-43.
12. Jackson WO, Schmalzried TP. Limited role of direct exchange arthroplasty in the treatment of infected total hip replacements. Clin Orthop Relat Res. 2000;381:101-5.
13. Hanssen AD, Trousdale RT, Osmon DR. Patient outcome with reinfection following reimplantation for the infected total knee arthroplasty. Clin Orthop Relat Res. 1995;321: 55-67.
14. Hofmann AA, Goldberg T, Tanner AM, et al. Treatment of infected total knee arthroplasty using an articulating spacer: 2- to 12-year experience. Clin Orthop Relat Res. 2005;430:125-31.
15. Siqueira MD, Saleh A, Klika AK, et al. Chronic suppression of periprosthetic joint infections with oral antibiotics increases infection-free survivorship. J Bone Joint Surg Am. 2015;97:1220-32.
16. Parvizi J, Gehrke T, Chen AF. Proceedings of the interna-

tional consensus on periprosthetic joint infection. Bone Joint J. 2013;95:1450-2.
17. Diaz-Ledezma C, Higuera CA, Parvizi J. Success after treatment of periprosthetic joint infection: a Delphi-based international multidisciplinary consensus. Clin Orthop Relat Res. 2013;417:2374-82.
18. Frank JM, Kayupov E, Moric M, et al. The Mark Coventry, MD, Award: Oral antibiotics reduce reinfection after two-stage exchange: a multicenter, randomized controlled trial. Clin Orthop Relat Res. 2017;475:56-61.

第 55 章

人工关节假体周围感染的预后分级

（著者：Ronald Huang）

当前的证据

人工关节假体周围感染（periprosthetic joint infection，PJI）治疗策略的制订需要采用循证医学的方式，即使是向患者告知预期的治疗结果时亦秉持同样的原则。目前文献中提及可能导致 PJI 治疗失败的因素主要包括患者、手术本身和致病菌三个方面。医生可以根据这些因素对 PJI 治疗的预后进行评估，并为可能会治疗失败的高危患者选择更为积极的治疗。

导致 PJI 治疗失败的危险因素
1. 患者因素 A. 生理状态分级 —A 级 —B 级 —C 级 B. 免疫缺陷 C. 多次翻修手术史
2. 手术因素 A. 局部软组织条件欠佳 B. 存在窦道 C. 更长的症状持续时间

（续表）

3. 致病菌因素
A. 金黄色葡萄球菌
B. 耐药菌

患者个体因素

患者自身的生理和免疫状态是决定 PJI 治疗结果的主要因素。Cierny 等提出的生理状态分级，根据影响患者免疫系统、代谢和局部血供的全身或局部因素将其分为了 3 级。A 级为患者对感染反应正常；B 级为患者全身情况欠佳（营养不良、肾衰竭、肝衰竭、免疫缺陷、嗜酒、慢性缺氧、恶性肿瘤、糖尿病、高龄、激素治疗史、嗜烟史）或局部情况欠佳（慢性淋巴水肿、静脉阻塞、血管病变、动脉炎、放射性纤维化、瘢痕）或两者兼有；C 级为患者因健康状况不良存在手术禁忌[1]。其他还会导致患者治疗失败的明确危险因素包括：更高的 BMI、红细胞沉降率（血沉）和 CRP 升高、免疫缺陷和既往受累关节翻修手术史[2]。

手术因素

手术因素是影响 PJI 治疗结果的重要因素，而手术方式的选择则直接关系到 PJI 术后的无感染生存率。很多研究都认为，如果病例选择得当，一期翻修术后的感染清除率可以达到 90%（详见第 50 章），但这些研究的结果受到了样本量较小的限制。据报道，全膝关节置换假体周围感染采用冲洗清创并更换假体组件时的失败率可以达到 61%～82%[3]。此外，还有研究发现，冲洗清创后保留假体，常会因为同样的致病菌导致感染复发。这说明单纯冲洗清创并不能彻底清除感染。与之相比，二期翻修手术可以获得最好的感染治疗效果。多篇报道认为，其术后 2～5 年随访感染清除率可达到 80%～90%[4-7]。

其他影响 PJI 治疗效果的因素还包括：手术时机、抗生素的使用和手术持续时间等其他因素。Marculescu 等研究发现，存在窦道、出现症状至手术的时间超过8天是冲洗清创保留假体方法失败的独立预测因子[8]。很多研究提到,术前抗生素的使用对预防感染非常重要,故不应在翻修手术前停用抗生素[9-11]。此外,现有的文献还认为,如果局部软组织条件欠佳,应更积极地进行二期翻修,而不应选择冲洗清创或一期翻修手术[12]。

致病菌因素

大量的研究认为,致病菌的类型会明显影响感染治疗的效果。有些文献特别提到,金黄色葡萄球菌感染的病例初次治疗的失败率明显高于其他低毒感染的病例[13-21]。Marculescu 等就发现,金黄色葡萄球菌感染采用冲洗清创和保留假体的方式,术后2年无感染状态下的生存率仅为22%,而凝固酶阴性葡萄球菌、肠球菌或其他致病菌的治疗成功率分别为82%、92%和70%[13]。Brandt 等也发现,金黄色葡萄球菌感染治疗后的再感染率为69%[14]。此外,革兰氏阴性菌治疗后的无感染生存率也更低[22-23]。Zmistowski 等发现,革兰氏阴性菌感染采用二期翻修术后2年无感染状态下的生存率为52%,而耐甲氧西林革兰氏阳性菌和甲氧西林敏感的革兰氏阳性菌感染治疗的成功率分别为51%和69%[23]。

过去曾认为,培养阴性 PJI 的治疗结果较培养阳性 PJI 欠满意[4,24],但最近我们的数据发现,当采用二期翻修手术时,培养阴性 PJI 的术后2年感染控制率和培养阳性 PJI 相似。最后,和单一细菌感染和培养阴性的感染相比,多重细菌感染 PJI 的治疗结果更差[25]。

除了致病菌的类型以外,对抗生素的耐药性也会对感染治疗的成功率产生影响。耐万古霉素肠球菌(vancomycin resistant Enterococcus,VRE)和多重耐药(multidrug resistant,MDR)菌等高度耐药的病原菌在治疗后往往有很高的复发率[26]。耐甲氧西林已被认为是导致感染治疗失败的危险因素[17-20]。Kurd 等对102例接受二期翻修的 PJI 病例进行了研究，结果发现耐甲氧西林是导致感染复发的独立预测因子。耐甲氧西林菌属感染的治疗成功率仅有 55%，而非耐甲氧西林菌属感染治疗的成功率可达到 80%（优势比为 3.37）[17]。其他一些研究同时认为，如果采用积极的治疗手段，耐甲氧西林菌属感染亦可以获得满意的感染控制率[21-22]。

未来的方向：建立预后分级方法

我们研究所参考上述危险因素提出了预后分级的方法，可用于 PJI 患者的告知和治疗决策的依据。我们对 2000—2014 年 Rothman 研究所的 1438 例 PJI 病例随访了至少 1 年，按照基于 Delphi 的国际多学科共识对治疗失败进行定义[27]，参考患者因素（人口学资料、既往翻修手术史、合并症和个人史）；手术因素（术前血液和关节液实验室结果、存在窦道、治疗前症状持续时间、术前抗生素使用、治疗方式和手术时长）和致病菌因素（致病菌类型、抗生素敏感性）建立了预后分级方法。在本书出版之时，这些数据也即将面世。

（译者：陈晓勇　审校：朱锦宇）

参考文献

1. Cierny G 3rd, Mader JT, Penninck JJ. A clinical staging system for adult osteomyelitis. Clin Orthop Relat Res. 2003;(414):7-24.
2. Tikhilov R, Bozhkova S, Denisov A, et al. Risk factors and a prognostic model of hip periprosthetic infection recurrence after surgical treatment using articulating and non-articulating spacers. Int Orthop. 2016;40:1381-7.
3. Sherrell JC, Fehring TK, Odum S, et al. The Chitranjan Ranawat Award: fate of two-stage reimplantation after failed irrigation and debridement for periprosthetic knee infection. Clin Orthop Relat Res. 2011;469:18-25.
4. Bejon P, Berendt A, Atkins BL, et al. Two-stage revision for prosthetic joint infection: predictors of outcome and the role of reimplantation microbiology. J Antimicrob Chemother. 2010;65:569-75.

5. Biring GS, Kostamo T, Garbuz DS, et al. Two-stage revision arthroplasty of the hip for infection using an interim articulated Prostalac hip spacer: a 10- to 15-year follow-up study. J Bone Joint Surg Br. 2009;91:1431-7.
6. Haleem AA, Berry DJ, Hanssen AD. Mid-term to long-term followup of two-stage reimplantation for infected total knee arthroplasty. Clin Orthop Relat Res. 2004;428:35-9.
7. Hirakawa K, Stulberg BN, Wilde AH, et al. Results of 2-stage reimplantation for infected total knee arthroplasty. J Arthroplasty. 1998;13:22-8.
8. Marculescu CE, Berbari EF, Hanssen AD, et al. Outcome of prosthetic joint infections treated with debridement and retention of components. Clin Infect Dis. 2006;42: 471-8.
9. Hanssen AD, Osmon DR. The use of prophylactic antimicrobial agents during and after hip arthroplasty. Clin Orthop Relat Res. 1999;(369):124-38.
10. Mangram AJ, Horan TC, Pearson ML, et al. Guideline for prevention of surgical site infection, 1999. Centers for Disease Control and Prevention (CDC) Hospital Infection Control Practices Advisory Committee. Am J Infect Control. 1999;27:97-132.
11. Burnett RS, Aggarwal A, Givens SA, et al. Prophylactic antibiotics do not affect cultures in the treatment of an infected TKA: a prospective trial. Clin Orthop Relat Res. 2010; 468:127-34.
12. Zimmerli W, Trampuz A, Ochsner PE. Prosthetic-joint infections. N Engl J Med. 2004;351:1645-54.
13. Marculescu CE, Berbari EF, Hanssen AD, et al. Outcome of prosthetic joint infections treated with debridement and retention of components. Clin Infect Dis. 2006;42:471-8.
14. Brandt CM, Sistrunk WW, Duffy MC, et al. *Staphylococcus aureus* prosthetic joint infection treated with debridement and prosthesis retention. Clin Infect Dis. 1997;24:914-9.
15. Azzam KA, Seeley M, Ghanem E, et al. Irrigation and debridement in the management of prosthetic joint infection: traditional indications revisited. J Arthroplasty. 2010;25:1022-7.
16. Kilgus DJ, Howe DJ, Strang A. Results of periprosthetic hip and knee infections caused by resistant bacteria. Clin Orthop Relat Res. 2002;(404):116-24.

17. Kurd MF, Ghanem E, Steinbrecher J, et al. Two-stage exchange knee arthroplasty: does resistance of the infecting organism influence the outcome? Clin Orthop Relat Res. 2010;468:2060-6.
18. Maheshwari AV, Gioe TJ, Kalore NV, et al. Reinfection after prior staged reimplantation for septic total knee arthroplasty: is salvage still possible? J Arthroplasty. 2010;25:92-7.
19. Salgado CD, Dash S, Cantey JR, et al. Higher risk of failure of methicillin-resistant *Staphylococcus aureus* prosthetic joint infections. Clin Orthop Relat Res. 2007;461:48-53.
20. Laudermilch DJ, Fedorka CJ, Heyl A, et al. Outcomes of revision total knee arthroplasty after methicillin-resistant *Staphylococcus aureus* infection. Clin Orthop Relat Res. 2010;468:2067-73.
21. Mittal Y, Fehring TK, Hanssen A, et al. Two-stage reimplantation for periprosthetic knee infection involving resistant organisms. J Bone Joint Surg Am. 2007;89:1227-31.
22. Buchholz HW, Elson RA, Engelbrecht E, et al. Management of deep infection of total hip replacement. J Bone Joint Surg Br. 1981;63:342-53.
23. Zmistowski B, Fedorka CJ, Sheehan E, et al. Prosthetic joint infection caused by gram-negative organisms. J Arthroplasty. 2011;26:104-8.
24. Malekzadeh D, Osmon DR, Lahr BD, et al. Prior use of antimicrobial therapy is a risk factor for culture-negative prosthetic joint infection. Clin Orthop Relat Res. 2010;468:2039-45.
25. Tan TL, Kheir MM, Tan DD, et al. Polymicrobial periprosthetic joint infections: Outcome of treatment and identification of risk factors. J Bone Joint Surg Am. 2016;98:2082-8.
26. Vasso M, Schiavone Panni A, De Martino I, et al. Prosthetic knee infection by resistant bacteria: the worst-case scenario. Knee Surg Sports Traumatol Arthrosc. 2016;24:3140-6.
27. Diaz-Ledezma C, Higuera CA, Parvizi J. Success after treatment of periprosthetic joint infection: a Delphi-based international multidisciplinary consensus. Clin Orthop Relat Res. 2013;471:2374-82.

第 56 章

人工关节假体周围感染和死亡率

（著者：R Andrew Henderson）

当前的证据

在过去的数十年间，关于人工关节假体周围感染（periprosthetic joint infection，PJI）的文献数量呈指数级增长。最近在 Pubmed 搜索"periprosthetic joint infection"仅于 2015 年就有相关文献 251 篇，这一数量甚至比 20 世纪 80 年代或 90 年代的 10 年间还要多[1]。随着 PJI 相关知识的快速膨胀，越来越明确的是，PJI 的诊断即意味着随之而来的并发症（源于感染本身和清除感染所需内外科治疗），甚至还伴随着死亡风险。

PJI 相关性死亡常和多个因素有关。最常见的因素就是急性感染，此时往往会伴有菌血症和脓毒症。尤其是患者平时就存在免疫缺陷（如：糖尿病、HIV、自身免疫疾病）的情况下，PJI 相关性脓毒症还会危及生命[2-3]。此外，PJI 治疗不仅仅针对疾病本身，还需要面对多次大手术所带来的麻醉（常为气管内全麻）、出血、神经血管等风险。手术后，患者还要接受长时间大剂量的抗生素治疗，这又会对部分脏器造成影响（例如长时间使用万古霉素可能造成肾衰竭或慢性肾功能不全）。

无论是在进行 PJI 的诊断，还是进行择期关节置换手术的时候，我们都应该坦诚布公地与患者就 PJI 带来的近期和远期风险进行充分的沟通。特别是有内科基础疾病的患者要面对 PJI 风险更大，因此在考虑对这类患者进行择期关节置换手术时，这一点就显得尤为重要。

人工关节假体周围感染相关的住院患者死亡

由于 PJI 在人工关节置换的常见并发症中发生率并不高，所以 PJI 相关的急性死亡的数据多见于多中心研究或数据库分析。Shahi 等曾在 2017 年发表了这样一篇回顾性研究[4]，他们对全国住院患者数据库（National Inpatient Sample，NIS）中因 PJI 进行治疗的患者进行了至少 9 年的随访，并和接受择期无菌性翻修的患者进行了比较。结果发现，PJI 住院患者死亡率明显高于无菌性翻修，比值比为 2.05∶1。PJI 的住院总死亡率为 0.8%[4]。此外，更让人惊讶的是，他们发现全髋关节感染性翻修的住院死亡率甚至要高于传统的冠状动脉介入术、肾脏移植手术和颈动脉手术[4]。

人工关节假体周围感染相关的早期和中期死亡

即使在住院之后，仍存在导致 PJI 患者死亡的风险。Berend 等对 202 人（205 髋）全髋关节置换术后因 PJI 拟行二次翻修的病例进行了回顾[5]，他们发现，90 天死亡率为 4%（8 人），还有 7%（14 髋）在二次植入假体手术前即已死亡。

Zmistowski 等对 436 例接受至少一次手术干预的 PJI 患者进行了回顾，并和 2342 例无菌性翻修的病例进行了比较[6]，他们得到的 90 天死亡率（3.7%）和 Berend 等得出的结论相似，且明显高于无菌性翻修的病例（0.8%）。PJI 患者 1 年死亡率为 10.6%，无菌性翻修患者仅为 2.0%；PJI 患者 2 年死亡率为 13.6%，无菌性翻修患者为 3.9%；PJI 患者 5 年死亡率为 25.9%，无菌性翻修患者为 12.9%。两组患者在所有时间均有统计学差异（$P<0.001$）。Choi 等也得到了相似的结果，他们对 88 例接受感染性膝关节翻修的患者行了报道，按照年龄和性别匹配后，和膝关节无菌性翻修进行了比较[7]。结果发现，在平均 4 年时，膝关节翻修的总死亡率为 10.7%。感染性翻修的病例中，88 例中有 16 例

死亡,死亡率为18%,这一数字是无菌性翻修死亡率的6倍,后者仅为3%(3/88;$P<0.01$)[1]。

人工关节假体周围感染死亡的危险因素

通过对大型数据库进行分析,Shahi等对PJI治疗后住院死亡的危险因素进行了多因素分析[4]。导致住院死亡率增加的患者因素包括:肝脏疾病(OR4.35)、凝血功能障碍(2.93)、代谢性疾病(3.52)、充血性心力衰竭(2.54)、肾衰竭(2.41)、周围血管疾病(2.08)和年龄(1.07)[4]。Choi同样发现,年龄和术后死亡率密切相关[7]。他们还发现,ASA分级也会增加患者死亡的风险。有意思的是,在他们的报道中,耐甲氧西林和金黄色葡萄球菌感染并不会增加患者的死亡率[7]。

小结

- PJI会伴有死亡的风险,住院期间的死亡率约为0.8%,术后90天死亡率约为4%。
- 1年时,PJI死亡率约为10%。
- 对新近发现的PJI,应在诊断和开始治疗时向患者告知这种死亡风险,对于拟行择期关节置换的部分高危患者,同样要进行利弊的权衡。

(译者:陈晓勇　审校:朱锦宇)

参考文献

1. Henderson RA, Austin MS. Periprosthetic joint infection, the more we learn the less we know. J Arthroplasty. 2017;32:2056-9.
2. McGarry SA, Engemann JJ, Schmader K, et al. Surgical site infection due to *Staphylococcus aureus* among elderly patients: mortality, duration of hospitalization and cost. Infect Control Hosp Epidemiol Jun. 2004;25:461-7.
3. Nixon M, Jackson B, Varghese P, et al. Methicillin-resistant *Staphylococcus aureus* on orthopaedic wards: incidence, spread, mortality, cost and control. J Bone Joint Surg Br.

2006;88:812-7.

4. Shahi A, Tan TL, Chen AF, et al. In-hospital mortality in patients with periprosthetic joint infection. J Arthroplasty. 2017;32:948-52.
5. Berend KR, Lombardi Jr AV, Morris MJ, et al. Two-stage treatment of hip periprosthetic joint infection is associated with a high rate of infection control but high mortality. Clin Orthop Rel Res. 2013;471:510-8.
6. Zmistowski B, Karam JA, Durinka JB, et al. Periprosthetic joint infection increases the risk of one-year mortality. J Bone Joint Surg Am. 2013;95:2177-84.
7. Choi HR, Bedair H. Mortality following revision total knee arthroplasty: a matched cohort study of septic versus aseptic revisions. J Arthroplasty. 2014;29:1216-8.

第 57 章

人工关节假体周围感染治疗目前的局限、新兴技术和未来方向

（著者：Asim M Makhdom）

介绍

人工关节假体周围感染（periprosthetic joint infection，PJI）是髋膝关节置换术后最为灾难性的并发症。最近的一项研究显示，PJI 的发生率持续增长，预计至 2030 年，美国会达到 4 百万例/年[1-2]。与此同时，PJI 还会给患者带来很多并发症，5 年随访的死亡率也居高不下（26%～45%）[3]。目前，采用单纯冲洗清创来治疗急性 PJI 的失败率可以高达 29%～92%[4-7]，对慢性 PJI 采用二期翻修这样的金标准疗法，失败率亦有 23%[8]。我们研究所最近的一项研究发现，约有 20%的慢性 PJI 患者不再接受二次假体植入手术[9]。持续增长的 PJI 发生率及随之而来的不良结果使得深入研究和技术创新显得更为迫切。

成功治疗 PJI 取决于患者条件的优化、准确诊断和病原菌的鉴定及清除。虽然肌肉骨骼感染学会提供了指南及 PJI 的定义和诊断标准[10]，但在临床实践中应用这些标准仍然存在诸多困难和挑战。部分标准具有一定的主观性，比如观察关节液的外观（比如脓液）的主观影响，冰冻组织切片结果解读的不确定性，最近对于特定病原菌的红细胞沉降率（血沉）和 C 反应蛋白结果假阴性率的担心，以及多次培养导致诊断的延迟[11-12]。这些都促使研究者使用敏感度和特异度更高的分子标志物来进行 PJI 的诊断（详

见第 35 章和第 37 章)。感染病原菌的诊断仍然是一个难题，目前主要依靠培养来获取结果，但这可能取决于病原菌的生长特点而需要耗费数天至数周的时间。另外，可产生生物膜的病原菌难以培养，同时这种细菌会包裹在小的感染灶中而易被常规活检取材所遗漏，因此其培养阴性率可以高达 50%[13]。PJI 带来的挑战不仅在于准确诊断，还表现为如何进行最为有效的治疗及预防。本章内容将会对 PJI 治疗中的新技术进行简要的概述。

人工关节假体周围感染和生物膜感染的诊断

目前关节液的生物标志物已经有了较高的敏感度和特异度(例如 α 防御素)，但关节液的标本并非总是那么容易获取，而且存在导致感染的风险。因此，有必要找到一种具有高特异度和敏感度的血清标志物来进行 PJI 的诊断。我们研究所进行的一项研究分析了 D 二聚体在 PJI 诊断中的作用(已提交待发表)。D 二聚体是一种纤维蛋白的降解产物，可用于预测感染患者的治疗结果[14]。我们进行的前瞻性研究中纳入了 195 名患者(包括 PJI、无菌性翻修和初次髋膝关节置换)，D 二聚体预测 PJI 的敏感度和特异度分别为 89% 和 92%，明显优于 ESR 和 CRP。在本研究的人群中，ESR 和 CRP 的敏感度为 73% 和 78%，特异度为 78% 和 80%。D 二聚体不仅可以监测 PJI，还可用于确定感染清除后再次植入假体的时机。

有研究者发现，假体感染生物膜中会有一些特定的微生物基因出现上调。一些研究对金黄色葡萄球菌感染的病例通过酶联免疫吸附试验(enzyme linked immunosorbent assay，ELISA)，可能在患者的生物样本(尿、关节液)中找到抗生物膜抗体[15-16]。测流免疫分析(lateral flow immunoassay，LFI)是另一种快速、廉价的找到抗生物膜抗体的方法[17]。虽然这些方法具有一定前景，但多重微生物感染或罕见病原菌感染仍需要传统培养方法来明确诊断。我们研究所最近对新一代测序技术(next generation sequencing，NGS)对于明确 PJI 病原菌的作用进行了研究。NGS

已经是一种成熟的技术,它可以对所提供样本中的所有DNA序列进行测定,从而得到更好、更完整的微生物特征图谱。我们的前瞻性研究包括65例翻修和17例初次置换,NGS可以使81.8%(11例)的培养阴性PJI得到确诊。这些结果说明,NGS是非常具有前景的PJI诊断工具。

X线片、CT、骨扫描以及MRI在诊断PJI中的作用非常有限,因此需要寻找更好的影像学方法。在Shirtliff实验室进行的一项研究中,他们将IgG生物膜抗体和可注射标志物(量子点荧光)相结合,并注入鼠骨髓炎模型体内,经与对照组比较,可成功识别出感染灶的影像。这将是未来临床上发现和定位PJI感染灶的极具前景的技术。

人工关节假体周围感染的预防(疫苗接种)

在细菌根除方面,免疫接种的方法获得了前所未有的进步。抗金黄色葡萄球菌疫苗的研发可能会对PJI发生率产生巨大的影响。很多研究都认为,有高达80%的PJI是由金黄色葡萄球菌引起的,不仅治疗非常困难,还消耗了大量的临床资源[18]。过去做出的诸多关于抗金黄色葡萄球菌疫苗的尝试都没有获得成功[19-20]。现在,通过抗金黄色葡萄球菌的中和抗体进行被动免疫可能是免疫接种的最佳方式。这是因为大多数PJI患者由于年龄或糖尿病等合并症而存在免疫缺陷。最近的一些研究发现,人体对金黄色葡萄球菌感染后的免疫反应会产生氨基葡萄糖苷酶抗体[21],这种抗体可以作为判断PJI患者预后的生物标志物[22]。临床前期数据显示,氨基葡萄糖苷酶抗体可以对抗金黄色葡萄球菌而起到保护作用[23]。虽然接种疫苗的方法具有一定前景,可能仍需要在针对多个抗原的同时加用抗生素。

假体改良以及和细菌的相互作用

内植物材料的进步不仅体现在获得期望的力学性能,还要具备预防生物膜形成和细菌定植的能力。一种可能的方法是假体表面使用聚乙醇酸或聚二恶烷酮纳米粒子的涂层。这些物质具有抗微生物的活性,可以通过缓慢释放来预防细菌定植[24]。另一种方法是在羟基磷灰石或磷酸钙(具有良好的骨亲和力)中加入抗生素(例如万古霉素或庆大霉素)[25]。这种方法的缺点在于仅能提供短期的保护,而且并不清楚这种表面涂层是否会影响内植物的力学性能。有研究者采用钛纳米管来负载抗生素,这些纳米管烧结在金属表面,可以预防细菌黏附和生物膜形成[26]。但这些研究均为体外试验,临床前期和临床数据仍未可知。有很多将抗生素或抗菌药物锚定在假体表面的方法[27],其中就有研究者将抗生素附在钛合金的表面以获取长期的抗菌保护[28],但在临床实际应用时,并不清楚这种方法是否会导致耐药菌株的产生。

未来方向

预计至 2020 年,治疗骨科内植物相关性感染的费用将超过 16.2 亿美元[1],这也推动了上述有关诊断、治疗、预防这类感染的新技术的研发投入。生物膜的形成机制还并不十分清楚。2014 年由 FDA 举办(蒙大拿大学赞助)了关于生物膜、抗生物膜技术和医疗仪器未来研究方向的公开研讨会,会议讨论明确了两个需要进一步研究的领域,包括生物膜相关和器械相关[29]。前者主要包括体内定量、临床诊断工具以及生物膜和临床结果的关系;后者则包括改善内植物材料来预防感染等方面。由于存在以上需要解决的种种问题,一些作者认为,迫切需要建立能够代表 PJI 临床情况的动物模型。Carli 等[30]最近发表的文章认为,目前 PJI 动物模型极其有限,而一个成功的动物模型应满足下述标准:

- 动物应该具有和人类相似的骨骼肌肉和免疫特点。
- 使用的内植物应由临床上的材料制成,并能允许负重和有效重现 PJI 的环境。
- 模型应能运用有临床意义的细菌,且展示内植物表面形成的生物膜。

- 该方法应能实现细菌定量、生物膜形成,并表现宿主免疫反应。

总体而言,通过政府、科学家和全行业的共同努力,前景必将是光明的。在建立新型实验动物模型、诊断工具和减少 PJI 感染率的内植物等方面将大有潜力。

(译者:陈晓勇　审校:朱锦宇)

参考文献

1. Kurtz SM, Lau E, Watson H, et al. Economic burden of periprosthetic joint infection in the United States. J Arthroplasty. 2012;27:61-5 e1.
2. Kapadia BH, Berg RA, Daley JA, et al. Periprosthetic joint infection. Lancet. 2016;387:386-94.
3. Berend KR, Lombardi Jr AV, Morris MJ, et al. Two-stage treatment of hip periprosthetic joint infection is associated with a high rate of infection control but high mortality. Clin Orthop Relat Res. 2013;471:510-8.
4. Deirmengian C, Greenbaum J, Lotke PA, et al. Limited success with open debridement and retention of components in the treatment of acute *Staphylococcus aureus* infections after total knee arthroplasty. J Arthroplasty. 2003;18:22-6.
5. Crockarell JR, Hanssen AD, Osmon DR, et al. Treatment of infection with debridement and retention of the components following hip arthroplasty. J Bone Joint Surg Am. 1998;80:1306-13.
6. Fehring TK, Odum SM, Berend KR, et al. Failure of irrigation and debridement for early postoperative periprosthetic infection. Clin Orthop Relat Res. 2013;471:250-7.
7. Hanssen AD, Rand JA. Evaluation and treatment of infection at the site of a total hip or knee arthroplasty. Instr Course Lect. 1999;48:111-22.
8. Azzam K, McHale K, Austin M, et al. Outcome of a second two-stage reimplantation for periprosthetic knee infection. Clin Orthop Relat Res. 2009;467:1706-14.

9. Gomez MM, Tan TL, Manrique J, et al. The fate of spacers in the treatment of periprosthetic joint infection. J Bone Joint Surg Am. 2015;97:1495-502.
10. Parvizi J, Zmistowski B, Berbari EF, et al. New definition for periprosthetic joint infection: from the workgroup of the Musculoskeletal Infection Society. Clin Orthop Relat Res. 2011;469:2992-4.
11. Alijanipour P, Adeli B, Hansen EN, et al. Intraoperative purulence is not reliable for diagnosing periprosthetic joint infection. J Arthroplasty. 2015;30:1403-6.
12. McArthur BA, Abdel MP, Taunton MJ, et al. Seronegative infections in hip and knee arthroplasty: periprosthetic infections with normal erythrocyte sedimentation rate and C-reactive protein level. Bone Joint J. 2015;97:939-44.
13. Gallo J, Kolar M, Dendis M, et al. Culture and PCR analysis of joint fluid in the diagnosis of prosthetic joint infection. New Microbiol. 2008;31:97-104.
14. Schwameis M, Steiner MM, Schoergenhofer C, et al. D-dimer and histamine in early stage bacteremia: A prospective controlled cohort study. Eur J Intern Med. 2015;26:782-6.
15. Brady RA, Leid JG, Camper AK, et al. Identification of *Staphylococcus aureus* proteins recognized by the antibody-mediated immune response to a biofilm infection. Infect Immun. 2006;74:3415-26.
16. Jacovides CL, Kreft R, Adeli B, et al. Successful identification of pathogens by polymerase chain reaction (PCR)-based electron spray ionization time-of-flight mass spectrometry (ESI-TOF-MS) in culture-negative periprosthetic joint infection. J Bone Joint Surg Am. 2012;94:2247-54.
17. Leid JG, Vail. TL, Kofonow JM, et al. Methods and devices for the detection of biofilm. http://www.google.com/patents/US8541006. 2013. [Accessed Feb 2017].
18. Moran E, Byren I, Atkins BL. The diagnosis and management of prosthetic joint infections. J Antimicrob Chemother. 2010;65:45-54.
19. Schaffer AC, Lee JC. Vaccination and passive immunisation against *Staphylococcus aureus*. Int J Antimicrob Agents. 2008;32:S71-8.
20. Fowler VG, Allen KB, Moreira ED, et al. Effect of an inves-

tigational vaccine for preventing *Staphylococcus aureus* infections after cardiothoracic surgery: a randomized trial. JAMA. 2013;309:1368-78.
21. Gedbjerg N, LaRosa R, Hunter JG, et al. Antiglucosaminidase IgG in sera as a biomarker of host immunity against *Staphylococcus aureus* in orthopaedic surgery patients. J Bone Joint Surg Am. 2013;95:e171.
22. Nishitani K, Beck CA, Rosenberg AF, et al. A diagnostic serum antibody test for patients with *Staphylococcus aureus* Osteomyelitis. Clin Orthop Relat Res. 2015;473:2735-49.
23. Bagnoli F, Bertholet S, Grandi G. Inferring reasons for the failure of *Staphylococcus aureus* vaccines in clinical trials. Front Cell Infect Microbiol. 2012;2:16.
24. Chakraborti M, Jackson JK, Plackett D, et al. The application of layered double hydroxide clay (LDH)-poly(lactide-co-glycolic acid) (PLGA) film composites for the controlled release of antibiotics. J Mater Sci Mater Med. 2012;23:1705-13.
25. Wang Z, Wang K, Lu X, et al. BMP-2 encapsulated polysaccharide nanoparticle modified biphasic calcium phosphate scaffolds for bone tissue regeneration. J Biomed Mater Res A. 2015;103:1520-32.
26. Lin WT, Tan HL, Duan ZL, et al. Inhibited bacterial biofilm formation and improved osteogenic activity on gentamicin-loaded titania nanotubes with various diameters. Int J Nanomedicine. 2014;9:1215-30.
27. Parvizi J, Alijanipour P, Barberi EF, et al. Novel developments in the prevention, diagnosis, and treatment of periprosthetic joint infections. J Am Acad Orthop Surg. 2015;23:S32-43.
28. Jose B, Antoci Jr V, Zeiger AR, et al. Vancomycin covalently bonded to titanium beads kills *Staphylococcus aureus*. Chem Biol. 2005;12:1041-8.
29. Phillips KS, Patwardhan D, Jayan G. Biofilms, medical devices, and antibiofilm technology: key messages from a recent public workshop. Am J Infect Control. 2015;43:2-3.
30. Carli AV, Ross FP, Bhimani SJ, et al. Developing a clinically representative model of periprosthetic joint infection. J Bone Joint Surg Am. 2016;98:1666-76.